Pediatric
Cochlear
Implant

儿童
人工耳蜗植入

—— 主编 李 琦 戴 朴

人民卫生出版社
·北京·

图书在版编目（CIP）数据

儿童人工耳蜗植入 / 李琦，戴朴主编 . —北京：
人民卫生出版社，2022.2
ISBN 978-7-117-32676-6

Ⅰ. ①儿⋯ Ⅱ. ①李⋯②戴⋯ Ⅲ. ①儿童 – 人工耳
– 耳蜗 – 植入术 Ⅳ. ①R764.9

中国版本图书馆 CIP 数据核字（2021）第 268670 号

人卫智网	www.ipmph.com	医学教育、学术、考试、健康，购书智慧智能综合服务平台
人卫官网	www.pmph.com	人卫官方资讯发布平台

儿童人工耳蜗植入
Ertong Rengong Erwo Zhiru

主　　编：李　琦　戴　朴
出版发行：人民卫生出版社（中继线 010-59780011）
地　　址：北京市朝阳区潘家园南里 19 号
邮　　编：100021
E - mail：pmph @ pmph.com
购书热线：010-59787592　010-59787584　010-65264830
印　　刷：北京盛通印刷股份有限公司
经　　销：新华书店
开　　本：787×1092　1/16　印张：16
字　　数：319 千字
版　　次：2022 年 2 月第 1 版
印　　次：2022 年 3 月第 1 次印刷
标准书号：ISBN 978-7-117-32676-6
定　　价：139.00 元

打击盗版举报电话：**010-59787491　E-mail：WQ @ pmph.com**
质量问题联系电话：**010-59787234　E-mail：zhiliang @ pmph.com**

编者及其单位

（以姓氏拼音为序）

柴人杰　东南大学生命科学与技术学院

陈光超　台湾亚东纪念医院人工耳蜗中心

戴　朴　中国人民解放军总医院耳鼻咽喉头颈外科医学部

付　勇　浙江大学医学院附属儿童医院耳鼻咽喉头颈外科

管红梅　南京医科大学附属儿童医院放射科

郭荣荣　昆明理工大学灵长类转化医学研究院

黄伟洛　广州优听电子科技有限公司

黄正华　南京医科大学附属儿童医院耳鼻咽喉头颈外科

孔　颖　北京市耳鼻咽喉科研究所

李　琦　南京医科大学附属儿童医院耳鼻咽喉头颈外科

罗仁忠　广州市妇女儿童医疗中心耳鼻咽喉科

时海波　上海交通大学附属第六人民医院耳鼻咽喉头颈外科

史文迪　杭州仁爱耳聋康复研究院

孙　晨　南京医科大学附属儿童医院耳鼻咽喉头颈外科

孙家强　中国科学技术大学附属第一医院耳鼻咽喉头颈外科

唐明亮　东南大学生命科学与技术学院

滕支盼　南京医科大学附属儿童医院耳鼻咽喉头颈外科

王鹏军　上海交通大学附属第六人民医院耳鼻咽喉头颈外科

王小亚　广州市妇女儿童医疗中心耳鼻咽喉科

伍伟景　中南大学湘雅二医院耳鼻咽喉头颈外科

张　颖　江苏省听力语言康复中心

张鲁平　南通大学附属医院耳鼻咽喉头颈外科

张治华　上海交通大学医学院附属第九人民医院耳鼻咽喉头颈外科

周　芸　广州市妇女儿童医疗中心耳鼻咽喉科

朱　珠　南京医科大学附属儿童医院耳鼻咽喉头颈外科

主编简介

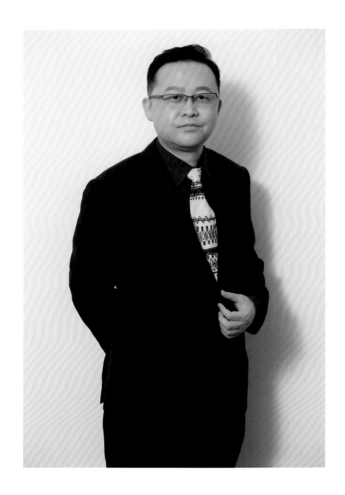

李 琦

主任医师,医学博士
现任南京医科大学附属儿童医院耳鼻咽喉头颈外科主任、
学科带头人,南京大学、南京医科大学硕士研究生导师。

擅长儿童耳鼻咽喉头颈外科疾病的手术治疗,侧重于对耳科学的研究,对于人工耳蜗植入、小耳畸形耳郭再造、外耳道狭窄及外耳道成形术等有较深的造诣,为国家和江苏省人工耳蜗植入项目评估专家、指定手术医师。

江苏省省级临床重点专科学科带头人,江苏省科教兴卫医学重点人才,江苏省"333 高层次人才培养工程"的培养对象,江苏省"卫生拔尖人才",江苏省"六大高峰人才",南京市中青年学科带头人,国家自然科学基金委评审专家。

科研方向:儿童听力学、耳聋基因诊断及耳鼻咽喉头颈外科临床研究,曾主持和参与多项国家及省、市级基金的研究工作。主持国家自然科学基金项目和省、市重点基金项目共十余项,获江苏省卫生健康委员会"新技术引进奖"4 项,获南京市"科技进步奖"1 项。以第一作者和通信作者发表论文 60 余篇,其中 SCI 收录 16 篇。

社会任职:中华医学会耳鼻咽喉 - 头颈外科分会小儿学组委员,中国医师协会耳鼻咽喉科医师分会小儿学组常务委员,江苏省医学会耳鼻咽喉科学分会委员,江苏省残疾人康复协会理事、听力言语康复专业委员会委员,南京耳鼻咽喉头颈外科学会委员,同时担任《中华耳科学杂志》和《听力学及言语疾病杂志》编委。

主编简介

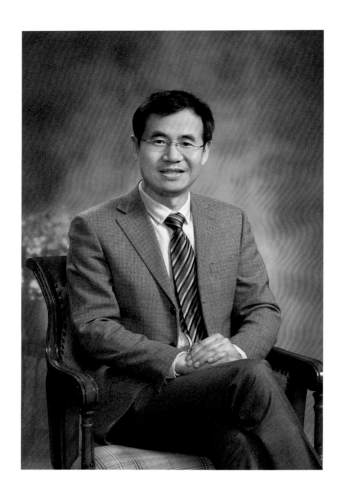

戴　朴

主任医师,教授,博士研究生及博士后导师

现任解放军总医院耳鼻咽喉头颈外科医学部学术委员

会主任,国家重点研发计划首席科学家。

耳外科和耳聋遗传学专家，长期从事耳外科临床工作和遗传性听力损失的相关研究工作。在国内首先提出保留残余听力的微创人工耳蜗植入概念，微创人工耳蜗植入手术数量和成功保留残余听力的例数位居全国第一，2017年在国际上第一次报道千例人工耳蜗植入术后零感染的成绩。

入选"国家百千万人才工程"，并被授予"有突出贡献的中青年专家"荣誉称号。获中国科协"求是杰出青年奖"。获中国人民解放军原总后勤部"科技新星"和"科技银星"荣誉称号。被评为军队高层次人才工程拔尖人才。荣立二等功1次、三等功2次。

科研方向：参与组织编写《中国人工耳蜗植入工作指南（2013）》。在侧颅底外科、耳科、头颈外科领域临床经验丰富。在耳外科立体形态学研究方面保持国际领先，研发了显微立体视频系统、裸眼3D教学系统，在Springer出版社出版了国际上第一本耳科立体手术图谱 *Stereo Operative Atlas of Micro Ear Surgery*。在人民卫生出版社出版《耳显微外科立体手术图谱》《耳外科立体解剖图谱》《耳聋基因诊断与遗传咨询》等耳科专著。创立了国内第一家聋病分子诊断中心，其团队研究成果在耳聋预防和出生缺陷干预领域居于世界领先地位。领导课题组完成了全国聋病分子流行病学调查，阐明了我国听力损失人群的主要分子病因，开发并研制了一系列耳聋基因诊断相关技术和产品，推动了耳聋基因诊断芯片在全国的应用，实现了遗传性听力损失从不可预防到可以预防的突破。主持国家自然科学基金重点项目、国家自然科学基金重大科研仪器研制专项、国家重点研发计划等国家及省部级基金十余项。主持的"重度感音神经性聋的致病机制及出生缺陷干预研究和应用"获得国家科学技术进步奖二等奖，和清华大学程京院士合作的"遗传性耳聋基因诊断芯片系统的研制及其应用"获得国家技术发明奖二等奖，获得国家人口和计划生育"十一五"优秀科技成果奖一等奖和北京市科学技术进步奖一等奖、二等奖各1项，作为主要贡献人获其他国家科技进步奖和省部级奖8项。带领课题组发表论著180余篇，其中SCI收录60余篇，最高影响因子17.85。

社会任职：中国医疗保健国际交流促进会人工听觉分会主任委员、北京医学会医学遗传学分会候任主任委员、中华医学会医学遗传学分会常务委员、*Journal of Otology*副主编和《中华耳科学杂志》执行主编。作为组委会主席和秘书长成功组织了第十届亚太人工耳蜗和相关科学大会（APSCI 2015），并担任大会理事。

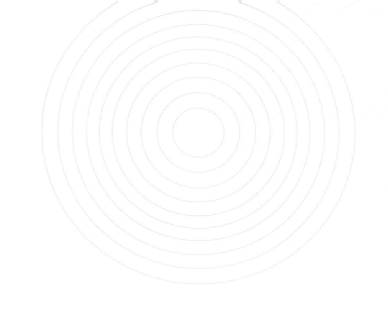

一 前 言

　　人工耳蜗植入是二十世纪最伟大的医学进步之一。人工耳蜗植入涉及医学、听力学、生物医学工程学、教育学、心理学和社会学等诸多领域，是一项系统工程，其过程包括术前患者选择、手术的方方面面以及术后康复，需要医师、听力师、言语-语言病理师（言语康复师）、康复教师、工程技术人员及家长等共同来完成工作。尽管人工耳蜗植入的适应证不断扩大，如青少年的语前聋和年龄相关性听力损失皆可通过人工耳蜗植入改善听力，但目前国内人工耳蜗植入者中儿童仍占据绝大多数比例。

　　本书的内容有两大特点：

　　一是儿童的特殊性。儿童的解剖、生理和病理均明显不同于成人，儿童和青少年处于不断生长发育过程之中，除了个体之间的差异之外，还因为年龄的不同而存在生理上的差异。儿童的免疫功能发育尚不完善，器官系统发育还不成熟。因此儿童的人工耳蜗植入既有耳鼻咽喉头颈外科专科的特点，亦有儿科的特殊性。儿童人工耳蜗植入不仅要注意生理的治疗及护理，还需注重心理的把握和保护，这也对儿童人工耳蜗植入提出了更高要求。本书涵盖了对儿童人工耳蜗植入的全面论述和理解，系统介绍了儿童听力损失的遗传学基础、人工耳蜗植入项目的构建和管理以及术后的言语发展和身心康复。儿童听力损失的病因中遗传因素占有很大比例，笔者在本书中专门阐述了儿童听力损失的遗传学基础及其对人工耳蜗植入的指导意义，和先天性感音神经性听力损失的遗传学诊断。对于双侧人工耳蜗植入和低龄儿童的人工耳蜗植入也在专门章节做了描述。

　　二是儿童人工耳蜗植入外科技术特点，于书中第八章到第十三章阐述。外科技术章节都是由手术经验丰富的临床一线专家撰写，兼顾外科技术的经验总结，与最新的前沿进展。通过详细的手术步骤阐述和精美的高清图片，读者能够对手术有更深刻的理解。由于耳显微外科的手术特点，人工耳蜗植入手术属于非常精细的操作，需要扎实的解剖基础，精细而稳定的手术操作，需具备颞骨解剖训练和娴熟的中耳手术基本功。手术方面，保留残余听力的微创技术已经成为主流，"微创"成为人们关注的焦点，人工耳蜗微创技术不仅指手术切口小，更加重要的是"柔手术"的理念，包括金刚钻头慢速开放蜗窗，蜗窗入路，应用透明质酸钠防止外淋巴流出，避免吸引器直接吸引，避免骨粉或者血液进入耳蜗，电极缓慢插入鼓阶等。即便手术技术日臻成熟，影像学仍是手术的基础，笔者在影像学这一章里面进行了详细的描述，尤其是内耳畸形的影像学表现。

　　本书编写过程中，笔者以文字、表格和图片来解读儿童人工耳蜗植入，同时在每个章节的末尾加入专家点评，希望能让读者对儿童人工耳蜗植入有更深刻的认识。读者在本书中可以看到国内一流专家（部分为儿童专科医院专家）在儿童人工耳蜗植入领域的经验积累，既有外科技术的相关论述，也有术后康复的详细描述。鉴于目前国内还没有这样一本关于儿童人工耳蜗植入的专业书籍，希望本书能够让读者对儿童人工耳蜗植入有全面的了解，为耳鼻咽喉头颈外科以及相关科室同仁提供参考和帮助，对于拟开展此项技术的单位有帮助。

　　中国人民解放军总医院耳鼻咽喉头颈外科在耳科学领域享有盛誉，是国内最早开展儿童人工耳蜗植入的单位之一，已经完成人工耳蜗手术 4 000 余例。南京医科大学附属儿童医院耳鼻咽喉头颈外科近年来以人工耳蜗植入和小耳畸形耳郭再造为特色，科室取得长足的进步，是江苏省省级临床重点专科和国家人工耳蜗植入定点医院，得到同道和患者的广泛认可，年耳蜗植入手术量为 150~200 台，是国内规模较大的人工耳蜗植入中心之一。这些临床积淀鞭策我们总结经验，编写一本儿童人工耳蜗植入专著。我们相信写书也是最好的学习方法，我们团队也通过撰写本书对人工耳蜗植入有了更深的理解。

　　衷心感谢南京医科大学附属儿童医院耳鼻咽喉头颈外科人工耳蜗植入团队，编写秘书孙晨、黄正华医师在本书的后期整理付出了大量精力，同时黄正华医师也承担了书中插图绘制的工作，科室医师刘亚青、朱珠、沈小飞、周琼琼、李伟、滕支盼也为本书编写做了大量准备工作。同时感谢所有在南京医科大学附属儿童医院植入人工耳蜗的孩子，感谢人民卫生出版社在本书出版过程中提供的帮助。因笔者水平所限，难免疏漏之处，敬请指正。

李琦 邦杭

2021 年 10 月

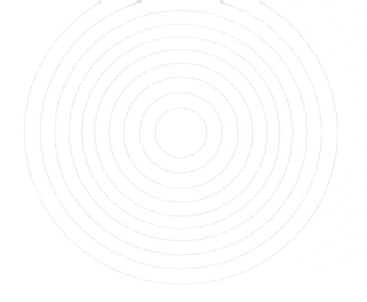

目 录

书中视频观看方法：

1. 手机下载"人卫图书增值"App 或登录 jh.ipmph.com，并注册登录。

2. 在"人卫图书增值"App 中，扫描封底圆标二维码，输入激活码，激活本书视频；或按网站提示输入激活码，激活本书视频。

3. 应用 App 扫描书中视频二维码，即可观看视频；或在网站在线观看视频。

第一章

人工耳蜗植入技术的发展史

人工耳蜗（cochlear implant，CI）是最具划时代意义的人工听觉技术，它将声音转变成电信号以刺激患者的听神经及螺旋神经节细胞，从而使患者对声音产生知觉，适合重度、极重度感音神经性听力损失者。人工耳蜗成功地在临床上应用40年，其设备和声音处理方案不断更新换代，已经帮助数十万例耳聋者恢复听觉，使儿童获得发展正常言语识别能力的机会。

人工耳蜗植入的发展历史与科学技术的进步密切相关——材料学和电子学的进步使得设备愈加小型化，组织相容性更好，声音处理能力更加强大。来自耳科学、听力学、神经科学、心理学以及工程技术的进步使得医师的设想得以实现，并且造福更多的耳聋者。

第一节 人工耳蜗的发展史

第一阶段为20世纪60年代，是人工耳蜗发展的早期探索和实践阶段。第二阶段为20世纪70年代，是人工耳蜗植入的可行性研究阶段。第三阶段是商业化的多通道人工耳蜗临床应用阶段。

一、早期人工耳蜗的雏形

第一例电刺激产生听觉的报道发生在1790年。当时，意大利物理学家Count Alessandro Volta（电学名词"伏特"就是以Volta命名的）用电池使电流在他自己的头部通过，他经历了脑内出现"噼噼啪啪"的过程，并感知到声音类似于浓稠汤汁沸腾的声音。1790 年,意大利生理学家 Luigi Galvani 最早发现电流刺激可以使死亡青蛙的腿部运动。Galvani 用去皮的青蛙给他久病的妻子做汤,当他用一把放置在电器附近的刀搅动锅中的汤时,蛙腿强烈地颤动起来,这一现象就是电流刺激引起的。1800 年,Count Alessandro Volta 应用电刺激对人类听神经做了大胆的试验——他将两根金属棒分别插入自己的两侧外耳道深部。当电路接通时,Volta 感到头部遭到猛然一击,随后就感觉到耳部有一种声音,或者是噪声(类似是嘭嘭啪啪的声音,或是浓稠汤汁沸腾的水泡声),这是一种不舒服的感觉。Volta 担心有造成大脑休克的危险,很快就中止了试验。1930 年,Wever 和 Bray 描述了来自猫科动物耳蜗的电信号,它与输入电刺激非常相似,出现的波形意味着有可能用电信号刺激耳蜗产生听觉。大约同一时间,Stevens 描述了完整的螺旋器会对电刺激做出机械反应,刺激耳蜗毛细胞释放神经递质到神经纤维的现象。1950 年,Lundberg 在手术时首次对人类听神经进行直接刺激,患者可感觉到有噪声。

二、单通道人工耳蜗时代

1957 年,法国 Djourno 医师和 Eyries 医师在为双侧聋伴有面瘫的巨大胆脂瘤患者施行面神经移植手术时,发现患者的听神经因既往手术有部分暴露。他们在患者的一侧颞肌埋入一个小的感应线圈,把与线圈相连的引线一端放置在听神经上,另一端包埋在肌肉内作为参考电极。3 天后,他们在包埋线圈部位的颅骨上放置了一个外置线圈。应用无线电天线向刺激器传送一个 10MHz 信号,调制为 100 次脉冲 /s。令人高兴的是,患者听到了一个声音,就像是蝗虫或蟋蟀的叫声。在进一步试验中,他们把频率升高到 200 次脉冲 /s 时,患者可以感觉到音调明显不同。高音调的声音使患者感觉混乱,这一装置持续使用了几个月,他们可以辨别简单的词,如 mama(妈妈)、papa(爸爸)等。同年,Djourno 及其同事为一位因链霉素中毒引起耳聋的女孩植入了一个电极,取得了类似的结果。这项试验是电刺激产生听觉的首次成功尝试,耳科学界将这次试验视为人工耳蜗研究的雏形。

1960 年,美国 William F.House 的一位耳聋患者给 House 看了一张报纸,上面介绍了 Djourno 和 Eyries 的工作,这使 House 受到启发。他与神经外科医师 James Doyle,以及工程师 Jack Urban 合作设想开发一种实用、可靠的电刺激神经设备,期望能刺激到耳蜗神经末梢以产生听觉。他开始为自己的患者做电刺激的尝试。第一位是成年男性患者,细针电极通过鼓膜放置到耳蜗表面的鼓岬处,这位患者能感受到声音。5 天后,在局部麻醉下将一根金制电极插入到耳蜗,患者的反应良好,但是不能耐受强声。House 的第二位接受手术的患者是一位女性,她接受了单通道电极的植入。不幸的是,手术后不久,她就出现了感染的症状,不得已将电极取出。尽管如此,这两位患者都声称有可用的和愉快的声音感觉。这是对人工耳蜗植入体最早的研究,这项研究对于耳蜗植入的早期发展有重要贡献。1968 年,House

和 Urban 为 3 位患者植入了 5 通道银线装置,其中一位患者是军舰无线电话操作员,他对实验电学方面有丰富的知识。根据他的描述,工程人员可以设计新的复杂电器,或更新已有的装置。这对 House 等有很大的帮助。这位患者接受了多次手术,或装入移植物,或取出功能不良的移植物。在这段时间内,这位患者坚持写日记来详细描述了他能感受或不能感受的声音,以及各种装置的效果。在这一点上,我们和将来的人们应当感谢这些为医学事业的发展做出贡献的患者,其中也包括第一位接受人工耳蜗植入的患者。

同一时期斯坦福大学的 Simmons 和加州大学洛杉矶分校的医师 Michelson 也各自进行了早期的人工耳蜗植入。1964 年,Simmons 等将刺激电极植入到一位全聋男性患者的耳蜗,使用双极的刺激电极刺激听神经的颅内部分,当电极激活时,患者仅能感觉到有限的频率,可以识别简单上升和下降的音调。这几位初期的开拓者证实了直接电刺激可以使耳聋者恢复听力。

CI 的转折点发生在 1975 年,在美国国立卫生研究院(National Institutes of Health,NIH)资助的一项研究中,13 个患者接受了 Michelson 和 House 的单通道 CI,术后尽管仍然不能语言,但是语音、唇读能力和生活质量显著提高。电刺激听神经可以产生有用的听觉最终得到证实。20 世纪 70 年代后半期,CI 从基础研究到临床的应用逐渐走向正轨,实验动物模型进一步证实电刺激神经的安全性和可靠性,并且不会损害正常的神经功能。但是直至 20 世纪 70 年代,人们对人工耳蜗植入仍然存在巨大的争议,许多从事基础研究的学者认为基于目前对听觉病理生理学的研究,人工耳蜗不会产生有用的听力。

三、多通道人工耳蜗时代

多通道人工耳蜗的研发是人类为治愈耳聋孜孜以求智慧的集中体现,20 世纪 70 年代末、80 年代初,几个研究团队都各自独立研发多通道人工耳蜗,澳大利亚 Clark 实验室和奥地利 Hochmair 实验室是其中的典型代表。其研发的产品是至今仍在广泛使用的澳大利亚 Cochlear 和奥地利 MED-EL 人工耳蜗。

1975 年,应维也纳大学耳鼻喉科 Kurt Burian 教授的请求,电气工程博士 Ingeborg Hochmair 和维也纳科技大学教授 Erwin 在维也纳开启对人工耳蜗的研发。这台人工耳蜗有 8 个通道,每个通道的刺激速率为每秒 10 000 次脉冲,此外还拥有 8 个独立的电流源和 1 个柔性电极,可将长 22~25mm 的电极插入耳蜗中。1977 年 12 月 16 日,Kurt Burian 教授在奥地利维也纳将该微电子人工耳蜗植入一位名叫 Conny 的中年患者。目前此患者已 70 岁,仍在正常使用当时植入的人工耳蜗植入体并已将体外设备更新为目前最新的体外设备(图 1-1)。

1978 年 8 月 1 日,澳大利亚墨尔本大学的 Graeme Clark 教授等成功地为一位成年男性

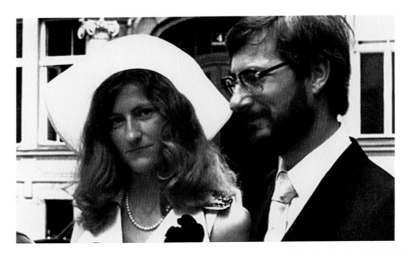

图 1-1　MED-EL 人工耳蜗发明者 Ingeborg Hochmair（左）和 Erwin 教授（右）

患者安装了 10 通道人工耳蜗。这位患者名叫 Rod Saunders，男性，46 岁，已婚，有 3 个子女，是当地教堂唱诗班的成员，喜爱戏剧和电视。1976 年 1 月因车祸丧失听力，伴有不能忍受的耳鸣。手术在全身麻醉下实施，整个手术时间长达 7 小时。术后第 7 天，当护士解开患者头上的绷带时，这位患者突然开始感到恶心、呕吐，视物摇晃，意识丧失。幸运的是，这位患者不久就恢复了知觉，经仔细检查未发现器质性病变，可能只是手术后眩晕，着实让所有在场人员虚惊一场。作为 Rod Saunders 人工耳蜗植入的手术医师，Graeme Clark 对耳聋研究的执着还得从孩提时谈起。Clark 的父亲是当地一位药剂师和眼镜商，因为患有耳硬化症，长期使用一个不太有效的助听器，他还经常说：“大点声说，我听不清”。这件事令年轻的 Clark 非常不安，他想长大后当一名耳鼻咽喉科医师，为听力损失者特别是听力损失儿童解除痛苦。Clark 开始研究人工耳蜗时遇到的最大困难是资金短缺，作为一位基督教徒，有时 Clark 不得不以祈祷的方式安慰自己。在研发人工耳蜗时，Clark 还遇到一件趣事：耳蜗是一个精巧的螺旋状器官，怎么能在不打开耳蜗的情况下把电极插入耳蜗之内呢？这件事一直困扰着 Clark。一天下午，Clark 到海边休闲，拣到了一个螺旋状贝壳，形状酷似耳蜗。Clark 把这贝壳翻来覆去地看，想象着它在内耳的位置。突然，Clark 产生了灵感，他从身旁的草丛中掐了几个草叶，小心翼翼地把草叶全部插入到贝壳内。Clark 立即跑回实验室，在 16 倍显微镜下可以按这种方式将刺激电极插入到耳蜗模型内。这件事多么像牛顿看见苹果落地，发现了万有引力定律呀！正是基于这样的大胆设想和尝试，Clark 教授团队在人工耳蜗的研发中开发出多通道人工耳蜗（图 1-2）。

　　20 世纪 80 年代以后，澳大利亚的 22 通道人工耳蜗装置和美国 3M/House 装置已商品化，广泛用于世界各国。多通道人工耳蜗的优势在于比单通道具有更好的言语识别率。1984 年，

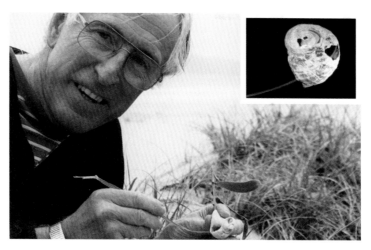

图 1-2 Cochlear 人工耳蜗发明者 Clark 教授
Clark 教授在澳大利亚南威尔士州海滩上,用三叶草叶片穿过海螺演示了电极以耳蜗底转盘绕至蜗顶的方式。

多通道人工耳蜗植入装置获得美国食品药品管理局批准。随着多通道植入电极设备的研发和新的声音处理策略应用,美国国立卫生研究院发布声明:多通道电极植入相比单通道电极植入更加有效,经过康复和语言训练,言语识别率可以接近或者恢复正常。2008 年 Gifford 等报道人工耳蜗植入患者中超过 25% 的人在使用标准言语材料的测试中取得了 100% 的分数。目前主要的多通道人工耳蜗生产商(MED-EL,Cochlear,Advanced Bionics 及诺尔康)有着各自不同的电极触点,电极长度,电极宽度和电极定位技术。

在过去的半个多世纪,许多领域的进步使得人工耳蜗取得巨大的发展,材料学和电子技术的飞速发展,植入体组织生物相容性大大提高,多通道人工耳蜗已经实现规模化、工业化生产。人工耳蜗植入技术也得到大面积推广,在很多大型医院人工耳蜗植入已经是常规手术。至今,全球已超过 40 万的人工耳蜗植入病例。

耳聋是致残性疾病,以往认为是无法治疗的。人工耳蜗植入的最终目标是使耳聋儿童恢复听力,使耳聋儿童改善生活质量,恢复语言,进入普通学校学习。随着多通道人工耳蜗的广泛应用,这一目标已经得以实现。

第二节 人工耳蜗植入手术的沿革

一、手术切口的沿革

自人工耳蜗植入手术开展以来,就需要设计人工耳蜗植入的手术切口。最初切口设计的理念是：充分暴露乳突术区，适合接收刺激器的安装和固定，接收刺激器不能距离耳郭太近。早期为了线圈磁铁吸引牢靠，有时会削薄覆盖在磁铁上方的皮瓣。最初人工耳蜗植入的并发症大部分与皮瓣有关，有时处理并发症时必须取出植入体。

尽管切口设计在不断地演变，但是其基本原则是相同的：

1. 切口不能接近或者重叠于接收刺激器，防止出现装置脱出或疼痛。

2. 注意避开外耳的供血血管。

3. 不需要过度拉伸皮瓣就可以暴露颞线、乳突尖和外耳道上棘。

20 世纪 80 至 90 年代，单通道电极植入体大多使用耳后 C 形切口，多通道电极植入体在开始使用时由于接收刺激器体积增大，切口改成更大的 C 形切口，但这种切口容易造成装置移位脱出。C 形切口可以很好保存浅表的颞浅动脉分支的血供，但是横断了枕动脉的分支。为了减少 C 形切口相关并发症，发展出一种延伸至耳内的切口，即将耳后切口向前经耳郭上端延伸至耳内。由于它的切口小和低风险，在欧洲被广泛应用。但是，由于头皮麻木和外耳道皮肤损伤的副作用，该切口现在已经被弃用。在澳大利亚，发展出类似于倒 U 形切口，取代了 C 形切口。这种倒 U 形切口后又改进成倒 J 形切口，最大限度地保留了浅表的颞动脉和枕动脉的血供，但是和 C 形切口有着类似的并发症，如头皮麻木、皮瓣坏死。倒 J 形切口改进缩短成为标准的耳后切口。这种切口是距耳郭后沟约 0.5cm 的弧形切口，是目前最为广泛使用的手术切口。现在小切口（3~5cm）已经成为广泛采用的手术切口。O'Donoghue 等于 2002 年率先报道针对 Nucleus 24 的小切口技术，无需剃发，切口距耳郭后沟 0.5cm，长 3.0cm，开创了人工耳蜗小切口的先河。

二、手术径路的沿革

（一）乳突 - 面隐窝径路

1961 年，美国的 House 医师首先介绍了乳突 - 面神经径路（mastoidectomy with posterior tympanotomy approach，MPTA）用于人工耳蜗植入术，MPTA 经受住了时间的考验，并成为最常用的手术径路。目前 MPTA 仍然是目前最常规和广泛使用的手术进路。

常规步骤包括：①耳后切口，分离皮瓣，切开肌骨膜，暴露乳突及骨性外耳道后壁；②开放乳突腔；③颅骨表面磨出安放植入体的骨床；④开放面隐窝，行耳蜗开窗；⑤将植入体安放在骨床内，将电极植入鼓阶，参考电极置于颞部骨膜下；⑥依次缝合肌骨膜、皮下和皮肤。

MPTA 的主要优势有：①乳突开放后保证手术具备良好的视野，耳蜗开窗部位显露充分，并且电极植入方向与鼓阶走行较为接近，利于电极的送入；②较大的乳突腔空间可以安放长度较长的电极导线，从而确保术后电极张力维持在较小状态；③鼓膜和外耳道部并无手术操作，能够保留其正常的生理功能；④手术难度和风险性较低，并发症较少，最大限度地维持中耳结构的正常性。

(二) 耳道上径路

1999 年,Kronenberg 等设计了一种全新的手术径路,该技术完全避免了乳突切除,经外耳道径路将电极直接植入耳蜗,称为耳道上径路(suprameatal approach,SMA)(图 1-3)。耳道上径路基于耳内鼓室探查径路进入中耳,该手术径路面神经受砧骨体保护,损伤风险减小。

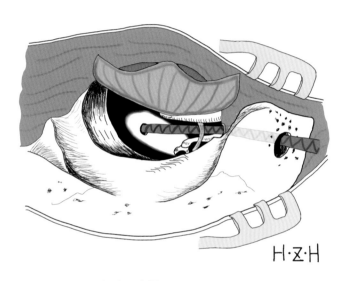

图 1-3 耳道上径路示意图

主要过程:常规做耳后 C 形切口,显露乳突并辨认外耳道上棘、颞线等结构;在外耳道后壁距鼓环 5~7mm 处做外耳道 - 鼓膜瓣推向前方,进入中鼓室。磨除外耳道后上壁,在鼓索后上方的骨性外耳道后壁磨出一个 2mm 的骨槽,以暴露部分砧骨体为度,辨认砧骨体下方的面神经水平段;骨槽磨出后,即用切割钻在外耳道后上方的颞骨区磨出一条倾斜的隧道,连接到鼓索后上方的外耳道骨槽。以蜗窗龛作为定位标志,在其前上方用 1~2mm 的金刚砂钻在鼓岬行耳蜗造孔。电极经过颞骨区的隧道、外耳道的骨槽,从鼓索的下方、锤骨柄和砧骨长脚之间植入耳蜗。耳道上径路可用于乳突硬化患者,但会增加撕裂外耳道皮肤及鼓膜穿孔的可能性,使术后愈合时间延长。该术式需经常换药,这对于婴幼儿具有一定的局限性。

耳道上径路的缺点包括:①插入耳蜗时电极会被牵拉;②由于视野所限,蜗窗径路相对困难,耳内镜的应用也许会减少这种限制;③该径路进行二次修正手术的概率比 MPTA 明显增高。

（三）耳内径路

另一个无乳突切除术的技术是使用耳内径路（endaural approach）到达耳蜗，该径路中电极经过外耳道上壁。这种耳内径路也称为 Veria 手术，直接通过外耳道观察中耳结构，用特殊的磨钻在外耳道后上方磨出直达中鼓室的隧道，并通过外耳道行耳蜗开窗，使用特制的电极镊植入电极，该手术径路骨质创伤小，愈合快，但易损伤残余听力。

（四）经皮人工耳蜗植入技术

经皮人工耳蜗植入技术（percutaneous cochlear implant technique），又称微创小孔技术（minimal access incision technique）。这一概念是 2005 年美国学者 Labadie 通过在尸体上使用影像导航技术行乳突 - 面隐窝径路手术时提出的，其操作是使用一个单一的影像引导下的钻孔，通过从乳突皮质，经过面隐窝直接到达耳蜗。经皮人工耳蜗植入技术需要在术前在乳突上做三个锚钉标记，术前应用 CT 扫描和三维定位设计一个避开面神经等重要组织的轨道。2008 年 Labadie 在行常规人工耳蜗植入术时成功在人体上验证了应用经皮人工耳蜗植入技术通过钻孔轨道进入面隐窝再进入耳蜗基底部的可行性。经皮人工耳蜗植入技术可以使手术径路标准化，并减少手术时间和总成本。但是这种径路可能无法使电极准确到达内耳开窗口，该技术仍需进行大量的临床研究。

三、电极插入方式的沿革

鼓阶插入和蜗窗插入是国内外最常采用的电极插入方式。

1. 鼓阶插入　鼓阶插入为常规的电极插入方式。该方式经扩大的面隐窝进入后鼓室，首先寻找并定位蜗窗，然后在圆窗前下方 1~2mm 处用微型金刚砂钻研磨鼓岬，开放鼓阶骨蜗管，保留蜗管内侧骨膜，充分冲洗术腔，用尖刀或钩针刺破蜗管内侧骨膜后将刺激电极经鼓岬钻孔植入鼓阶。耳蜗鼓阶开窗的直径为 1~2mm，术中尽可能保留蜗管内侧骨膜。

2. 蜗窗插入　蜗窗插入是经扩大的面隐窝进入后鼓室，寻找蜗窗龛，磨除蜗窗龛边缘骨质，显露蜗窗膜。对于蜗窗龛或蜗窗显露不佳者，在镫骨肌腱下 2mm 处研磨骨质，寻找蜗窗龛或蜗窗，充分冲洗术腔，用尖刀或钩针刺破蜗窗膜后立即将刺激电极经蜗窗开窗缓慢插入鼓阶。

鼓阶插入的方法可以让手术医师在耳蜗基底转鼓阶上以最合适的角度插入电极，而蜗窗插入的方法可以避免鼓岬钻孔时造成蜗管内侧骨膜的损伤，并且可以在电极植入时，圆窗膜环绕于电极周围形成良好的密封性，可最大限度保护鼓阶微环境，减少内耳和电极的损伤。

第三节　我国人工耳蜗植入技术发展史

一、我国自主研发的人工耳蜗

2003 年,由复旦大学附属眼耳鼻喉科医院的王正敏院士领衔的研究小组成功研制了 22 通道人工耳蜗,并于次年将该技术转让给上海力声特医学科技有限公司(简称"力声特公司")。2005 年,力声特公司成功推出了国产的第一代 REZ-I 型人工耳蜗,并制定了第一个国产人工耳蜗企业技术标准。2009 年复旦大学附属眼耳鼻喉科医院主持完成了 REZ-I 型人工耳蜗的临床验证,这是我国第一台拥有自主知识产权的人工耳蜗。2011 年,力声特公司获得国家食品药品监督管理局颁发的国内第一个人工耳蜗产品注册证书。

2009 年,杭州诺尔康神经电子科技股份有限公司从美国加州大学和美国 House 耳科研究所学习技术,建立诺尔康加州研发中心。2010 年成功研制了 CS-10A 人工耳蜗,并成功完成临床验证。2011 年 6 月 30 日获得国家食品药品监督管理局颁发的言语处理器注册证,2011 年 8 月 19 日获得国家食品药品监督管理局颁发的植入体注册证,2013 年 7 月 8 日获得 6 岁以下儿童的人工耳蜗植入体注册证。自此,我国自主研发的人工耳蜗进入临床应用阶段。

我国人工耳蜗的研发经历了从标准的电极设计到适应不同耳蜗结构的短电极、弯电极及双电极,所使用的声音处理器(旧称"言语处理器")和体外装置也日益小型化,适应证的选择也逐渐扩大。

二、我国人工耳蜗植入的开展情况

我国人工耳蜗植入技术的发展已近 30 年,20 世纪 80 年代我国开展了人工耳蜗技术的研究,1995 年国内完成首例成人 22 通道人工耳蜗植入手术,1997 年成功实施首例儿童 22 通道人工耳蜗植入手术。目前全国 30 多个省区市的 60 余家医院都已经开展了人工耳蜗植入手术。目前,我国的人工耳蜗植入年度完成手术例数已经进入世界的前列,接受人工耳蜗植入的患者数量已达到 50 000 余例,这个数字每年还在不断增加。

经过数十年的发展,现在国内的人工耳蜗植入手术基本流程及操作并无质的差异,而主要从手术细节方面提出了新的理念及相应的注意事项。精准微创植入手术理念深入人心,手术的方式从传统的经典径路到现今的微创径路,已经实现了质的飞跃,人工耳蜗植入术后并发症的发生也逐渐减少,人工耳蜗植入技术的有效性和手术的安全性持续体现,最小植入年龄不断下降。在全国新生儿听力筛查的普遍展开的情况下,听力损失的早期诊断得到保证,12月龄以下的人工耳蜗也有了相当多的病例数量积累。

另外,随着人们经济条件的改善及国产人工耳蜗的逐步发展,耳蜗产品价格不断调整,越来越多的成年听力损失者选择植入人工耳蜗,市场的完善必将促进人工耳蜗技术更快的发展。加上我国人工耳蜗植入项目的不断优化,适应证不断放宽,越来越多的耳聋者接受了人工耳蜗植入手术,我国的人工耳蜗工作正在快速而稳步的发展。

专家点评

1. 人工耳蜗是最早最成功的人工听觉技术,适合重度、极重度感音神经性听力损失者。

2. 人工听觉植入的发展历史与材料科学、电子技术的进步密切相关,人工耳蜗经历了人工耳蜗的雏形、单通道人工耳蜗时代,多通道人工耳蜗时代三个时期。

3. 人工耳蜗手术切口径路与电极插入方式随着时代的进步不断优化,手术技术趋于成熟,微创理念深入人心。

4. 随着国产品牌的人工耳蜗设备的上市,我国人工耳蜗植入正如火如荼地开展,全国30多个省区市的60余家医院都已经开展了人工耳蜗植入手术,年人工耳蜗植入手术台数居于世界前列。

参考文献

[1] WALTZMAN S B,THOMAS R J. Cochlear Implants. 3rd ed. New York:Thieme, 2014.

[2] 黄玉宇,陈建勇,沈敏,等. 微创人工耳蜗植入技术和残余听力保留策略. 中华耳鼻咽喉头颈外科杂志,2018,53(1):66-69.

[3] MØLLER A. History of Cochlear Implants and Auditory Brainstem Implants. Adv Otorhinolaryngol,2006,64(64):1-10.

[4] ROCHE J P,HANSEN M R. On the Horizon:Cochlear implant technology. Otolaryngol Clin North Am,2015,48(6):1097-1116.

[5] 王荣光,王洪田,韩东一. 耳蜗植入(电子耳蜗)编年史. 国外医学耳鼻咽喉科学分册,2001,25(6):379-380.

[6] MAUGUS B S,RIVAS A,TSAI B S. Surgical techniques in cochlear implants. Otolaryngol Clin N Am,2012(45):69-80.

第二章

人工耳蜗

人工耳蜗的研发开始于 20 世纪 60 年代。经过几十年的发展,特别是随着近年来电子科学、材料科学等生物科学技术的进步,已经在临床广泛应用,成为目前帮助耳聋者恢复听力的有效治疗手段。

第一节　人工耳蜗的结构和工作原理

一、人工耳蜗的结构

人工耳蜗主要包含两个主要部分,即体外部分和体内部分:体外部分包括麦克风、声音处理器、传输线圈、电池和电池仓;体内部分即植入体,包括内线圈、接收刺激器和刺激电极(图 2-1、图 2-2)。目前的体外部分也有一体机,即将体外组件全部集成一体化。

(一)体外部分

1. 麦克风　麦克风主要是接收周围环境的声音刺激,并将声音刺激传送至声音处理器。传统的麦克风多为全向性麦克风,现在方向性麦克风或多个麦克风系统也用于人工耳蜗。

2. 声音处理器　声音处理器像一台微型的电脑,大多数人工耳蜗的声音处理器是与麦克风一起挂于耳后的。其作用主要是将周围环境的声音信息按一定的编码策略进行分析,继而转换成电刺激传入植入体。

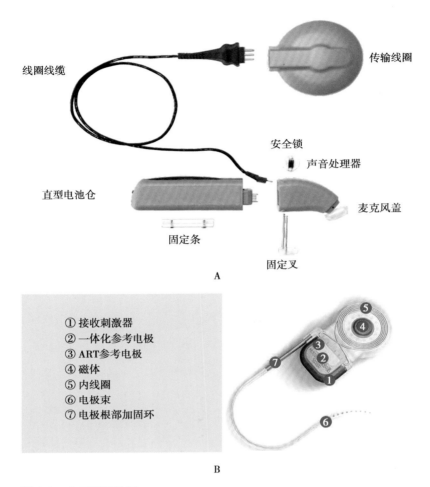

传输线圈

线圈线缆

安全锁

声音处理器

直型电池仓

麦克风盖

固定条

固定叉

A

① 接收刺激器
② 一体化参考电极
③ ART参考电极
④ 磁体
⑤ 内线圈
⑥ 电极束
⑦ 电极根部加固环

B

图 2-1　人工耳蜗装置
A. 体外部分；B. 体内部分（植入体）。

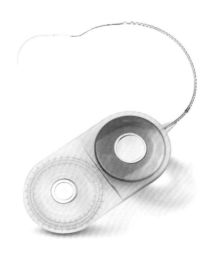

图 2-2　人工耳蜗结构（体内部分，以图 2-1A、B 为例）

3. 传输线圈　与之对应的即为植入体内的内线圈,声音处理器将麦克风接收的声音信号处理、放大、过滤后,通过传输线圈将声音电刺激信号传送至植入体的内线圈,从而将代表声音的编码信号传入体内。

4. 电池和电池仓　电池和电池仓位于人工耳蜗体外部分的耳挂处,是人工耳蜗的供能装置。

（二）体内部分

1. 内线圈　内线圈位于植入体,体外传输线圈将声音信号传输给内线圈,经接收刺激器传入内耳。

2. 接收刺激器　接收刺激器包含了接收线圈以及一个封装的壳体,即刺激器。由传输线圈传入的声音电信号,由内线圈接收后,经接收刺激器将数字编码后的声音转换为电脉冲,沿着植入电极阵列发送进入内耳。

3. 刺激电极　即声音的电脉冲经电极刺激内耳的螺旋神经节细胞,从而使声音信号进入听觉通路,刺激大脑听觉皮层,声音即被听见。

二、人工耳蜗的工作原理

人工耳蜗的工作原理是麦克风接收外界环境的声音刺激后,将声音信号传到声音处理器。声音处理器是声 - 电换能装置,将声音信号的声学频谱分为多个频带,并将信号过滤,将接收的外界声音进行声音特征信息提取,再按照特定的编码方式转换为电脉冲,经调制变为载频信号经传输线圈经皮肤发射到体内,体内部分的接收刺激器接收编码信号,并将数字化编码信号转换为电脉冲传送到植入耳蜗内的刺激电极,刺激电极刺激不同位点的耳蜗螺旋神经节细胞,兴奋耳蜗螺旋神经节的传入纤维。与所有可以电兴奋的细胞一样,螺旋神经传入纤维在适当的振幅强度和持续时间的电刺激下能够产生动作电位,中枢神经系统对这种人工刺激产生的神经冲动可以进行编码,从而使植入者获得声感。此编码过程与声信号作用下产生的听觉相同,根据这一原理,借助耳蜗植入装置可以取代已经丧失功能的耳蜗毛细胞,使耳聋者获得较好的时间、强度和频率信息(图 2-3)。

工作原理:

1. 声音处理器捕捉声音并将其转换成数字编码信号。

2. 声音处理器将数字编码的声音信号经过线圈传递至位于皮下的植入体。

3. 植入体将数字编码的声音信号转换成电刺激信号,并将电刺激信号传送至位于耳蜗内的电极列。

4. 植入体电极刺激耳蜗内的螺旋神经节细胞产生动作电位,并经听神经将信号传递至大脑,从而产生听觉。

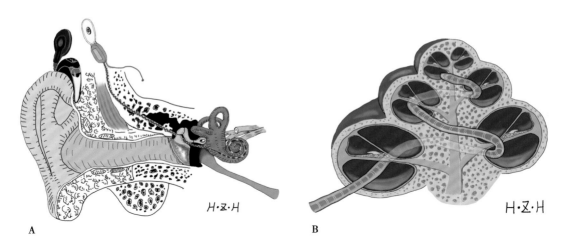

图 2-3 人工耳蜗植入后位置示意图
A. 人工耳蜗系统与外周听觉系统的相对位置示意；B. 电极列插入耳蜗示意图。

第二节 人工耳蜗的核心部件

一、声音处理器

人工耳蜗的声音处理器属于位于体外的非植入部分,是人工耳蜗非常重要的一部分,其功能如上所述主要是将周围环境的声音信息按一定的编码策略进行分析,继而转换成电刺激传入植入体。

声音处理器主要包括三个功能模块,包括信号处理、滤波器和程序编码部分。外界环境的声音信号被单个或者多个麦克风接收后,则可由声音处理器接收,滤波器将输入的声音信号滤波成多个频带,以提取理解言语所需要的最重要的信息,而后选择有用的声音信息按一定的言语处理策略进行数字化的编码,编码完成后即由发射线圈经皮肤传入植入体内。而使用临床调试界面,则可以调整声音处理器滤波的数据流,从而满足不同患者的不同需求。

随着科技的不断进步以及生物医学技术的不断提升,声音处理器也在不断升级,形更加小巧美观,性能日趋完善,且有防潮防水等功能,以 Cochlear 公司的 Kanso(CP950)和 MED-EL 公司的 RONDO 为代表的一体式声音处理器逐渐进入市场。

为了更好地提高患者的听力效果,最新的声音处理及编码策略的性能更加降噪,环境自动识别度和处理速度更加灵敏,续航能力也更长。目前国内常用的声音处理器包括如下几个型号:奥地利 MED-EL 公司的 Opus2、Opus Xs、RONDO、RONDO2 和 EAS 声 - 电联合刺激处理器;澳大利亚 Cochlear 公司的 Freedom、N5(CP802 和 CP810)、N6(CP910/920)声音处理器;美国 Advanced Bionics(AB)公司的 Harmony 和美、Neptune 海豚、美人鱼 Q30/Q90 声音处理器;我国诺尔康公司的 NSP-60B、NSP-60C 和高歌声音处理器。

二、接收刺激器

接收刺激器为植入体的一部分,常在手术中埋置于耳后皮下,体外装置可磁性吸附于耳后皮肤处,从而达到信号传递的作用。

接收刺激器包含了一个接收线圈和一个封装的壳体,这个封装的壳体内即为植入的电子元件,接收刺激器的电子元件包含来自各家制造商的自有的超大规模集成电路(very large scale integration circuit,VLSIC)芯片,这些芯片被放置于印刷电路板上,并直接与输入和输出的引针相连接,从而达到处理信号的作用。声音处理器将处理后的环境声过滤成多个频率带,各个频率带的信号通过接收线圈将体外装置发射的数字化的语音信号接收,经过接收刺激器数据解调、信号识别后根据声音频率送至相应电极对,体内装置与多通道电极连接,电极植入耳蜗鼓阶后,围绕蜗轴盘旋,电极触点与蜗轴、骨螺旋板形成较紧密接触,电流信号刺激不同位点的螺旋神经节,产生听觉信号。植入者通常对每个刺激电极位点具有不同的感知音频,与机体本身的生物规律一样,在耳蜗底部感知较高音频,而在蜗顶部即植入电极的顶端感知较低音频。

三、刺激电极

从最初人工耳蜗的兴起,到目前人工耳蜗植入技术的逐步成熟,人工耳蜗刺激电极是发展最快,也是结构最复杂的,因为刺激电极的好坏直接影响了人工耳蜗植入术的成败,效果的好坏。既往人工耳蜗的植入电极比较单一,都是直电极,以半环电极为主,长度一致。随着科技的发展,则陆续出现了根据不同植入需要而设计的各种不同的人工耳蜗植入电极,这些电极包含了各种不同的特性,如植入电极的数量、长度、软硬度、形态、宽窄和带有特殊功能的电极等。目前临床上使用的电极种类很多,按照整体电极的形态可以分为直电极和弯电极;按照电极片形状可分为全环状电极、半环状电极、点状电极等;按照长度来分可以分为短电极、长电极和标准电极;按照电极数量可以从单电极到 24 个电极不等。还有其他特殊功能的电极。同一电极也有可能包含多种特性。如 MED-EL 公司的全环直电极根据长短、硬度、功能等分为长电极、短电极、标准软电极、超软电极、U 形电极、FORM 电极等(图 2-4)。

为了最大程度提高刺激效率,减少插入时的创伤,人们越来越关注电极设计的细节,减少电极的植入对残余听力的破坏,电极设计的一个主要方面即电极的触点和蜗轴位置关系。弯电极能够紧紧环抱蜗轴,接触点相对紧贴蜗轴壁。直电极设计成紧贴鼓阶侧壁,靠近基底膜下方,远离蜗轴。这两种电极的一个重要参数是电极的长度,即第一个和最后一个电极间

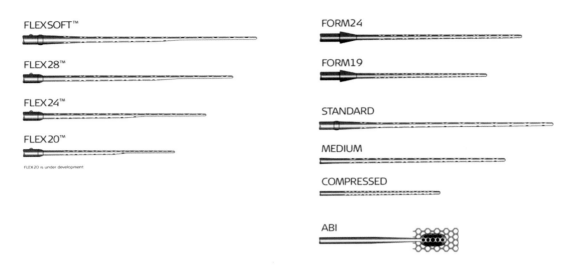

图 2-4　MED-EL 人工耳蜗不同型号刺激电极示意图

的距离,这个距离一般在 15~27mm,电极总长度可因侧壁或者鼓阶的弯度而变化。直电极可设计得更长,完成耳蜗全覆盖需要插入旋转 760°;弯电极可以设计的短些,因为沿耳蜗鼓阶内壁放置 20mm 电极就可以达到旋转 360°~420°。螺旋神经节大约涵盖了耳蜗的 1.75 转,理论上弯电极的长度能够刺激足够的螺旋神经节。弯电极抱紧蜗轴,内部插有金属丝,以便插入时保持直的形状,防止其在鼓阶内不适当的卷曲。插入中或者插入后缓慢拔出电极导芯,弯电极就可以环抱蜗轴。弯电极的直径设计也要考虑,直径过宽容易有向上的移位,发生基底膜破裂或者骨螺旋板断裂。目前各个耳蜗厂家都顺应精细结构保存、微创手术原则,在保护残余听力方面对电极设计各有独特的保护点。

　　电极触点间距、接触距离、插入深度与人工耳蜗的性能有一定的关系,距离螺旋神经节更近,刺激更有效,也更有选择性,电流阈值更低,通道干扰愈小。电极触点的排列根据电极的长度。较宽的触点可减少相邻电极之间的通道相互作用,但也减少了可用通道的数量。电极靠近蜗轴螺旋神经节细胞也可以减少通道间的相互作用。目前有两种主要的电极设计:超过一转耳蜗,靠近蜗轴的电极;或者是超过两转耳蜗,通道更少、触点间隔更大的电极。

　　受信号刺激的电极电流引起电极周围液体环境中电压的变化,电极类似于换能器,根据金属接触中的电子运动将电流转换成周围液体中的离子流。电流驱动一般要有接地电极,可单独设置或是在耳蜗阵列上的设另一个电极。多通道电极列通常使用医用级硅胶载体,电极是暴露在耳蜗淋巴中的电极铂片,金属接点将植入物产生的电子流转化为离子流,离子流通过周围的液体使邻近的神经结构去极化,产生蜗神经动作电位(图 2-5)。

　　带有特殊功能的电极使用较少。如对于耳蜗畸形的患者,可使用 MED-EL 设计的

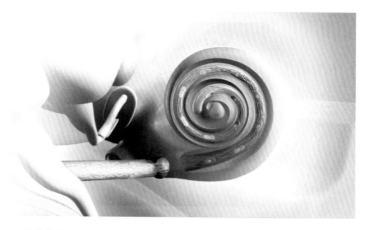

图 2-5 刺激电极植入耳蜗示意图

FORM 电极;对于共同腔畸形患者,可使用 MED-EL 设计的 U 形贴壁电极;对于耳蜗严重畸形可能造成的螺旋神经节分布不规则问题,还可考虑应用 Cochlear 的全环直电极,其可以 360°刺激。目前带药电极在国内使用较少。

第三节 目前市场上不同型号的人工耳蜗

目前国内临床上儿童使用的人工耳蜗植入装置主要来自五家品牌,包括来自奥地利的 MED-EL、澳大利亚的 Cochlear、美国的 Advanced Bionics(AB)、国产的诺尔康和力声特(表 2-1)。

表 2-1 不同品牌人工耳蜗的常用型号列表

品牌	常用型号
奥地利 MED-EL	SONATA、CONCERTO
澳大利亚 Cochlear	CI24RE(CA)、CI24RE(ST)、CI422、CI512、CI522
美国 AB	HiRes 90K
中国诺尔康	CS10A
中国力声特	REZ-I、LCI-20PI

奥地利的 MED-EL 人工耳蜗临床上常用的型号为 SONATA、CONCERTO,以直电极为主,360°电极,常规长度有 15.5、19、20、24、28、31、34mm 等,也可根据 CT 测量蜗管长度,定制专属电极,其电极的软硬度分为软电极和超软电极。如上文所述,奥地利的 MED-EL 公司也有带特殊功能的电极,如适用于耳蜗畸形的 FORM 电极和 U 形贴壁电极。

澳大利亚 Cochlear 人工耳蜗临床上常用的型号为 CI24RE(CA)、CI24RE(ST)、CI422、

CI512 和 CI522。其中 CI24RE(ST)电极为全环电极,电极长度为 16.4mm;CI24RE(CA)和 CI512 为预弯电极,电极长度为 15mm。CI422 和 CI522 为半环精细直电极,电极长度可调节,长度可控制在 20~25mm。

美国 Advanced Bionics(AB)人工耳蜗临床上常用的型号为 HiRes 90K。其电极包括 HiFocus 1J、HiFocus Helix 和 MS,均为预弯电极。

我国的诺尔康人工耳蜗临床上常用的型号为 CS10A,力声特人工耳蜗临床上常用的型号为 REZ-I 和 LCI-20PI。

专家点评

1. 人工耳蜗主要包含两个主要部分,即体外部分和体内部分。体外部分包括麦克风、声音处理器、传输线圈、电池和电池仓;体内部分即植入体,包括内线圈、接收刺激器和刺激电极。

2. 人工耳蜗将外界的声音信号通过声音处理器处理后经传输线圈传入体内,经接收刺激器将数字编码后的声音转换为电脉冲,沿植入刺激电极列发送进入内耳,刺激听神经,产生声反应。

3. 目前国内临床上儿童使用的人工耳蜗植入装置主要来自五家品牌,包括来自奥地利的 MED-EL、澳大利亚的 Cochlear、美国的 Advanced Bionics(AB)、国产的诺尔康和力声持。

(致谢:感谢邬子犁、顾雪丽、舒智、陈磊对本章的贡献!)

参考文献

[1] RISI F. Considerations and Rationale for Cochlear Implant Electrode Design-Past, Present and Future. J Int Adv Otol,2018,14(3):382-391.

[2] RUCKENSTEIN M J. Cochlear Implants and Other Implantable Hearing Devices. 2th ed. Oxfordshire:Wright GC,Roland PS,2012.

第三章

人工耳蜗植入后听觉补偿机制：人工耳蜗电刺激对听觉传导通路的影响

　　人工耳蜗（cochlear implant，CI）植入是目前临床上为重度、极重度听力损失和全聋患者恢复听觉和言语知觉的唯一安全有效的途径。在过去30年里，全世界有超过40万名听力损失患者接受了人工耳蜗手术。尽管人工耳蜗电极和声音处理器的不断优化扩大了人工耳蜗的受试人群，提高了人工耳蜗的效能，但是临床经验表明在植入物使用者中的结果差异很大，几乎所有的使用者表现出对时间精细结构的敏感性损伤，导致时间基音敏感度和空间听觉的损伤。听觉经验即人们对外界声音刺激的体验，对于预测临床效果的因素显明其重要性——无论是在获得性听力丧失之前还是在使用人工耳蜗时。对于低频听力完好的患者，人工耳蜗电极通过结合声音刺激和电刺激提高使用者的音乐感知、噪声环境下的语言理解力以及对声音的定位。此外，人工耳蜗在缺乏聆听经验的低龄儿童中获得显著的效果。这一临床经验表明，这种现象在很大程度上可以归因于听觉传导通路的可塑性。

　　本章通过对来自动物模型的实验数据以及人类应用中的数据研究，系统分析了听力损失及人工耳蜗植入后电刺激对听觉传导通路的影响。了解这种反应的复杂性，将有助于为理解人工耳蜗使用者的临床差异提供基础。

第一节　感音神经性听力损失者耳蜗的病理变化与人工耳蜗植入后改变

一、感音神经性听力损失者耳蜗的病理生理学

声音感知的生理过程离不开听觉通路结构和功能的完整，在听觉通路中起作用的器官或组织包括由耳郭和外耳道组成的外耳、由鼓膜和听骨链组成的中耳、由毛细胞和支持细胞等组成的内耳、由螺旋神经元组成的听神经或蜗神经及后通路、初级和高级听觉中枢。听力损失发生后，听觉通路发生多种病理生理改变，包括毛细胞缺失、螺旋神经元数量减少、突触结构异常、耳蜗核中听觉神经响应改变以及其后通路中的异位投射。其中，螺旋神经节细胞（spiral ganglion cell，SGC）即螺旋神经元（spiral ganglion neuron，SGN）是人工耳蜗的靶细胞，其细胞胞体位于 Rosenthal 小管内。这些导电装置使螺旋神经节细胞的局部种群去极化，通过特异定位在鼓阶内的电极列，从而产生动作电位。需要强调的是，一旦启动了动作电位，植入体在其沿上行听觉通路的传播过程中不再进一步发挥作用，在正常的生理过程中，跳跃性传导沿着螺旋神经节细胞的中枢突进行，并通过耳蜗核（cochlear nucleus，CN）或更高的听觉中枢的突触。这些神经元的存活依赖于螺旋器（Corti 器）的完整性：SGN 对感音神经性听力损失（sensorineural hearing loss，SNHL）继发的神经元萎缩和退行性改变是敏感的。虽然通过人工耳蜗植入达到临床性能所需的最小 SGN 数量还不清楚，但更多的功能性 SGN 可能会提高临床性能。在这里，我们会进一步讨论 SNHL 发生后耳蜗发生的病理变化，并描述可能保存 SGN 的技术。

（一）感音神经性听力损失的耳蜗病理变化

Corti 器上的毛细胞对多种形式的病理损伤很敏感，包括声损伤、耳毒性药物、先天性发育异常和衰老。与鸟类的毛细胞不同，哺乳动物的毛细胞不能自行再生，一定程度的毛细胞丢失导致永久性 SNHL。随着感觉上皮细胞和支持细胞的缺失，SGN 发生萎缩等病理变化。首先，在 Corti 器内，外周突会发生快速和广泛的脱髓鞘。随后骨螺旋层和 Rosenthal 管内胞体周围的髓鞘会发生更缓慢的退化。退化过程也会进一步导致残留的 SGN 胞体髓鞘脱失，特别是其中枢突部分。最后，残余 SGN 的核周体经历了相当大的收缩，SNHL 后，这种反应在整个中枢听觉通路重复出现，目前这种萎缩发生的功能影响尚不清楚。

SGN 的继发性退化是一个持续的过程，随着螺旋器的丧失，最终存活的神经元数量非常少。长时间耳聋导致 CI 植入性能下降，一个可能原因即为耳蜗细胞损失导致的 SGN 和听神经纤维的继发性丧失。通过研究发现猫耳蜗底转上部 SGN 丢失率随耳聋时间而变化，虽

然数据中个体差异较大,但随着耳聋持续时间的延长,SGN 存活率明显降低。尽管速度不同,但在其他哺乳动物也有类似的退化模式。中毒性听力损伤发生一年后,猫和豚鼠的 I 型 SGN 几乎全部损失。虽然像豚鼠这样的啮齿类动物的 SGN 损失比猫要快,但是神经节细胞的损失在人类中要慢得多。对重度听力损失人发病几十年后的颞骨尸检发现:一些病例 SGN 的数量仅下降了 25%~75%,下降程度取决于听力损失的病因,这些病理变化影响 SGN 对电刺激的生理反应。在哺乳动物中,SGN 的不断退化已经被广泛报道,其病因多种多样,主要针对 Corti 器,这些动物包括:小鼠、大鼠、南美栗鼠、豚鼠和猫。需要强调 SGN 退化的速度在物种间表现出相当大的差异。

在大多数 SNHL 中,SGN 的退化继发于 Corti 器毛细胞和支持细胞的丢失。进一步原因是毛细胞正常表达的神经营养因子的减少和支持细胞释放的神经生长因子的缺失导致。这种 SGN 丢失的途径在许多临床描述的 SNHL 中是常见的,并且会导致 SGN 缓慢而持续的继发性退化。另外,直接针对 SGN 的病因,包括病毒和细菌性迷路炎、机械损伤和耳蜗血管系统的破坏,也会导致神经元以更快的速度丧失。

关于重度 SNHL 发生后人耳蜗 SGN 退变模式的报道与已总结的实验研究基本一致。周围突的退化比 SGN 胞体或中枢突的退化更为广泛,其病理程度随耳蜗分区的距离而变化,并反映了对 Corti 器的损伤程度,最广泛的是底转,病变范围较小,病情较轻。

对成年重度听力损失者颞骨 SGN 存活的分析显示,听觉神经元有中度至重度的缺失。Otte 等研究了 62 只严重听力损失者的耳蜗,发现 45% 的耳蜗 SGN 数量超过 10 000,大约是正常耳蜗的 1/3。Nadol 等研究了 66 只重度听力损失者的耳蜗,发现 SGN 的平均值大约是正常耳蜗的一半。与年轻受试者相比,老年受试者的 SGN 总损失更大。人类研究结果与动物研究一致,耳聋持续时间越长,SGN 总损失越大。值得注意的是,人类 SGN 损失的一个最重要的决定因素是病因:出生后病毒性迷路炎、先天性或遗传性听力损失、细菌性脑膜炎等,也就是直接针对 SGN 的病变或长期听力损失者的 SGN 病理改变广泛;而药物性聋(如氨基糖苷类抗生素)或突发性聋患者的 SGN 病理改变则较轻微。

成人颞骨的病理研究结果与极重度听力损失儿童相似,但存在两个重要的差别:①0~9 岁持续性听力损失儿童的 SGN 数量没有出现持续受损的证据;②SGN 在儿童耳蜗的分布更为均匀。这些结果为儿童耳蜗植入术提供了鼓舞人心的发现。因此与实验动物相比,人类 SGN 退行性变的速度相对较慢,使用电刺激设备长期来看不会出现临床性能的下降。然而,对 CI 使用者的颞骨病理研究也发现 CI 的成功和死后 SGN 的数量没有直接的关系。其中一个研究表明耳部有更多 SGN 的患者,在双耳植入后的每 6 个个体可以获得更好的单词识别能力,但是这种患者间的差异很小,而且 SGN 的数量不能预测患者的单词识别能力。

（二）感音神经性听力损失发生后螺旋神经节细胞的病理生理变化

尽管 SNHL 发生后 SGN 发生了广泛的病理变化，但这些神经元仍然能够启动和传播通过电刺激诱发的动作电位，即使在耳蜗失聪多年的情况下也是如此，存活下来的神经元数量低于正常的 5%。总的来说，耳蜗 SGN 的基本反应特性与正常耳蜗相似，也就是说，随着刺激电流的增加，细胞放电的可能性增加，反应潜伏期和反应时间的波动都会减少。

然而，长期听力损失的耳蜗在神经反应特性上有更细微的变化，这些病理诱导的改变有可能降低人工耳蜗的感知功效。第一，外周突的丢失和 SGN 的持续丢失导致阈值的增加。这种变化可能对功耗产生不利影响，并导致电极列的空间选择性降低。第二，脱髓鞘导致细胞膜电容增加，降低神经元对电刺激启动和传播动作电位的效率。在听觉传导通路中，有证据表明脊髓缺乏、耳蜗听力损失的时间分辨率降低以及听觉神经纤维的变性与发生听觉传导阻滞密切相关。

二、人工耳蜗电刺激对耳蜗的影响

（一）电刺激安全问题

人工耳蜗是已应用于临床的最成功的神经假体之一，替代大多数外周听觉系统和毛细胞的功能绕开了正常的声学听力过程，通过铂电极阵列发送的非破坏性电刺激直接作用于听纤维，从而帮助患者提高或恢复听力感知。该电刺激是一种包括短时间（<200μs/ 时相）的平衡双相脉冲电流（图 3-1）。相关指南认为电荷注入过程是通过可逆的电化学反应实现的，这些电化学反应定位于电极组织界面，从而最大限度地减少了向组织环境释放潜在的有害电化学物质的机会。目前的人工耳蜗在单极电极结构下工作，其电荷密度通常会低一个数量级。

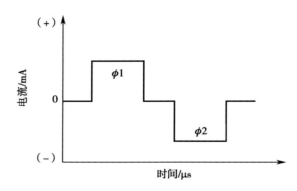

图 3-1　人工耳蜗中常用的电荷平衡双相脉冲电流示意图
第二相（$\phi2$）的电荷大小与第一相（$\phi1$）相等，但极性相反。每个阶段的持续时间通常在单极刺激的 10μs/ 时相至 50μs/ 时相和效率较低的双极刺激的 50μs/ 时相至 200μs/ 时相之间变化。

虽然理论上，电荷平衡的双相脉冲电流不会产生潜在的破坏性直流电流，但在实践中不可能产生完全平衡的刺激。在直流电流大于 $0.4\mu A$ 的慢性刺激下，可观察到神经损伤和新骨形成。防止直流电或由于电荷不平衡而发生的局部 pH 值变化，可以通过在脉冲电流之间的短路电极或在每个电极上串联电容的方法来实现。在现代人工耳蜗系统中，这些技术的一种或多种组合被用来确保完全恢复安全的电荷平衡。

（二）电刺激对神经元存活的营养作用

目前已经建立多种 CI 植入动物模型以研究蜗内和听觉通路对 CI 植入和电刺激的响应。猫、豚鼠、大鼠等的 CI 模型除了提供传统的病理学数据外，还促进了对行为和神经响应相关急慢性电刺激的研究进展。在耳聋患者中，既缺乏驱动神经活动，也缺乏自发活动水平的显著降低，因此 SGN 很少经历去极化。然而，神经活动在 SGN 的存活中起着重要的作用，去极化足以在体外维持神经元的存活，而不需要添加神经营养因子。细胞膜去极化可能通过提高细胞内钙离子水平和级联几个细胞内信号通路来促进 SGN 的存活。最后，在体外通过去极化对 SGN 的营养支持作用可能与某些神经营养因子的作用有关。

多项体内研究表明，在听神经受到慢性电刺激后，中毒性聋动物的 SGN 存活显著增加，甚至比未受刺激的对照组耳蜗高出 70%。然而，来自其他实验室的研究没有报告这种营养影响。考虑到不同研究方法的差异，结果存在差异是可以理解的。事实上，人们期望这些差异最终将为了解刺激诱导的营养机制提供更多帮助。

目前，有一种共识是听力损失患者的慢性电刺激会导致 SGN 的细微形态学变化。例如，与听力损失的对照组相比，长期受刺激耳蜗中的 SGN 胞体体积会出现一个缓慢而渐进的增大。通过电刺激重新激活后，胞体体积的增大可能反映了 SGN 胞体内生物活性物质合成的增加。

三、支持螺旋神经节细胞的细胞因子

一些生长因子家族在 SGN 的发育、维持和保护中发挥着重要作用。CN 内突触前毛细胞和突触后神经元对 SGN 的存活都是必需的，这反映了两种来源的互补神经营养支持。这些神经营养因子包括脑源性神经营养因子（brain-derived neurotrophic factor，BDNF）和神经营养因子 -3（neurotrophic factor-3，NT-3），这两种神经营养因子的受体都在 SGN 上表达，而且在毛细胞缺失后，外源性的 BDNF 或 NT-3 可以促进体内 SGN 的存活。

一项研究表明外源性神经营养因子和电刺激共同作用可以提高耳蜗 SGN 的存活率。在使用神经营养素治疗的实验组中，电诱发的听觉脑干反应阈值显著降低，这可能与神经营养素介导的 SGN 外周突向鼓室阶生长有关。降低电阈值将降低人工耳蜗的功耗，从而提供包括更小、更多电极可能性在内的多个技术方面的优势。

虽然这些研究成果是有进展的，但从临床角度来看要开展神经营养因子与人工耳蜗共同作用的临床研究，前期还需要进一步的研究。首先，必须检查神经营养因子传递到耳蜗的长期安全性和有效性，因为有证据表明，去除外源性 BDNF 会导致 SGN 的加速丢失，这意味着神经营养因子必须持续供应。鼓室前壁通过蜗水管与脑脊液相连，因此安全性研究必须同时针对耳蜗和中枢神经系统。其次，必须为神经营养因子的长期传递制定适当的策略。不应使用泵，因为有将感染带入内耳的危险。在这一领域，使用病毒载体或基于细胞治疗的替代传递方法是有前景的。最后，虽然神经营养因子治疗已经被证明可以保护 SGN，但目前还不清楚神经营养因子在针对直接损伤 SGN 的病因学中是否有效。

第二节　听力损失者耳蜗核的病理变化与人工耳蜗植入后改变

一、听力损失和耳蜗核

编码和解析蜗内电刺激的时间模式对语言认知至关重要，人类的长时间耳聋与皮层较差的时间处理能力和随后的语言识别性能缺乏相关。但是人工耳蜗植入的患者对声音的频谱分辨率退化严重，尽管如此，包括重度听力损失儿童在内的大多数 CI 使用者，能够正常理解语言，表明 CI 刺激信号的时间精细结构和时间包络信息是相关的，说明中枢听觉系统有潜在的时间信息处理的补救能力。因此听觉活动在中枢听觉系统结构和功能发育中的作用是一个备受关注的研究课题。

发育中的动物听觉丧失会导致中枢神经通路严重异常。而年龄较大的动物受影响较小。对那些罕见的人类病例的尸检研究表明，在这些病例中，个体听神经的严重损失被记录在案，其耳蜗核的萎缩高达 50%，而许多变量导致了不一致的结果。与先天性听力损失相关的临床观察表明，植入人工耳蜗的最佳人选是低龄儿童。随着年龄的增长，结果变得不理想。这意味着无论是天然的还是人为的感官刺激，在早期生活中是保证听觉中枢正常发育的必要条件。

在某一段持定时期，言语和听力的正常发育受到声音剥夺的永久性不利影响，即使声音完全恢复，也无法补救。这一时期被称为"关键时期"，这种概念在跨物种上是相似的，但在时间和影响的大小上无疑是不同的。儿童重度 SNHL 患者的干预策略主要集中在人工耳蜗植入上，越来越多的失聪儿童在早期植入人工耳蜗。然而，似乎有必要更好地了解那些影响听觉结构和功能的因素。

为了了解声音刺激对大脑发育的影响，科学家们对末端器官进行了实验操作以剥夺听觉传导通路的输入。听力损失动物模型是通过外科手术或药物处理以及先天或遗传缺陷获得，每种听力损失的致聋方式都有其潜在的并发症，必须警惕间接外科创伤、非特异性药物效应和下游遗传因素产生的影响。

二、听力损失及耳蜗核模型

对听觉传导通路损伤最小的操作是引入传导性听力损失。这种方法包括用一种可塑物质堵塞外耳道，或移除一块听小骨。外耳道堵塞的效果一直不一致，可能是因为听觉神经纤维的自发放电率高，但这并不受这种操作的影响。而且有迹象表明即使采用极端的封堵策略，效果也相对较小。

新生动物耳蜗的手术切除产生了严重的 SNHL，导致 CN 中同侧体积减小约 50%，细胞胞体缩小 30%~40%，神经死亡率大于 50%。虽然在耳蜗发育过程中传入神经缺失会导致 CN 内广泛的神经元缺失，但听力产生后类似的耳蜗损伤会导致神经元萎缩，而不会导致神经元缺失。考虑到大多数 SNHL 发生在听力产生后，这些结果表明耳聋的主要跨神经元效应是以萎缩为主，神经元缺失相对较少。

耳聋的另一种产生形式是注射耳毒性药物。如上文所述，目前已知某些药物（如阿米卡星、新霉素、卡那霉素）可导致毛细胞受体丧失和听力损失。神经节细胞丢失后，猫、沙鼠和豚鼠的 CN 体积减小，细胞明显萎缩，对腹侧 CN 的影响远大于对背侧 CN 的影响。这是致聋课题研究的第二种选择模式。

先天性听力损失的白猫（deaf white cat，DWC）是这类研究的第三种选择。DWC 一直是人们关注的焦点，因为常染色体显性基因与被毛颜色异常、巩膜颜色异常和听力损失的发生有关。该综合征可能是一个多表现型综合征，影响包括耳蜗病理变化在内的几个特征，该现象首次描述在先天性听力损失者中。DWC 的病理范围包括从中等程度的毛细胞丢失到 Corti 器的完全塌陷，并伴有相应程度的听力损失。对于严重 SNHL 的动物，听力损失表现为未分化 Corti 器上 Reissner 膜的塌陷，血管纹变薄，盖膜畸形。随着时间的推移，SGN 呈不同程度的退化，CN 具有明显的萎缩特征，包括核体积减小 50% 以及其他类型细胞不同程度的萎缩。此外，在某些 CN 神经元上可以看到突触肥大，但在其他 CN 神经元上则看不到。球形丛细胞（spherical bushy cell，SBC）和球状丛细胞（globular bushy cell，GBC）代表腹侧 CN 的两大类细胞。SBC 接受较大的轴突末梢称为端球（endbulbs of held，特指从听神经到丛细胞的突触），而 GBC 接受较小的轴突末梢。先天性听力损失会导致末端分支减少，突触前突触小泡减少，突触后致密物变扁平和肥大，膜间通道丧失。SBC 的突触受到 SNHL 的严重影响，而 GBC 的突触受 SNHL 的影响较小。相反，多极细胞上的突触只有轻微的结构异常（图 3-2）。

在 SNHL 中 CN 神经元的结构异常可能是听神经输入异常的自然结果。即使是正常听力的猫，听神经纤维自发活动的变化也会对 SBC 有影响，先天性听力损失和中耳炎所致听力损失显著降低了猫听神经纤维的自发活动水平。听力损失引起的变化表现为激活阈值增加、动作电位减弱、后超极化减弱和膜时间常数缩短。

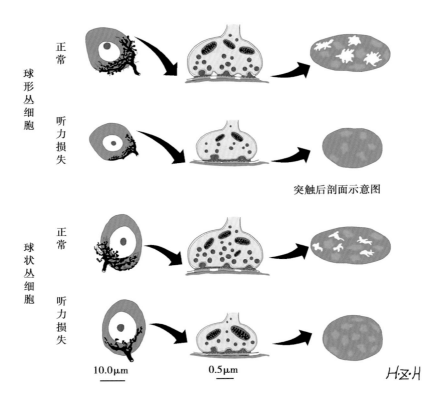

图 3-2　听力损失对耳蜗核中丛细胞的影响示意图

先天性听力损失丛细胞胞体老化、体积变小，末端分支减少，突触前突触小泡减少，突触后致密物变平增厚，膜间通道丢失。虽然球状丛细胞也表现出类似的听力损失引起的改变，但是这些改变没有球状丛细胞中观察的这么广泛。

三、电刺激对耳蜗核的影响

电刺激听觉神经元本质上是为了有效地阻止或改善听力损失。人工耳蜗植入后的电刺激效果涉及一种或两种操作对听力损失者造成的改变，这种改变本质上不一定是可预见的，因此研究者通过听力损失动物模型实验来验证。进一步来说，听力损失儿童尤其是语前聋儿童，可能通过人工耳蜗的早期电刺激获得更多的益处，其基本原理为早期电刺激对神经元和突触的保护是提升语言技能的基础。

研究表明，大脑会选择性响应传入活动的类型和数量，在中枢听觉系统中神经元的可塑性是指神经元在响应输入信号改变时发生的动态变化，但是目前电刺激听神经的结果还不统一。在豚鼠听力损失模型中，单侧人工耳蜗植入后的长期电刺激会导致同侧章鱼样细胞（octopus cell）比对侧细胞大。不针对特定类型的神经元分析结果表明电刺激是无效的，且同侧和对侧的神经元核体积也没有统计学差异。在对中毒性聋的猫模型进行单侧电刺激的类似研究中，致聋导致 SBC 减小 20%，但是刺激在同侧和对侧间没有统计学差异。在相关研究中,相同的研究表明同侧和对侧 SBC 胞体横切面积增加虽然有统计学差异,但仅仅只有6%。刺激和非刺激侧 CN 的体积和多极细胞胞体大小的差异是多种因素综合作用的结果。对于人工耳蜗植入引起的神经活动能否逆转或减少这些异常,目前还没有工作研究慢性电刺激对听神经超微结构的改变,例如 CN 前腹侧 SBC 的末端突触,不过最近的观察表明,在幼猫中植入人工耳蜗可以阻止异常听神经突触的形成。

这些研究结果表明在致聋动物模型中,电刺激耳蜗的最好结果是 CN 神经元胞体的小幅度增加。然而,一些研究倾向于以下的解释:①不能明确细胞样品是否受到刺激,由于刺激电极位于耳蜗的底转(对应高频),取样必须在核的高频区域。在一些研究中样品来自 CN前腹侧吻端的 SBC,但这个区域主要响应低频。②用对侧 CN 作为对照组是不合适的,因为CN 之间存在很强的连接。通过听神经纤维刺激同侧神经核毫无疑问会通过连接投射在对侧神经核上,进而产生活动。因此,这不是一个通过简单二分法计算能得出的结论。

总之,无论病因如何,先天性听力损失都可以导致 CN 中传递神经元的改变。我们应该在更高的听觉传导通路中检测耳聋诱导的效果。CN 的上级投射存在异常的通路,影响到脑干核团的结构,包括上橄榄核和下丘。这些广泛存在的异常可以部分解释为什么人工耳蜗植入并不总是产生有益的结果。

第三节　听力损失者上橄榄核和下丘的病理变化与人工耳蜗植入后改变

SNHL 引起 CN 内多种突触异常可能导致中枢通路上的传递延迟,造成人工耳蜗起始的听觉信号在时空加工过程中的破坏。CN 内的改变可能有广泛的效应,因为这个结构在中枢听觉系统中扮演着关卡的角色。随着听觉通路的上升,传递神经元的改变可能发生在所有的水平上。

一、听力损失者上橄榄核的病理变化

耳聋在 CN 内产生的有害作用也发生在其他的中枢结构中。在 DWC 中,外侧和内侧上橄榄以及斜方体内侧核的显微分析表明,和听力正常的猫相比,猫耳聋模型的神经元胞体和核的面积缩小了 33%~50%。小脑 Purkinje 细胞的大小不会受到感音神经性听力损失的影响。在 DWC 的核中,每单位胞体长度上突触的数量也降低了 35%。来自听力损失者的内侧上橄榄核分析表明去神经结构中神经元胞体的面积减少了 20%~30%。

二、听力损失者下丘的病理变化

在中脑中,下丘是中枢听觉通路中的一个关键结构,来自听觉脑干的上行输入纤维和离

皮层的下行纤维投射到下丘,转换神经元的译码。在猫中,下丘包括三个结构:中枢核(central nucleus of inferior colliculus,ICC)、外侧核(external nucleus of the inferior colliculus,ICX)和腹侧皮层(dorsal cortex of the inferior colliculus,ICD)。类似于皮层中"核心带"的区别,ICC 是一个特指的"核心"结构,ICX 对应于"带"的结构。ICC 和 ICX 各自主要投射到丘脑内侧膝状体,ICC 具有一定的拓扑结构并且接收来自对侧耳的兴奋性输入。大多数的下丘神经元是受双耳影响的,输入到下丘的信号通过外侧丘系产生于双侧的橄榄核群和对侧的 CN 背侧及腹侧核。

在 SNHL 的幼年动物中,和正常听力和双侧聋的动物相比,单侧聋的幼年动物表现出更明显的结构异常。这些研究揭示了从正常 CN 到同侧下丘输入投射的增加。相对来说,双侧聋的动物表现出和正常动物类似的上行投射对称性。单侧聋的这些改变可能是由于信号不对称地输入到了中枢听觉传导通路中。值得注意的是,大多数的单侧人工耳蜗植入者也通过单侧植入接收到了很强的不对称输入。

尽管双侧聋猫模型和正常听力的猫相比,突触的数量明显减少,但是在研究化学诱导致聋一年后的下丘超微结构时,并没有发现双侧聋和单侧聋动物存在差异。另一方面,在双侧聋猫模型中发现了神经元胞体面积减少,并具有统计学差异,而在单侧聋猫模型中则未发现差异。

三、电刺激引起的解剖学改变

在接收人工耳蜗电刺激的患者中,发现下丘中大量的神经元胞体体积缩小了 30%。因为所有的细胞面积均值都比正常听力的对照组小。耳蜗病理状态下的细胞胞体面积要比正常解剖状态下的小。可能是由于疾病状态下耳蜗的营养不良造成,而不是营养活性物质的缺失造成。这对基于耳蜗异常的听力损失模型有一定启示意义。另外,神经元的胞体大小也可能不是一个评价由耳聋和电刺激引起的中枢神经系统改变的相关指标。

四、电刺激引起的代谢改变

代谢标记物,例如 2- 脱氧葡萄糖(2-deoxyglucose,2-DG),已经被用于研究下丘中响应听神经电刺激的神经活动的范围。Brown 等人比较了猫中电刺激和听觉刺激对 2-DG 摄取的影响。在单侧聋动物模型中,2-DG 的摄取被激活,电刺激的耳蜗类似于声刺激下的对侧下丘。尽管 2-DG 的任何增加也可能反映同侧听觉刺激引起的其他组分的上升,但是 2-DG 摄取的位置和范围依赖于电极的配置、电极的位置和刺激的强度。在其他的实验中,双侧聋豚鼠模型没有表现出下丘中 2-DG 活性的显著降低,并且在致聋后 15 个月内保持着对极性电刺激的响应。Schwartz 等同样观察到电刺激下的听力损失豚鼠模型具有正常的 2-DG 摄取水平。标记的 2-DG 并没有超过听觉刺激下正常听力对照组的水平。这种效果也出现在增加刺激水平和慢性刺激时。大量类似研究表明在未刺激状态下，基本的听觉传导通路在致聋动物中都保持着结构和功能的极大完整性，表明听觉传导通路的遗传编码扮演了强大的角色。

五、电刺激引起的生理学改变

（一）下丘中的频率表征

在新生聋猫模型中，听觉纤维电刺激可激活单细胞活性，表明长期的耳聋过程保留着下丘的主要生理特性。在这些急性刺激的猫中，下丘的空间调谐研究揭示了长时程的耳聋神经表征在下丘中的基底和顶端电极间的距离。

也有许多用新生聋猫作为实验模型给予慢性电刺激。Snyder 等人观察到下丘中听神经电刺激区域神经表征的增加。神经活动相关的下丘记录深度表明慢性电刺激下听神经区域神经表征显著增加。此外，听神经的慢性电刺激也能在植入人工耳蜗的成年聋猫模型的下丘中诱导相似程度的塑性扩张。最近，多电极列下丘记录技术已经实现。当应用慢性电刺激时，该技术能提供响应人工耳蜗植入的神经活动纵视图。

听神经不同区域的交替刺激可能保存或加重这些听神经刺激部分的下丘表征。这些研究表明即使在长时间的早发性听力损失中，下丘中电刺激引起的与听觉传导通路和脑听觉区相关的基本神经表征可能被引出。然而，该发育特征很容易被感觉经验修饰。下丘神经的可塑性似乎扩大了听神经慢性电刺激部分的神经表征，甚至在听力损失发生很长时间后接收刺激也有效。

（二）时间响应特征

为了识别和理解声音或者语言，人类除了依靠声音的频谱信息外，还需依靠声音的时间特性。在下丘中神经元受到听觉刺激时，spike 同步化的能力被称为时间响应特征。这些特征涉及语言识别和单次区分的声音特性编码。这些特征中的延迟、颤动以及 spike 的频率已被研究。数据来源于施加于听力损失动物模型的不同的电刺激、电刺激的持续时间或者刺激特征。证据表明和正常听力的动物相比，早发性听力损失后听觉纤维的慢性电刺激可能增强下丘编码高脉宽频率声音的能力。此外，电脉宽的最大频率可能被下丘编码，这些发现对于人工耳蜗应用中的刺激参数来说是有意义的。当脉宽用幅度调试过后，下丘中的神经元也似乎有更高的时间分辨率。大多数的下丘神经元能够编码高达 40Hz 频率的刺激声。下丘中神经元响应未调试刺激的载波脉宽频率是每秒 104 个脉宽。通过幅度调试的刺激，载波脉宽频率可能超过每秒 600 个脉宽。当调试载波率的频率达到 1/6~1/4Hz 时，神经元的响应失真。下丘中的时间可塑性取决于电刺激的临界量。该观察结果是有意义的，因为人工耳蜗可以超过这些参数。高频慢性电刺激后，下丘似乎能够增加它的平均最大跟随频率，而高的刺激频率似乎不影响峰的最大跟随频率。

单位反应延迟和颤动的增加出现在长时间耳聋伴急性刺激的猫中。提升刺激水平可以改善这种表现。值得注意的是，在高频率慢性刺激下的聋猫模型和正常听力的猫相比，延迟中位值出现降级。总之，正常听力的动物下丘似乎维持着基本的神经元特性，慢性电刺激可能提高下丘的时间分辨能力，但是该观察结果的意义仍需要进一步验证。

第四节　听力损失者听皮层的病理变化与人工耳蜗植入后改变

1942 年，Woolsey 和 Walzl 首次报道了正常听力猫的皮层可以响应听神经的电刺激。后来研究表明正常听力动物中的初级听皮层是专门响应耳蜗的区域，第Ⅲ/Ⅳ层中的神经元具有响应电刺激的输入 - 输出功能，并且可以降低响应延迟，增加刺激强度。

SNHL 后听皮层的改变依赖于多种因素，包括 SNHL 的严重程度，SNHL 为单侧还是双侧，以及 SNHL 的发育阶段。SNHL 导致的许多下游变化，进一步解释了听皮层响应 SNHL 改变的原因，并影响了到皮层的输入结果及输入方式。SNHL 引起听皮层的某些改变至少是可塑的，并且输入通过听神经的电刺激返回至听皮层，导致听皮层发生重组。听皮层的可塑本质可能是一个持续提升人工耳蜗植入效果的潜在因素。

一、听力损失者听皮层的形态学改变

和低级听觉中枢不同，目前缺乏长时程 SNHL 导致听皮层形态学改变的数据。尽管如此，单侧聋新生兔的研究表明神经元的胞体面积、树突分支的数目，以及初级树突的总长度都没有发生改变。然而，听皮层中Ⅲ/Ⅳ层锥体神经元初级树突上的树突棘数量明显减少。总之，这些结果表明在发育过程中，听觉输入的长时间剥夺可以导致听皮层中突触的缺失。

尽管已经有研究表明纯声刺激后听皮层中 c-fos 阳性神经元的定位发生了预期的声调拓扑组构，但是没有报道指出 SNHL 对其定位或表达有影响。

二、听力损失者听皮层的生理学改变

"用进废退"理论适用于皮层中枢，因此在 SNHL 早期通过其他形式激活听皮层的报道并不是引人注目的。然而，就像下丘一样，即使在完全剥夺输入时，在初级听皮层中也存在"基本的与听觉通路和脑听觉区相关表现"的发育证据。另一方面，对于猫中包括次级听皮层在内的其他"更高级"的皮层听觉中枢来说，似乎更易受到来自其他形式激活的影响，能

展示出比初级听皮层更强的可塑性。

DWC中听皮层Ⅲ/Ⅳ层的场电位及单个和多单位的记录表明不仅存在与听觉通路和脑听觉区相关的初级表现，还包括生长函数和延迟在内的基本的响应特征，类似于正常听力猫中记录的数据。结果表明对于短期耳聋的新生猫，与听觉通路和脑听觉区相关的组织不够强健，尤其在初级听皮层的背侧部分，并且在听力损失时期内全部初级听皮层会进一步退化。

在感觉输入缺失时，初级听皮层不能正常发育完整，但事实上在初级听皮层内不同层的发育有不同的改变。尽管DWC在Ⅲ/Ⅳ层有一个与听觉通路和脑听觉区相关的初级表现的发育，但是在Ⅱ~Ⅳ层发生对长延迟电流吸收减少的现象。电流吸收的减少甚至在更深的Ⅳ~Ⅵ层更明显，并且这种减少在所有的延迟中都很明显。粒下层被认为是初级听皮层的输出层，因此，在DWC中，初级听皮层到亚皮层结构、甚至更高级的皮层区域的传出投射可能会大幅度减少。

在成体动物中，由于耳蜗损伤并且随后暴露在有听觉输入的环境中，受限的单侧SNHL，在对侧听皮层的重组效果很明显，而双侧SNHL重组效果不明显。在这样的条件下，对侧听皮层与听觉通路和脑听觉区相关的正常组织是扭曲的，并且耳蜗损伤边缘区域的声频变得更多。单侧SNHL不仅影响同侧的初级听皮层，而且能够导致同侧初级听皮层更加敏感。这样的重组可能是由于快速脱抑制或者真正的形态学改变的可塑性重组，并且两半球间的皮质投射不能被排除。

许多研究SNHL诱导听皮层改变的课题使用了先天或新生的听力损失动物模型，这样可以研究发育早期的关键阶段。然而，SNHL听皮层内神经元响应的改变不仅局限在这个关键阶段，也可发生在发育晚期。目前越来越多的工作支持对包括初级听皮层在内的成年听皮层的可塑性研究。

三、听力损失者听皮层的临床变化

基于"用进废退"的理念，在感觉和运动系统中，缺乏使用可以导致该感觉/运动系统及其相关的皮层代表区萎缩。这种萎缩通常伴随着再分配或者入侵非使用区的剩余感官模式、代表区或者效应器。因此，出现"语前聋患者大脑区域的听力保留部分可以被其他感觉形式激活"的结果报道并不令人意外。

考虑到技术限制和安全的问题，以何种方法测量CI使用者的大脑活动值得深入思考。目前，人工耳蜗植入限制了功能性磁共振成像和脑磁图描记术的应用，因此最常用的方法是正电子发射体层成像（positron emission tomography，PET）和脑电图（electroencephalograhpy，EEG）。然而，PET检查存在放射性的，不适合在受试者中重复评估。EEG检查的局限性在于，基于传感器水平的 EEG 数据空间分析不能明确揭示皮层反应位点。虽然 EEG 定位方法可以利用高密度 EEG 记录提供的空间信息进行分析，但是 EEG 定位结果仅仅是皮层激活模式的评估，而不是直接的观察。此外，EEG 还受到 CI 刺激产生电伪影的影响。目前功能性近红外成像光谱技术（functional near-infrared spectroscopy，fNIRS）作为神经成像技术的一种，正在快速发展。fNIRS 是一种光学成像技术，通过测量含氧和脱氧血红蛋白浓度检测脑血流的变化。与 MEG 和 fMRI 不同，它是非侵入性的，与 CI 技术兼容，价格相对便宜且使用便捷，这些优势使 fNIRS 成为一种很有前途的研究 CI 患者皮层功能的新技术。最近的研究已经表明 fNIRS 可用于 CI 使用者的皮层重组。尽管 fNIRS 的空间分辨率不如 fMRI，但是它具有良好的空间精度，并且和 EEG 使用有良好的兼容性，这使得 EEG 和 fNIRS 联用成为可能，并提供了多模式成像的附加价值。

听觉剥夺引起皮层组织改变的第一个证据来自对先天性听力损失个体的研究，听力缺失引发的听力区域退化基本被限制在二级听力区域，该区域通常被用于听觉和语言处理。和动物模型中的结果一致，到初级听觉中枢的连接组织似乎比到次级听觉区域的更强健，因为通过 PET 和 fMRI 没有发现初级听觉中枢的跨通道激活。人工耳蜗和正常听力受试者的听觉诱发电位也暗示着皮层中间层发育基本成熟。这种发育成熟可以延伸到表层（Ⅱ层、Ⅲ层上部），尤其在早期关键时期缺失听觉输入时。因此，和在动物模型中的研究结果一致，听皮层，尤其是初级听皮层，在语前聋患者中保持着不成熟的状态。

单侧聋受试者同侧 - 对侧听皮层响应的差异比正常听力受试者的小。同侧 - 对侧的变化也发生在迟发性单侧聋的成年受试者身上，再一次印证了成年大脑听觉系统的可塑性。一些变化可能出现在听力缺失后的数周内，但是持续变化超过两年或更长的时间，表明这些变化可能是普通的沉默输入和形态学改变共同引起的。有趣的是，同侧听皮层响应的改变也可能依赖于单侧聋发生的患侧，暗示这些改变可能不完全是由外周到听皮层的变化引起的。这些研究结果使明确决定听皮层响应的功能性改变的因素变得困难，无法确定是由皮层本身的变化引起还是由下游的改变导致。

不论听觉剥夺多少年，在初级听觉中枢中极低水平的电活动还依旧明显。可以通过多种成像技术显示听觉输入经人工耳蜗返回后的电活动。事实上，在童年早期人工耳蜗植入的语前聋受试者，在长时间使用人工耳蜗后，其听觉诱发电位似乎接近正常，表明听皮层的电活动诱发已成熟。在更高级的听觉中枢中也存在可塑性的变化，语前聋受试者高级听觉中枢内的活动量随着使用人工耳蜗次数的增多而降低。和语后聋人工耳蜗植入的患者相比，语前聋人工耳蜗植入患者的更高级听觉中枢的活动更少。长时间使用人工耳蜗也能增强低级听觉中枢内的"自上而下"的信号处理反馈调节能力。

在语前聋患者接受人工耳蜗植入前，语言感知能力和社交活动程度之间存在正相关。

这种关系表明尽管初级听觉中枢和其他听觉中枢可以发生可塑性变化,正如人工耳蜗植入的患者随着使用经验的增加,听力也持续提升,但是实际上,人工耳蜗植入患者的最不成熟的听觉皮层却有最佳的治疗效果。

四、慢性电刺激对听皮层的影响

慢性蜗内电刺激会导致猫耳聋模型的听皮层发生可塑性改变。和未受刺激的猫耳聋模型对照组相比,接受慢性电刺激猫的"长延迟"场电位增加,电流源密度(尤其在Ⅱ和Ⅲ层)更大,单个和多单位的活动更稳定。听神经的电刺激也会使皮层面积扩大。在慢性电刺激的猫耳聋模型中,初级听皮层的响应特性类似于正常听力的动物。丘脑皮质束介导的长延迟响应,对短期记忆和更高级听觉中枢的初级信息来说是必不可少的。因此慢性蜗内电刺激使听皮层实现了依赖经验的发育成熟。

听觉经验在良好的听觉通路组织结构铺设以及遗传因素产生的框架上扮演着重要的角色。在发育过程中,听觉经验的缺失导致更严重的通路退化。然而,这种退化的组织水平似乎为通过人工耳蜗获得言语感知的时间和空间因素提供了必要条件。目前该通路在人工耳蜗植入后经历的可塑性重组被认为是临床成功的重要因素。本章概述了感音神经性听力损失后听觉传导通路内发生的神经退化和萎缩的现象,以及人工耳蜗植入后对萎缩的听觉传导通路和功能性重组的影响。

专家点评

1. 感音神经性听力损失发生后耳蜗的毛细胞和螺旋神经元发生广泛的病理变化,但这些神经元仍然能够启动和传播通过电刺激诱发的动作电位,因此电刺激和神经营养素都可能实现螺旋神经元的功能性再生。

2. 在感音神经性听力损失者的耳蜗核神经元的结构和功能出现异常,主要是球形丛细胞和球状丛细胞,同时耳蜗核内响应感音神经性听力损失的多种突触异常可能导致中枢通路上的传递延迟,造成人工耳蜗起始的听觉信号在时空加工过程中的破坏。人工耳蜗植入和电刺激会影响这两种细胞的形态及功能,但是目前的结果还不统一。

3. 耳蜗核内性听力损失造成的损害作用也发生在上橄榄核群和下丘中,神经元的胞体大小、突触密度、信号接收等都发生了显著变化。患者在接受人工耳蜗电刺激后,高级中枢系统中神经元的结构、代谢水平以及生理学特征(下丘中的频率特征和时间响应特征)都发生了改变。

4. 感音神经性听力损失的多种因素影响听皮层的改变，其中的一些改变是可塑的，并且输入通过听神经的电刺激可以返回至听皮层，导致听皮层发生重组。听皮层的可塑本质可能是一个持续提升人工耳蜗植入者行为表现的潜在性因素。

参考文献

［1］SPOENDLIN H. Factors inducing retrograde degeneration of the cochlear nerve. Ann Otol Rhinol Laryngol Suppl,1984,112:76-82.

［2］HARDIE N A,SHEPHERD R K. Sensorineural hearing loss during development: morphological and physiological response of the cochlea and auditory brainstem.Hear Res,1999,128(1/2):147-165.

［3］STANKOVIC K. Survival of adult spiral ganglion neurons requires erbB receptor signaling in the inner ear. Journal of Neuroence the Official Journal of the Society for Neuroence,2004,24(40):8651-8661.

［4］FRIJNS J H M,SNOO S L D,KATE J H T. Spatial selectivity in a rotationally symmetric model of the electrically stimulated cochlea. Hearing Research,1996,95(1-2):33-48.

［5］ARAKI S,KAWANO A,SELDON L,et al. Effects of Chronic Electrical Stimulation on Spiral Ganglion Neuron Survival and Size in Deafened Kittens. The Laryngoscope, 1998,108(5):687-695.

［6］SHEPHERD R K,MATSUSHIMA J,Millard R E,et al. Cochlear pathology following chronic electrical stimulation using non charge balanced stimuli. Acta Oto-Laryngologica,1991,111(5):848-860.

［7］HANSEN M R,ZHA X M,BOK J,et al. Multiple distinct signal pathways,including an autocrine neurotrophic mechanism,contribute to the survival-promoting effect of depolarization on spiral ganglion neurons in vitro. Journal of Neuroence,2001,21(7): 2256-2267.

［8］POWELL T P S,ERULKAR S D. Transneuronal cell degeneration in the auditory relay nuclei of the cat. Journal of Anatomy,1962,96:249-268.

［9］HASHISAKI G T,RUBEL E W .Effects of unilateral cochlea removal on anteroventral cochlear nucleus neurons in developing gerbils. Journal of Comparative Neurology,1989,283(4):5-73.

［10］HULTCRANTZ M,SNYDER R,REBSCHER S,et al. Effects of neonatal deafening and chronic intracochlear electrical stimulation on the cochlear nucleus in cats. Hearing Research,1991,54(2):272-280.

［11］MOORE J K,NIPARKO J K,MILLER M R,et al. Effect of adult-onset deafness on the human central auditory system. Ann Otol Rhinol Laryngol,1997,106(5): 385-390.

［12］VOLLMER M,SNYDER R L,LEAKE P A,et al. Temporal properties of chronic cochlear electrical stimulation determine temporal resolution of neurons in cat inferior colliculus. Journal of Neurophysiology,1999,82(6):2883-2902.

［13］POPELÁ J,HARTMANN R,SYKA J,et al.Middle latency responses to acoustical and electrical stimulation of the cochlea in cats. Hearing Research,1995,92(1/2): 63.

［14］KRAL A,HARTMANN R,TILLEIN J,et al.Delayed maturation and sensitive periods in the auditory cortex. Audiol Neurootol,2001,6(6):346-362.

［15］HICKOK G,BELLUGI U,KLIMA E S.The basis of the neural organization for language:evidence from sign language aphasia.Rev Neuro,1997,8(3/4).

［16］PONTON C W,VASAMA J P,TREMBLAY K,et al. Plasticity in the adult human central auditory system:evidence from late-onset profound unilateral deafness. Hear Res,2001,154(1/2):32-44.

［17］LEE D S,LEE J S,OH S H,et al. Cross-modal plasticity and cochlear implants. Nature,2001,409(6817):149-150.

第四章

儿童听力损失的遗传学基础与分子诊断

儿童听力损失的致病因素包括遗传性因素、环境因素等。随着人口素质的普遍提高、卫生环境的改善以及医疗水平的提高，包括现代医学对感染性疾病的诊治和药物使用的严格控制，非遗传性因素致病率明显降低，遗传因素致聋比例逐步提高。据发达国家统计，遗传性听力损失在语前聋儿童中大约占 2/3，其余 1/3 患儿则归因于环境因素和不确定的遗传性因素。对遗传听力损失进行早期快速的诊断可以构建科学高效的预防体系，从而对提高人口素质、预防耳聋的发生有深远的影响。

第一节　听力损失的遗传学基础对人工耳蜗植入的指导意义

人工耳蜗植入（cochlear implants，CI）是目前已知的帮助重度 - 极重度听力损失者重新恢复听力的最有效手段，全世界人工耳蜗植入手术例数已逾 50 万，我国自 1995 年开展多通道人工耳蜗植入术以来，已完成手术 4 万余例，取得较好疗效。但人工耳蜗植入术后疗效个体间存在较大差异，仍有少部分患儿行人工耳蜗植入后听力提高并未达到预期效果，这预示着人工耳蜗植入术后效果与致聋因素有密切关系。因此，如何精准预判术后疗效成为人工耳蜗植入目前需要解决的问题之一，这一点对于遗传性听力损失显得尤为重要。

据估计 0.05%~0.1% 的儿童出生时为极重度听力损失,其中约 20% 的感音神经性听力损失存在各种不同类型的内耳畸形。内耳畸形首选的诊断方法为 CT 检查。对于显著的内耳畸形,CT 检查基本能明确诊断,而对于一些细微病变,如不完全分隔、蜗轴及筛区畸形等,如果缺乏高分辨率 CT 设备及丰富的阅片经验,单用普通 CT 进行诊断可能造成误诊或漏诊,导致术中可能出现脑脊液"井喷"、电极放置位置错误、电极放置位置不当等情况。以往文献报道,内耳畸形的形成与基因突变有关,Mackey 等报道成纤维细胞生长因子 3(FGF-3)突变与耳囊畸形有关,Torres 等报道内耳 PAX-2 基因突变与耳蜗及螺旋神经节发育畸形相关,Hardys 等报道鼠类 Nkx5 同源基因突变与半规管畸形有关。随着耳聋分子诊断应用于临床,其病因学诊断的独特优势逐步显现,GJB2、SLC26A4 基因检测已揭示了部分儿童感音神经性听力损失的真正病因。大多数大前庭水管综合征(large vestibular aqueduct syndrome,LVAS)与 SLC26A4 基因致病性突变有关,而 GJB2 致病性突变听力损失者的内耳 CT 检查表现绝大多数是正常的,其检测阳性提示内耳影像结构正常可能性大。这也提示我们,可以利用基因诊断上的优势提高感音神经性听力损失患者内耳畸形的诊断水平。基因检测在其术前评价中具有重要应用价值,可帮助临床医师预测影像学不能及时发现的问题,帮助我们采取相应措施避免不可挽回的并发症。

人工耳蜗植入技术的日臻完善,接受人工耳蜗植入患者的例数逐年增加,人工耳蜗植入人群在听觉感知、言语识别和语言产出等方面的能力不断提升。然而,其术后康复效果仍存在较大的个体差异,推测其原因可能是基因突变导致的病变部位不同。据报道,携带不同耳聋基因型突变的患者对人工耳蜗植入的效果反应不同。人工耳蜗植入能够使听力损失者重新获得听力是因为它能够替代受损的毛细胞直接刺激螺旋神经节。Jun 等研究发现 GJB2 突变患者的螺旋神经节细胞是正常的,但外毛细胞和 Corti 器的血管纹发生了改变。理论上讲,由于 GJB2 基因相关感音神经性听力损失患者的螺旋神经节细胞数量未发生改变,病变耳蜗被人工耳蜗代替后,通过将声音信号转换为电信号,经作用电极直接刺激耳蜗内的螺旋神经节细胞,产生的兴奋再经听神经传入大脑皮层方可产生听觉。因此,GJB2 突变的听力损失患者术后听力言语的恢复效果应该比较满意。SLC26A4 基因是遗传性听力损失的第二责任基因,它所编码的蛋白产物 Pendrin 是一种阴离子跨膜转运蛋白,SLC26A4 基因突变相关听力损失的发病机制是由于异常扩大的前庭水管打破了正常的内淋巴循环,听神经上皮因内淋巴囊高渗液反流至耳蜗而受损,而且扩大的前庭水管内淋巴囊的重吸收功能存在障碍,电解质平衡紊乱、内淋巴代谢产物聚集毛细胞受损而出现听力损失,但 LVAS 患者的听神经末端及神经节细胞数量正常,人工耳蜗植入对由 LVAS 引起的重度 - 极重度听力损失具有很好效果。氨基糖苷类抗生素相关性聋(aminoglycoside antibiotic induced deafness,AAID)患者多和 mtDNA12SrRNA 基因突变有关,Tang 等报道 AAID 患者耳蜗内的螺旋神经节细胞数量正常,则可以看出对 AAID 患者进行人工耳蜗植入,可以获得比较满意的效果。

综合征型听力损失如 Waardenburg 综合征(Waardenburg syndrome,WS)可行人工耳蜗植入进行干预,WS 影像学上骨迷路异常并不多见,一般为半规管结构异常或缺失,国内外均有报道认为 WS 患者耳蜗植入效果好于内耳畸形患儿。CHARGE 综合征颞骨可能存在多种畸形,包括乙状窦前位、导静脉粗大、听骨链畸形、面神经畸形或走行异常、以及蜗窗龛被遮挡等,手术难度较大。戴朴、袁永一等报道了 4 例先天性显性耳聋 - 甲发育不全综合征(dominant deafness and onychodystrophy syndrome,DDOD)的人工耳蜗植入,发现患者言语康复效果不佳。某些综合征型听力损失人工耳蜗植入效果除了与基因突变类型有关,还与听觉损失程度、康复类型和强度等因素相关。

总之,我们可以看出在进行耳蜗植入之前,对听力损失者进行相关基因的检测,可以对人工耳蜗植入的效果进行评估。目前文献报道的耳聋基因突变及其人工耳蜗植入效果对比见表 4-1。

表 4-1　不同耳聋基因突变患者人工耳蜗植入效果对比

蛋白质功能	基因	听力损失的临床表现	植入效果
离子通道蛋白	GJB2	先天性听力损失	较好
	SLC26A4	先天性听力损失	较好
	KCNQ1	听力损失相关综合征	较好
	TMPRSS3	迟发性听力损失	较好
细胞结构蛋白	CDH23	听力损失相关综合征	较好
	COCH	迟发性听力损失	较好
	ACTG1	先天性听力损失	较好
肌球蛋白	MYO6	先天性听力损失	较好
	MYO15A	先天性听力损失	较好
细胞动力蛋白	MYO7A	听力损失相关综合征	较好
	MYH9	迟发性听力损失	不确定
转录因子	POU3F4	先天性听力损失	不确定
	CHD7	听力损失综合征	差
突触传递	OTOF	听神经病	较好
纤毛蛋白	LOXHD1	先天性听力损失	较好
钙黏蛋白	PCDH15	听力损失相关综合征	不确定
线粒体蛋白转运	TIMM8A	听力损失相关综合征	差
功能尚不明确	TMC1	迟发性听力损失	较好
	TECTA	先天性听力损失	较好
	PJVK	先天性听力损失	差

第二节　遗传性听力损失研究现状

遗传性听力损失（hereditary hearing loss，HHL）是指由来自父母的遗传物质传递给后代引起的听力损失，父母一方或双方可为与子代表型类似的听力损失者，也可为听力正常的致病基因携带者。人类基因组计划的开展促进了遗传学与临床医学的结合，耳聋基因诊断的应运而生对明确耳聋病因、预防耳聋发生有着重要意义。HHL 具有广泛的遗传异质性，也就是说同样的表型由不同的基因所导致，或者是同样的基因导致不同的耳聋表型。其中30% 为综合征型听力损失，70% 为非综合征型听力损失，遗传方式包括常染色体显性遗传（DFNA，15%~20%）、常染色体隐性遗传（DFNB，80%）、性连锁（DFNX-linked，DFNY-linked，1%）和线粒体遗传性听力损失（1%）。常染色体隐性遗传性听力损失表现为先天性听力损失或语前聋，常染色体显性遗传型听力损失多表现为语后聋或进行性听力下降。HHL 根据病变位置分为三种，分别为：①病变位于外耳和 / 或中耳，引起传导性听力损失，如外耳道狭窄或闭锁、听小骨畸形、耳硬化症等；②病变位于内耳，引起感音神经性听力损失；③病变累及外耳和 / 或中耳和内耳，则引起混合性听力损失，此型比较少见。在大量的迟发性听力下降患者中，有许多患者由于自身的基因缺陷患病，或由于基因缺陷和多态性造成对致聋环境因素易感性增加而患病。

在过去的数十年里，借助于快速发展的分子生物学、分子遗传学以及新兴学科生物信息学的建立，新一代遗传标记物的开发和应用，耳聋基因的定位克隆研究取得了巨大的进展。目前为止，非综合征型听力损失基因位点共定位 143 个，其中常染色体显性耳聋基因座位为 53 个，常染色体隐性耳聋基因座位为 81 个，X 连锁遗传耳聋基因座位为 5 个，Y 连锁遗传耳聋基因座位为 1 个，修饰基因座位 2 个，听神经病基因座位 1 个。耳聋相关基因涉及广泛的分子机制，包括转录因子和激活因子、肌动蛋白相关分子、细胞外基质成分、毛细胞骨架蛋白、离子通道和缝隙连接相关分子和其他类调节因子。其中较常见、发病率居前五位的致聋基因分别是 *GJB2*、*SLC26A4*、*CDH23*、*MYO7A* 和 *TMC1*。耳聋基因的突变位点有明显的种族特异性和广泛的遗传异质性，基因突变频率及突变热点因种族不同而有所差异。

目前研究发现 *GJB2*、*SLC26A4* 基因突变是在中国人致聋基因中居前两位，线粒体 DNA 突变是中国人药物性听力损失的主因。另一方面，遗传性耳聋异质性强，迄今已被克隆的非综合征性听力损失的致病基因已超过 100 个，伴随基因检查技术的日益进步和普及，近期在我国的先天性感音神经性听力损失患者中，相对罕见的耳聋基因及突变也有不少报道。

先天性感音神经性听力损失是一类非常复杂的可以由几百个基因导致的疾病，目前的热点突变筛查技术主要针对三大常见耳聋致病基因 *GJB2*、*SLC26A4* 两个基因的常见突变位

点及 *mtDNA* 两个位点,故仍有相当一部分 HHL 患者得不到确诊。近年来,基因组检测技术飞速发展,新一代测序技术日新月异并得以广泛的应用,其深度、精度的日益增强为遗传性听力损失基因鉴定提供了前所未有的契机,极大地降低了测序成本,提高了测序速度。外显子组测序具有通量高、速度快、价格低的显著优势,尤其适用于分析像 HHL 这样的以孟德尔遗传规律传递的单基因疾病,为 HHL 基因的克隆提供了高效快捷的工具。针对耳聋遗传病设计特异性的多基因捕获方案(targeted sequence capture),结合新一代高通量测序技术(next generation sequencing,NGS)和先进的生物信息学分析技术,可以分析受检者的特定基因突变。

对于常规热点突变检测未能明确先天性听力损失遗传病因的患者或者家系,随着新一代测序平台的出现,可以对全部外显子、甚至全基因组进行同步检测寻找新致聋基因。外显子组约占全基因组的 1%,包含着合成蛋白质及与疾病表型相关的大部分信息。以耳聋家庭(家系)为立足点,对足够多的患者及正常对照携带的变异信息进行筛选,根据耳聋表型共分离进行甄别,结合应用生物信息学分析手段,最终应用基因功能研究手段(如合适的转基因动物模型),最终鉴定出新的致聋基因及其突变。

随着新一代测序技术在耳聋研究中的应用,耳聋基因诊断在感音神经性听力损失的病因诊断上应用愈加广泛,不仅可用于耳聋发病风险的评估,鉴别致病基因的携带者,进行产前诊断,并可为人工耳蜗植入前预估术后效果提供指导,还对预测听力损失程度、有无内耳结构异常有着积极作用。

第三节 常染色体显性遗传性听力损失

一、遗传特点

常染色体显性遗传性听力损失(autosomal dominant hereditary hearing loss,ADHHL)常指的是非综合征型遗传性听力损失,以听力损失为单一症状,不伴有全身其他器官系统的异常,且遗传基因位于常染色体上,并由显性基因所控制。ADHHL 占遗传性听力损失的 15%~20%。目前已经定位了 57 个 ADHHL 基因座位,分布于除 18、20、21 号染色体以外的 19 条常染色体上。57 个基因座位中 29 个座位的 30 个 DFNA 型基因已被成功克隆或鉴定(其中在同一座位 DFNA4 上发现了两个基因 *MYH14* 和 *CEACAM16*)。

ADHHL 其基因座英文表述为 locus,复数为 loci,根据人类基因组命名委员会的规则,以 DFNA 来表示常染色体显性遗传性耳聋基因座位。这些 DFNA 致病基因的功能各不相同,大致可分为五类:细胞骨架成分及相关分子(*DIAPH1*、*MYH14*、*MYO7A*、*MYH9*、

ACTG1、*CCDC50*、*MYO1A*、*TJP2*、*SLC17A8*、*P2RX2*、*SMAC/DIABLO*、*TBC1D24*)，离子平衡相关分子(*CRYM*、*KCNQ4*、*GJB3*、*GJB2*、*GJB6*、*WFS1*)，细胞外基质成分及相关分子(*CEACAM16*、*TECTA*、*COCH*、*CAL11A2*、*TNC*)，转录因子及信号分子(*EYA4*、*POU4F3*、*SIX1*、*MIRN96*、*GRHL2*)，其他功能尚不明确的基因表达产物(*DFNA5*、*TMC1*)。

二、临床特点

与常染色体隐性遗传性听力损失相比，ADHHL 基因没有优势的高致病比例基因，目前看来，*WFS1*、*KCNQ4*、*COCH*、*GJB2* 基因较其他显性遗传致聋基因比例相对较高。在表型上，多表现为语后聋或进行性听力损失。某些基因缺陷引起的听力损失表型具有一定的特点(表 4-2)。

表 4-2　常染色体显性遗传性听力损失

听力损失	基因	基因座	染色体位点	发病年龄	累及频率
高频	*KCNQ4*	DFNA2A	1P34	10~20 岁	渐至全频
	GBJ3	DFNA2B	1p35.1	40 岁	
	GBJ2	DFNA3A	13q11-q12	语前或语后聋	渐至全频(可伴皮肤异常)
	CEACAM16	DFNA4B	19q13.32	>20 岁	进行性
	DFNA5	DFNA5	7p15	5~15 岁	渐至全频
	COCH	DFNA9	14q12-q13	>20 岁	渐至全频(进行性，伴眩晕)
	MYO7A	DFNA11	11q12.3-q21	<5~15 岁	渐至全频(偶伴前庭症状)
	POU4F3	DFNA15	5q31	20~40 岁	或全频
	MYH9	DFNA17	22q	10 岁	渐至全频
	ACTG1	DFNA20	17q25	10~30 岁	渐至全频
		DFNA26	17q25		
	MYO6	DFNA22	6q13	6~8 岁	渐至全频
	SIX1	DFNA23	14q21-q22	语前聋	斜坡形听力曲线
	SLC17A8	DFNA25	12q21-24	>20 岁	
	TMC1	DFNA36	9q13-q21	5~10 岁	渐至全频
	DSPP	DFNA39	4q21.3	20~30 岁	进行性高频听力下降
	P2RX2	DFNA41	12q24-qter	>10 岁	进行性，累及全频(伴高频耳鸣)
	CCDC50	DFNA44	3q28-29	语后聋	渐至全频
	MYO1A	DFNA48	12q13-q14	先天或语后聋	渐至全频(进行性)

续表

听力损失	基因	基因座	染色体位点	发病年龄	累及频率
高频	TJP2	DFNA51	9q21	>30 岁	渐至全频
	SMAC/DIABLO	DFNA64	12q24.31-12q24.32	12~30 岁	渐至全频
	TBC1D24	DFNA65	16p13.3	>20 岁	渐至全频
	OSBPL2	DFNA67	20q13.2-q13.33	10~30 岁	渐至全频
	不明	DFNA7	1q21-q23	>5 岁	
	不明	DFNA16	2q24	10 岁	
	不明	DFNA18	3q22	<10 岁	渐至全频
	不明	DFNA19	10（pericentr.）	不详	渐至全频
	不明	DFNA30	15q25-26	10~40 岁	或高频至中频
	不明	DFNA31	6p21.3	5 岁和 12 岁	12 岁:高频 5 岁:低频
	不明	DFNA32	11p15	幼儿早期	合并中频损失
	不明	DFNA34	1q44	20~40 岁	渐至全频
	不明	DFNA42	5q31.1-q32	语后聋	进行性
	不明	DFNA53	14q11.2-q12	10~20 岁	渐至全频
	不明	DNFA58	2p12-p21	18~45 岁	渐至全频
中频	TECTA	DFNA8 DFNA12	11q22-24	语前或迟发性（9~19 岁）	语前非进行性中频损失（也可表现高频渐至全频）
	EYA4	DFNA10	6q22-q23	10~40 岁	渐扩展至全频
	COL11A2	DFNA13	6p21	语前聋或 10~30 岁	早期 U 形曲线,渐至全频
	不明	DFNA21	6p21	3~45 岁	渐至全频
	不明	DNFA60	2q21.3-q24.1	12~40 岁	中频至全频
低频	DIAPH1	DFNA1	5q31	10~30 岁	
	WFS1	DFNA6 DFNA14 DFNA38	4p16.3	先天性或幼儿早期	渐至高频
	TNC	DFNA56	9q31.3-q34.3	8~30 岁	渐至全频
	不明	DFNA54	5q31	语后聋	
	不明	DNFA57	19p13.2	不详	低至中频

听力损失	基因	基因座	染色体位点	发病年龄	累及频率
全频	*GJB6*	DFNA3B	13q12	先天性	
	MYH14	DFNA4A	19q13	<10~20 岁	
	GRHL2	DFNA28	8q22	>7 岁	早期轻中度听力损失,进展至高频重度听力损失(40 岁以后)
	CRYM	DFNA40	16p12	>19 个月	进行性(13 岁以后发展为重度听力损失)
	MIRN96	DFNA50	7q32.2	>10 岁	进行性
	不明	DFNA24	4q	语前聋	
	不明	DFNA43	2p12	20 岁	进行性
	不明	DFNA47	9p21-22	>0 岁	进行性
	不明	DFNA49	1q21-q23	<18 岁	
	不明	DNFA59	11p14.2-q12.3	先天性	

还有 28 个 DFNA 座位的耳聋基因至今尚未被鉴定,其耳聋累及频率不详,如 DNFA27(4q12)、DNFA33(13q34-qter)等。ADHHL 患者多表现为双侧对称的高频首先受累,逐渐累及全频进行性下降的听力损失,但亦有相关基因与低频或中频听力损失相关。掌握不同基因突变导致的不同类型听力损失特征,分析每一个基因的功能,了解不同基因在不同人群中发生的频率与特点,对咨询显性遗传性听力损失患者的发病原因与转归尤为重要。

第四节　常染色体隐性遗传性听力损失

一、遗传特点

常染色体隐性遗传性听力损失(autosomal recessive hereditary hearing loss,ARHHL)是指与听力损失表型相关的基因位于常染色体上,此类听力损失只有在两个分别来自父母的等位基因均携带致病基因突变时才出现听力损失。一般所指的常染色体隐性遗传性听力损失多见于非综合征型听力损失(autosomal recessive nonsyndromic hearing loss,ARNSHL),约占所有遗传性听力损失的80%,听力损失是其唯一的临床表现,大多数患者症状早发且程度较重。根据人类基因命名委员会的规则,以 DFNB 来表示 ARHHL,ARHHL 中致病基因明确的基因座位达 56 个,迄今致病基因未明的基因座位还有 30 个,共发现超过 800 个致聋突变。

ARHHL 具有以下特征:①患者的父母听力正常,但都是致病基因的携带者,出生的子女有 25% 的风险可出现听力损失。②致聋基因位于常染色体,因而男女患病机会均等。③系谱中通常看不到连续传递现象,往往是散发病例,但同胞中可有多人患病。

二、临床特点

ARNSHL 临床表现多数为双耳语前中度到极重度感音神经性听力损失,但少数耳聋基因如 *GJB2*、*SLC26A4*、*TECTA*、*TMPRSS3*、*MYO3A* 等也可表现为语后迟发性、中度感音神经性听力损失,甚至某些频率的听力出生时可在正常范围内。各个常染色体隐性遗传性听力损失基因对应的表型见表 4-3。

表 4-3 常染色体隐性遗传性听力损失

蛋白功能	基因	基因座	染色体位点	发病年龄	累及频率
维持耳蜗内环境稳定	*GJB2*	DNFB1	13q12	学语前	中 - 重度全频听力下降
	GJB6	DNFB1	13q12	学语前	中 - 重度全频听力下降
	GJB3	DNFB91	1p34.3	学语前至 7 岁	轻、中、重度听力损失
	CLDN14	DNFB29	21q22.3	学语前	非进行性重度、极重度全频听力损失
	TRIC	DFNB49			
	SLC26A4	DNFB4	7q31	学语前 / 学语后	波动性高频损失
	ESRRB	DNFB35	14q24.3	学语前	重 - 极重度全频
	BSND	DFNB73			
细胞结构相关	*MYO3A*	DFNB30	10p11.1	学语前	听力损失多样,常呈进行性听力下降
	MYO6	DFNB37	6q13	学语前	重度 - 极重度全频听力损失
	MYO7A	DFNB2	11q13.5	出生至 16 岁	进行性重度 - 极重度全频听力损失
	MYO15A	DFNB3	17p11.2	学语前	非进行性重度 - 极重度全频下降
	ESPN	DFNB36	1p36.31	学语前	听力损失伴前庭功能异常
	SLC26A5	DFNB61	7q22.1	学语前或 0~35 岁	重度 - 极重度听力损失
	TRIOBP	DFNB28			
	RDX	DFNB24	11q22.3	学语前	极重度听力损失
	WHRN	DFNB31	9q32-q34	学语前	非进行性极重度全频
	USH1C	DFNB18	11p15.1	学语前	非进行性重 - 极重度全频
	CDH23	DFNB12	10q21-q22	学语前	听力表现多样
	PCDH15	DFNB23	10q21-22	学语前	极重度听力损失

续表

蛋白功能	基因	基因座	染色体位点	发病年龄	累及频率
编码盖膜相关蛋白	*TECTA*	DFNB21	11q22-q24	学语前	非进行性重 - 极重度全频
	COL11A2	DFNB53	6p21.3	学语前	极重度听力损失
	STRC	DFNB16	15q15	学龄前	非进行性重 - 极重度全频
	OTOA	DFNB22	16p12.2	学语前	非进行性中 - 极重度全频
神经传导相关	*OTOF*	DFNB9	2p22-p23	学语前	非进行性重 - 极重度全频
	PJVK	DFNB59	2q31.2	学语前	重 - 极重度
参与细胞生长、分化	*HGF*	DFNB39	7q21.11	学语前	重 - 极重度高频
	SERPINB6	DFNB91	6p25	不确切	中重度
功能尚不明确	*TMC1*	DFNB7/11	9q13-q21	学语前	非进行性重 - 极重度全频
	TMPRSS3	DFNB8/10	21q22.3	学语前 /10~20 岁	重度或极重度全频
	TMIE	DFNB6	3q21	学语前	非进行性极重度全频
	LHFPL5	DFNB66/67	6p21.31	学语前	极重度听力损失
	LRTOMT	DFNB63	11q13.4	学语前	极重度听力损失
	LOXHD1	DFNB77	18q21.1	7~8 岁	低频进展至中高频
	TPRN	DFNB79	9q34.3	学语前	重 - 极重度听力损失
	PTPRQ	DFNB84	12q21.31	学语前	重 - 极重度听力损失
	GRXCR1	DFNB25	4p13	DFNB101	进行性中 - 极重度
	GRXCR2	DFNB101	5q32	2 岁	进行性中 - 重度
	GPSM2	DFNB82	1p13.3	学语前	重 - 极重度听力损失
	MSRB3	DFNB74	12q14.3	学语前	极重度听力损失
	ILDR1	DFNB42	3q13.33	学语前	中度、极重度听力损失
	GIPC3	DFNB15/72/95	19p13.3	学语前	轻 - 极重度感音性听力损失

三、遗传学检测

1. *GJB2*　在我国，*GJB2* 基因突变是 ARNSHL 最常见的原因，约占该听力损失人群的 50%。*GJB2* 相关听力损失的听力学表现为：①相当一部分表现为先天性重 - 极重度感音神经性听力损失；②多为非进行性听力损失，双侧基本呈对称性；③少部分表现为轻 - 中度听力损失、儿童期迟发性或进行性听力损失。在我国，c.235delC 是 *GJB2* 最常见的突变位点，c.299delAT 及 c.176del16 也是 *GJB2* 常见热点突变位点。

病例：

患儿杨某，男，13 月龄，双侧先天性感音神经性听力损失（左侧为重度；右侧为极重度）。行右侧人工耳蜗植入手术，术后已有 2 年，康复中，对声音反应好，已能说简单的词语。

家系图及耳聋基因检测结果：

GJB2：复合杂合 c.235delC+ c.176del16，父母听力正常，杂合携带（图 4-1）。

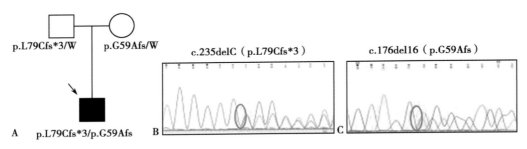

图 4-1　*GJB2* 听力损失遗传家系图及基因测序结果

A. 家系图；B. 测序 c.235delC 杂合突变（红色椭圆）；C. 测序 c.176del16 杂合突变（红色椭圆）。

2. *SLC26A4*　*SLC26A4*，又称 PDS 基因，在我国，*SLC26A4* 基因突变是 ARNSHL 的第二大分子病因，该基因突变大多可引起 LVAS。*SLC26A4* 基因是一个包含 21 个外显子的大型基因，我国最常见的 *SLC26A4* 突变位点是 c.919-2A>G，也存在一些热点突变和罕见的突变位点。*SLC26A4* 基因突变的听力学表型与基因型存在一定的关联，但较为多样，主要有以下特点：①可表现为程度不等的双侧感音神经性听力损失，以先天性的重度 - 极重度感音神经性听力损失多见；②部分患者起病时可表现为不对称的听力损失；③部分患者可以通过新生儿听力筛查，随着年龄增长听力逐渐下降，甚至发展为全聋；④头部外伤、感冒等引起颅内压增高的诱因可加速听力损失的进展。

病例：

患儿金某，男，17 月龄，双侧先天性极重度感音神经性听力损失，进行性加重。行右侧人工耳蜗植入手术，术后已有三年，康复满意，已上普通学校。

家系图及耳聋基因检测结果：

SLC26A4：纯合 c.919-2A>G，父母听力正常，杂合携带（图 4-2）。

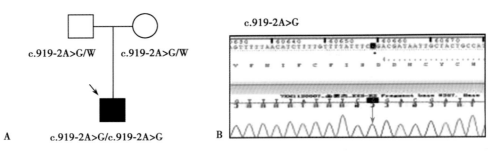

图 4-2　*SLC26A4* 听力损失遗传家系图及基因测序结果

A. 家系图；B. 测序 c.919-2A>G 纯合突变（红色箭头所指处）。

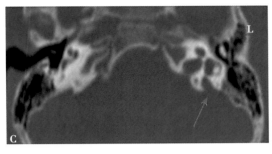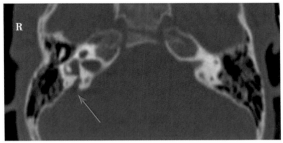

图 4-2　（续）

C. 颞骨 CT 检查结果为双侧前庭水管扩大（红色箭头所指处）。

3. *CDH23*　人类 *CDH23* 基因突变可导致 ARNSHL，也可以导致综合征型听力损失如 Usher 综合征（表现为不同程度的感音神经性听力损失，大都为先天性，视网膜色素变性，伴或不伴前庭功能障碍）。

病例：

患儿林某，男，11 月龄，新生儿听力筛查两次未能通过；双侧先天性极重度感音神经性听力损失，于 1 岁 3 月龄行右侧人工耳蜗植入手术，术后已有 1 年，对声音反应好，康复中。

家系图及其耳聋基因检测结果：

CDH23：纯合突变 c.9469_9470insGT（p.E3158Vfs*58），父母听力正常，杂合携带（图 4-3）。

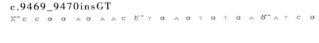
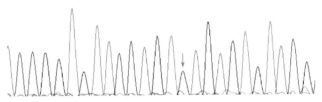

图 4-3　*CDH23* 基因测序结果

c.9469_9470insGT 纯合突变（红色箭头所指为突变插入峰）。

4. *MYO15A*　*MYO15A* 基因编码三个独特的亚型，其中之一是肌球蛋白 15，它在毛细胞静纤毛的发育和维持方面有重要作用。*MYO15A* 基因包括 66 个外显子，此基因突变会引起 ARNSHL，其基因突变的听力学表型多为重 - 极重度先天性感音神经性听力损失。在我国，*MYO15A* 基因突变引起的耳聋也有报道，目前均为语前聋，双侧重 - 极重度感音神经听力损失。

病例：

患儿陈某，男，1 岁 2 月龄，双侧先天性极重度感音神经性听力损失，其兄听力正常。1 年前在江苏省残联项目的支持下至我科行右耳人工耳蜗植入，目前言语康复训练中，已经可以讲简单的语句。

家系图及其耳聋基因检测结果：

MYO15A：复合杂合 c.6650G>A（p.R2187H）/c.7770delC（p.R2591Gfs*14），父母听力正常，杂合携带（图 4-4）。

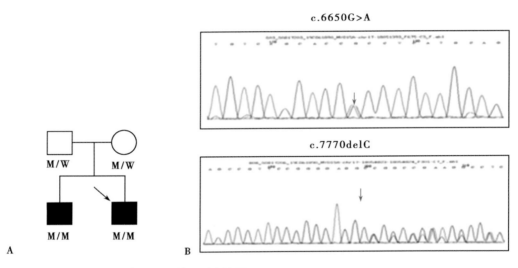

图 4-4　*MYO15A* 遗传家系图及基因测序结果
A. 家系图；B. 上图 c.6650G>A 杂合突变，下图 c.7770delC 杂合突变（红色箭头所指处为突变峰）。

5. *OTOF*　*OTOF*（Otoferlin）基因是第一个克隆的与非综合征型听神经病相关的基因。具有 *OTOF* 基因突变的个体，听神经病的病变部位位于突触及突触前，故行人工耳蜗植入术治疗可取得满意的效果。*OTOF* 基因检测有利于听神经病的分型，对于听神经病的早期干预治疗具有指导性意义。

病例：

患儿陆某，男，11 岁，双侧先天性极重度感音神经性听力损失。于 16 月龄时行右侧人工耳蜗手术，术后效果满意，目前上小学六年级，与听力正常的孩子一起上学，能进行正常的语言交流。

家系图及其耳聋基因检测结果：

OTOF：复合杂合 c.4748G>A（p.R1583H）/5647C>T（p.Q1883X），父母听力正常，杂合携带（图 4-5）。

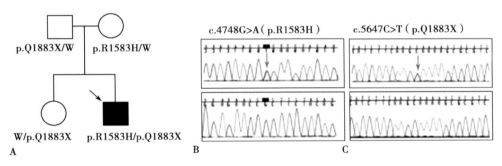

图 4-5　*OTOF* 基因突变遗传家系图及基因测序结果
A. 家系图；B. c.4748G>A 突变，红色箭头所指为突变峰，下为对应的正常峰；C. 5647C>T 红色箭头所指为突变峰，下为对应的正常峰。

病例：

患儿张某某，女，13 个月，双侧先天性极重度感音神经性听力损失，于 14 个月行右侧人工耳蜗植入手术，术后效果满意，目前上幼儿园，与听力正常的孩子一起上学。

家系图及其耳聋基因检测结果：

OTOF：复合杂合 p.R49W，c.4961-3C>G ／ p.Y455F，p.V456Afs*20，父母听力正常，杂合携带（图 4-6）。

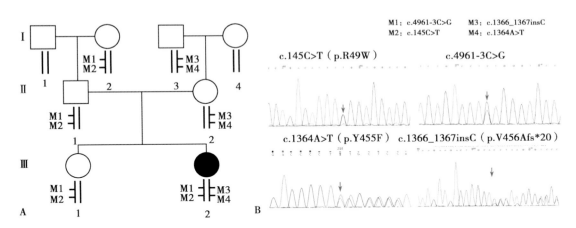

图 4-6　*OTOF* 基因突变遗传家系图及基因测序结果
A. 家系图；B. 4 个突变位点测序图（红色箭头所指为突变峰）。

特别提示：该患者携带 4 个 *OTOF* 突变位点，p.R49W 和 c.4961-3C>G 来自父亲，而 p.Y455F 和 p.V456Afs*20 来自母亲。该患者给我们的提醒是在做遗传咨询时，要意识到基因检测存在一定的假阳性，该患者的父母都带有 *OTOF* 两个复合杂合的突变位点，却都听力正常。根据家系图，我们不难看出这两个突变位点都来源于同一个等位基因，故不致病。针对常染色体隐性遗传的特点，最好的方法是以家庭为单位，对患者的父母双方进行验证，明确突变位点分别来自父母，就可以避免对基因检测结果的误读。

第五节 线粒体遗传性听力损失

一、遗传特点

线粒体是真核细胞的重要细胞器,是能量代谢的主要场所,在信号转导、细胞凋亡调控中心发挥重要作用。线粒体 DNA(mtDNA),是唯一独立于体细胞核染色体的基因组,它具有自我复制、转录及编码功能。其单一的 mtDNA 分子全长 16 569 个碱基,其中有 37 个已知基因,分别编码核糖体 12s rRNA、核糖体 16s rRNA、22 种转录 tRNA 和 13 种信使 mRNA。线粒体 DNA 因为缺乏组蛋白的保护,没有修复能力,自然突变率约为核基因组的 10~20 倍。

MtDNA 突变的特点:①mtDNA 主要为母系遗传,不遵守孟德尔遗传规律,即突变的线粒体基因只能通过母系成员向下一代传递;②异质性,即同一细胞或组织中可以同时存在突变型和野生型 mtDNA;③阈值效应,当突变的 mtDNA 达到一定数量,使正常的线粒体基因减少到足以影响线粒体氧化还原功能时才会出现某种病理表型的现象;④mtDNA 表现为单体型,可出现 DNA 重组;⑤进行性加重,突变的 mtDNA 不同代之间的突变分子比例上升而呈进行性加重。

二、临床特点

mtDNA 负责编码多种信息及 tRNA,是编码产生 ATP 的核心,为几乎所有器官,尤其是高代谢部位提供能量,而耳蜗外毛细胞和血管纹均属高代谢部位。线粒体性耳聋分为综合征型和非综合征型。mtDNA 突变是造成遗传性听力损失的一个重要原因。目前发现的非综合征型听力损失相关 mtDNA 突变主要发生于 12SrRNA 上的 *MTRNR1* 基因和位于 tRNA 上的 *MTTS1* 基因。位于线粒体 12SrRNA 基因高度保守区域上的 1555A>G 和 1494C>T 突变类型已被证明与氨基糖苷类抗生素造成的药物性听力损失有关,也就是临床通常所说"一针致聋"突变。该突变携带者对氨基糖苷类药物异常敏感,低剂量使用就会出现耳鸣,甚至严重的听力下降,一针致聋。此类基因突变的遗传方式是母系遗传,只通过女性直接传给后代,若母亲携带此类基因突变,可提醒其本人和后代一定要禁止使用氨基糖苷类药物,避免发生耳聋。

MtDNA 突变引起的耳聋多见于综合征型听力损失。其突变多位于细胞色素 C 酶Ⅰ(COI)、细胞色素 C 酶Ⅱ(COII)基因上,呈现异质性突变。已报道的由线粒体基因突变引起的综合征型听力损失主要有:慢性进行性眼神经麻痹综合征(Kearns-Sayre syndrome,KSS)、线粒体脑肌病伴乳酸酸中毒和卒中样发作综合征(mitochondrial encephalomyopathy with lactic acidosis and stroke-like episodes，MELAS)、肌阵挛性癫痫伴破碎红纤维综合征(myoclonus epilepsy with ragged-red fibers，MERRF)、母系遗传性糖尿病伴耳聋综合征(maternally inherited diabetes and deafness syndrome，MIDD)、掌跖皮肤角化 - 耳聋综合征、进行性痴呆 - 舞蹈病综合征等。例如 tRNALeu(UUR) 基因上的 3243 A>G 突变，该基因突变发生于核糖体 16s rRNA 与转运 tRNA 交界处，改变了 tRNALeu(UUR) 的双氢尿苷环(DHU 环)的稳定性，这导致了 MIDD、MELAS 的发生。

表 4-4　线粒体遗传性综合征性听力损失基因突变位点

综合征类型	基因	突变位点	影响功能变化	其他临床症状
KSS	–	mtDNA 大片缺失	缺失后的融合蛋白编码异常蛋白	眼外肌麻痹、视网膜色素变性、共济失调、房室传导阻滞
MERRF	*MTTK*	A8344G、G8363A、T8356C	影响线粒体正常氨基酸转运	不自主肌阵挛、癫痫、共济失调,常伴发痴呆、视神经萎缩。
MELAS	*MTTL1*	A3243G	影响 16sRNA 或 12sRNA 的表达	阵发性呕吐、近端肢体肌张力减弱,轻偏瘫及皮层性失明
MIDD	*MTTK*、*MTTL1*	A8296G、A3243G	影响 16sRNA 或 12sRNA 的表达	母系遗传特征的胰岛素依赖型糖尿病
CPEO	–	mtDNA 大片缺失	缺失后的融合蛋白编码异常蛋白	单纯的眼外肌瘫痪
LHON	–	mtDNA 大片缺失	缺失后的融合蛋白编码异常蛋白	多见于青少年男性,双侧视力下降、视神经炎、眼底微血管病等

　　mtDNA 突变典型的临床听力学特征表现为双侧对称、首先以高频受损,可累计全频的感音神经性听力损失。由于 mtDNA 突变复杂,不同突变位点引起听力损失的发病率不同。*MTTS1* 基因突变是完全外显型突变,听力损失发生率 100%。而 12r RNA 上的突变(如 A1555G、C1494T 等),其听力取决于核基因和环境因素。但基因型与听力学表型仍有一定相关性,如 A3243G 突变引起的 MELAS 听力表现一般呈快速进行性或突发性聋,而线粒体 DNA 大片缺失引起的线粒体脑肌病听力可正常或轻度下降。

三、遗传学检测

　　患儿江某某,女,6 岁,双侧重度感音神经性听力损失,听力图为平坦型。患儿 2 岁时因急性胃肠炎口服硫酸庆大霉素颗粒 3 次(每次 1 袋),次日发现听力下降,佩戴助听器 1 年,语言交流仍有障碍,行右侧人工耳蜗植入手术,术后已有 2 年,对声音反应好,已上普通幼儿园。

　　家系图及其耳聋基因检测结果,12SrRNA 1555A>G,母亲携带致病基因(图 4-7)。

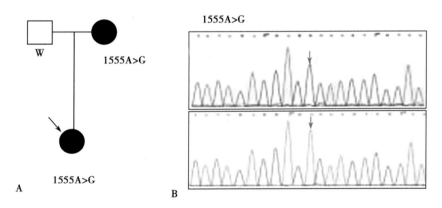

图 4-7 线粒体突变家系图及其耳聋基因检测结果
A. 家系图；B. 测序图 上突变峰，下正常峰（红色箭头所指）。

第六节 性连锁遗传性听力损失

伴性染色体遗传的比例相对较低，致聋基因位于性染色体上，只占遗传性听力损失的1%~2%，包括隐性遗传和显性遗传。

一、X 连锁遗传性听力损失

X 连锁遗传性听力损失是指与耳聋表型相关的致病基因位于 X 染色体上，此类听力损失表型与性别相关。X 染色体上的基因突变一般引起综合征型听力损失，非综合征型遗传性听力损失报道较少。目前，在 X 染色体上已确定的引起非综合征遗传性听力损失的基因有 5 个（见 http://hereditaryhearingloss.org 网址），其中以 *POU3F4* 基因突变引起的非综合征耳聋最为多见。*POU3F4* 基因是一种转录因子，与内耳的发育关系密切。该基因位于 X 染色体上，呈 X 连锁隐性遗传，遗传表现为女性携带、男性发病、隔代交叉遗传。

X 连锁遗传方式的主要特征：①交叉遗传：男性患者的 X 连锁基因只能来源于母亲并只能传给女儿；②半合子：正常男性只有一条 X 染色体，相当于正常女性的一半，因此称为"半合子"，位于男性 X 染色体上的致病基因突变，无论显性或隐性，均能导致疾病的发生；③女性表型差异：X 连锁遗传基因在女性中是否表达及表达程度与 X 染色体是否失活相关，X 染色体失活具有选择性和偏好性。

二、Y 连锁遗传性听力损失

Y 连锁遗传致病疾病基因位于 Y 染色体上，X 染色体上没有与之对应的基因。王秋菊教授课题组在国际上首先报道了一个考虑为 Y 连锁遗传性听力损失大家系，人类基因命名委员会将该家系的致病基因座定义为 DFNY1,该家系命名为 DFNY1 家系,其表型特征为直系男性发病、非综合征型、语后性、高频听力首先受累的、双侧对称的、稳定的或者是进行性中 - 重度感音神经性听力损失。由于 Y 染色体只有 1 个,其上的致病基因没有等位基因,故这类遗传病没有显性和隐性之分。

三、遗传学检测

病例:

患儿顾某,男,13 月龄,双侧先天性极重度感音神经性听力损失。行右侧人工耳蜗植入手术,术后已有 3 年,康复效果好,目前少部分词语发音不标准,已上普通幼儿园。该病例表现为先天性双侧重度感音神经性听力损失,颞骨 CT 显示双侧耳蜗分隔不全、前庭发育不良、内耳道底扩大、耳蜗和内耳道底相通,在行人工耳蜗植入术时发生外淋巴井喷现象。

家系图及其耳聋基因检测结果:*POU3F4* p.C233X,患儿的母亲及外祖母杂合携带(图 4-8)。

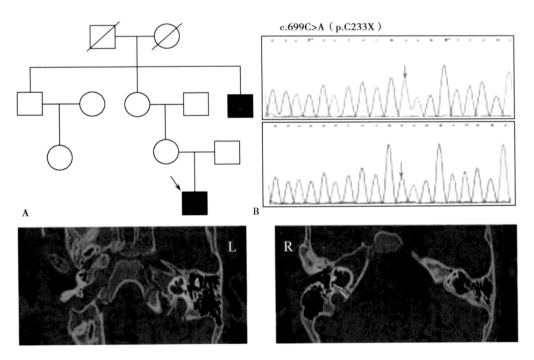

图 4-8 *POU3F4* 基因突变家系图、耳聋基因检测结果和 CT 表现
A. 家系图;B. c.699C>A(p.C233X)杂合突变;C. 颞骨 CT 显示双侧耳蜗分隔不全、前庭发育不良、内耳道底膨大、耳蜗和内耳道底相通。

第七节　综合征型听力损失

综合征性听力损失（syndromic hearing impairment，SHI）是一类复杂的遗传性听力损失，其遗传模式主要为常染色体显性遗传、常染色体隐性遗传、性连锁遗传和线粒体遗传。虽然 SHI 绝大部分发病年龄早，表现为语前聋，除了听力损害外还伴有其他器官系统的异常，且发病年龄早，表型变化多样。目前已经发现有 400 多种，引起 SHI 的基因突变种类繁多，因发病机制不同，其临床表现差异很大，与非综合征型听力损失相比其遗传背景更加复杂。本部分就常见的和人工耳蜗植入有关的 SHI 的临床特点进行总结。

一、Waardenburg 综合征

Waardenburg 综合征（Waardenburg syndrome，WS）也称为内眦皱裂 - 耳聋综合征或耳聋 - 白发 - 眼病综合征，是最常见的常染色体显性遗传性综合征。发病率约为 1/42 000，在先天性听力损失中占 2%~5%，聋哑人群中发病率 0.9%~2.8%。WS 因其高度的遗传异质性和不完全的外显率而临床表现复杂多样，不同程度的感音神经性听力损失，虹膜、毛发及皮肤的色素分布异常，内眦外移，高而宽的鼻根部是其主要表型。临床上分为 4 个亚型：WS1 除耳聋表型外最明显的临床特点是内眦外移；WS2 与 WS1 相比，无内眦外移；WS3，又称 Klein-Waardenburg 综合征，其表型是在 WS1 型基础上同时伴有上肢肌肉骨骼发育异常；WS4 与先天性巨结肠相关。在上述临床特征中，感音神经性听力损失是最常见的临床症状，约在 WS1 的 60% 及 WS2 的 90% 患者中表现，其听力损失通常为非进行性先天性感音神经性听力损失。目前认为 WS 的病因主要是和神经嵴细胞（neural crest cell，NCC）源性黑素细胞的异常增殖、生存、分化或迁移有关，*PAX3*（2q35-37）已被证实是 WS1 和 WS3 的主要致病基因，WS2 相关基因是小眼畸形相关转录因子 *MITF*，位于染色体 3p12-2p14 区间，是一种含螺旋 - 环 - 螺旋碱性亮氨酸拉链（basic helix-loop-helix leucine zipper，bHLH-Zip）结构的转录因子，属于 *Myc* 超级基因家族，是黑素细胞发育的关键转录因子。另外有报道编码一种锌指转录因子的 *SLUG*（8q11.21）基因的纯合缺失导致了 WS2。WS4 相关致病基因较多，包括 *EDNRB*（13q22）、*EDN3*（20q13.2-q13.3）、*SOX10*（22q13.1）基因。至今欧美人群已发现 100 余种 WS 相关基因的突变位点，我国也有不少相关病例报道。

二、Usher 综合征

Usher 综合征（Usher syndrome，USH）又称遗传性耳聋 - 视网膜色素变性综合征，是以先天性感音神经性听力损失、进行性视网膜色素变性（retinitis pigmentosa，RP），伴或不伴前庭

功能障碍为主要表现的常染色体隐性遗传性疾病,是最常见的常染色体隐性遗传性 SHI,具有明显的遗传异质性。流行病学研究报道的 USH 患病率为 3/100 000~6.2/100 000,在重度感音神经性听力损失中其发病率为 1/25 000~1/6 000。根据观察到的临床症状的不同将其分为三型:I 型为先天性双侧重度感音神经性听力损失,前庭功能受损,多在青春期前(10 岁前)出现双眼 RP;II 型(最常见,约 70%)为先天性中 - 重度感音神经性听力损失,缓慢进行性听力下降,但前庭功能正常,青春期或青春期后(20~30 岁)才出现 RP;III 型为语后进行性加重的感音神经性听力损失,前庭功能正常,RP 发生时间和程度表现不确定。目前已发现与该病有关的基因座位有 16 种,但已确定的致病基因只有 13 种。其中与 USH1 有关的有 6 种:*MYO7A*(*USH1B*)、*USH1C*、*CDH23*(*USH1D*)、*PCDH15*(*USH1F*)、*SANS*(*USH1G*)和 *CIB2*(*USH1J*)。与 USH2 有关的有 3 种:*USH2A*、*VLGR1*(*USH2C*)及 *DFNB31*(*USH2D*)。与 USH3 有关基因为 *CLRN1*(*USH3A*)和 *HARS*。此外近年来发现的 *CEP250* 和 *PDZD7* 基因,前者被认为是非典型 USH 的致病基因,而后者则是 USH 的修饰基因。

三、Pendred 综合征

Pendred 综合征(Pendred syndrome,PS)又称家族性甲状腺肿先天性耳聋综合征,是以先天性感音神经性听力损失、甲状腺肿和碘有机化功能障碍为主要特征的常染色体隐性遗传性 SHI。国外研究报道每 10 万名新生儿中有 7.5 人为 PS 患者,占先天性听力损失的 1%~8%,是最常见的一种 SHI。Pendred 综合征听力损失的程度有很大差异,多表现为出生数周或数月听力急剧下降,常伴语言障碍,也可表现为迟发性听力损失,听力呈进行性下降,伴或不伴内耳畸形。典型的听力曲线为双耳高频重 - 极重度感音神经性听力损失,低频有残余听力者也可表现为混合性听力损失。颞骨解剖及影像学检查发现多数患儿合并前庭水管扩大和 / 或 Mondini 畸形,其中前庭水管扩大和内淋巴囊扩大是本病的特异性表现。约 66% 的患儿合并前庭功能障碍,75% 的 PS 患者有甲状腺肿,甲状腺功能可正常亦可下降,最重要的检查是过氯酸盐排泌试验阳性。目前认为 *SLC26A4*(PDS 基因)是其主要致病基因,该基因定位于 7q22.3-7q31.1,编码的 pendrin 蛋白,是一种碘 / 氯跨膜转运蛋白,*SLC26A4* 突变可改变 pendrin 蛋白的结构和功能,内耳氯离子转运发生障碍,内淋巴管和前庭水管内压升高,致使毛细胞受损及听力下降。此外,Yang 等在随后的研究中发现有少数的 PS 患者的发病也与 *FOXI1* 基因和 *KCNJ10* 基因的突变有关,*FOXI1* 基因位于 5q35.1,编码交叉框蛋白 I1,*KCNJ10* 基因位于 1q23.2,编码 ATP 敏感型内向整流钾通道 10,但是在我国耳聋人群中的流行病学数据并不支持 *KCNJ10* 的致病性。目前报道的 *SLC26A4* 突变位点已超过 300 个,即使同一位点的突变也能导致不同的临床表现。

四、CHARGE 综合征

CHARGE 综合征（CHARGE syndrome）是一种罕见的、通常散发的、常染色体显性遗传的疾病，表现为多器官联合畸形，包括眼部病变（coloboma，C）、心脏疾病（heart disease，H）、后鼻孔闭锁（atresia choanae，A）、耳部发育异常（包括听骨链畸形、镫骨肌缺如、前庭窗闭锁、面神经走行异常和面神经骨管缺如，颞骨静脉畸形，亦可出现耳蜗发育不良和前庭器官异常）和 / 或耳聋（ear anomalies and/or deafness，E）、生长与发育迟滞（retarded growth and development，R）以及生殖系统发育不良（genital hypoplasia，G）。Lubinsky 于 1994 年证实上述临床表现具有病理遗传相关性，并称之为 CHARGE 综合征。文献报道的其发病率差异较大，为 1/12 000~1/8 500，一年生存率为 78%，十年生存率为 60%。目前已发现染色质解旋酶 DNA 结合蛋白 7（CHD7）和臂板蛋白 -3E（SEMA3E）与该综合征相关。目前对于该综合征的治疗也仅限于对症治疗。我国对该疾病报道较少，因为常合并颞骨解剖变异，对 CHARGE 综合征患儿行人工耳蜗植入具有较大挑战，但恰当的选择病例，可以实现成功的听力学和生活质量转归。

五、van der Hoeve 综合征

van der Hoeve 综合征又称 van der Hoeve-de Kleyn 综合征、耳聋 - 蓝巩膜 - 脆骨综合征，属于成骨不全综合征（osteogenesis imperfecta，OI）I 型，以双耳进行性听力下降（传导性或混合性听力损失）、蓝巩膜及多发性骨折三联征为特点，群体发病率约为 1/15 000，在中国人群发病率约为 0.04%，90% 患者为常染色体显性遗传，少数为常染色体隐性遗传。该综合征是遗传性结缔组织病的一种，为单基因遗传病，有研究表明，编码 I 型胶原前 α_1 链和 α_2 链的 *COL1A1* 及 *COL1A2* 是本综合征的致病基因，同一家系内部不同患者间存在表型差异，推测修饰基因、纳入研究时患者处于不同年龄可能是听力损失表型变异度大的原因，其 *COL1A1* 及 *COL1A2* 基因突变类型与耳聋的发生年龄、类型及严重程度无相关性。针对 Van der Hoeve 综合征患者的听力损失，保守治疗以助听器为主。外科治疗方面，由经验丰富的外科医师实施的镫骨手术被认为可以有效提高听力，但是其整体的听力提升效果略差于耳硬化症的镫骨手术。文献报道的成骨不全患者接受人工耳蜗植入的案例并不多。此类患者人工耳蜗植入后，言语感知普遍较好。2008 年，Rotteveel 等对来自 Nijmegen 人工耳蜗植入中心的数据进行回顾，共发现 3 例行人工耳蜗植入术的成骨不全患者，对成骨不全患者颞骨病理改变有所认识并充分准备后，人工耳蜗植入手术安全可行。注意存在因面神经刺激症状需要再次手术而导致整个康复过程减慢的可能性。

六、耳聋 - 甲发育不全综合征

先天性耳聋 - 甲发育不全综合征(deafness and onychodystrophy syndrome,DOD)按遗传方式通常可分为两个特殊群体:常染色体显性遗传的耳聋 - 甲发育不全综合征(dominant deafness and onychodystrophy syndrome,DDOD)和常染色体隐性遗传的耳聋 - 甲发育不全 - 骨质营养不良 - 智力低下综合征(deafness and onychodystrophy-osteodystrophy-mental retardation syndrome,DOORS)。DDOD 综合征发病罕见,迄今全球共 11 个 DDOD 综合征家系被报道,其中 5 个来自我国。DOORS 综合征主要表现为先天性感音神经性听力损失、甲发育不全或缺失、拇指三节指骨畸形以及不同程度的智力发育缓慢、癫痫、哑症等。而 DDOD 以上症状较轻,且通常不伴智力发育迟缓。大多数 DOORS 综合征患者尿及血浆中 α- 酮戊二酸浓度增高,严重影响患者的认知和劳动能力。DDOD 综合征致病基因 *ATP6V1B2* 为囊泡型质子泵(囊泡型 H⁺-ATPase,V-ATPase)的一个亚基,该基因位于 8p21.3,由 14 个外显子组成,共编码 511 个氨基酸。研究发现 *ATP6V1B2* 基因新生无义突变 c.1516C>T(p.R506X)与 DDOD 综合征患者表型共分离,是致病原因。也有研究表明,*TBC1D24* 突变导致 DOORS 综合征,该基因编码含有保守的 TBC 域的蛋白,是脑内 Ras 相关的 GTPases 的活化蛋白,参与跨膜转运。目前有观点认为溶酶体降解功能不全导致细胞代谢障碍是 DDOD 综合征的病因。迄今,来自我国报道的 5 个 DDOD 综合征家系共有 6 例患者,4 例进行了人工耳蜗植入手术(植入年龄:3 例 <2 岁,1 例 16 岁)。戴朴、袁永一课题组对其中 3 例(其中 2 例为 2 岁内植入)进行了长达 7 年的术后随访,发现患者言语康复效果不佳。

第八节　听神经病的遗传学基础

一、听神经病的遗传因素

听神经病(auditory neuropathy,AN),也被称为听神经病谱系障碍(auditory neuropathy spectrum disorder,ANSD),是一组听力学表现为听觉脑干反应无法引出,而耳声发射正常,以言语理解能力受损为主要表现的听觉功能障碍性疾病。任何内毛细胞、螺旋神经节、内毛细胞和突触的连接、听神经轴索或其分支、脑干听觉通路都可能是听神经病的病变部位。病变影响了对声音信号的处理能力,不能同步传输声音信号,但由于外毛细胞正常,因此听阈和言语察觉阈可能在正常范围。

随着对 ANSD 研究的深入,目前估计 40% 的听神经病有遗传因素参与,分子生物学功能缺陷、蛋白功能异常是 ANSD 的最大致病因素。根据其病损部位分为:听突触病变型(突触及突触前型)、听神经病变型(突触后型)及非特异型三类。根据遗传方式分为非综合征型(表 4-5)和综合征型(表 4-6),其中非综合征型占大多数。

表 4-5　非综合征型听神经病相关基因及遗传表型列表

遗传方式	作用部位	基因名称	染色体位点	编码蛋白功能	听力表型
常染色体隐性遗传	突触前	SLC19A2	1q21-q23	高亲和力的维生素 B_1 转运体,影响体内相应酶的代谢	进行性听力下降
	突触	OTOF/DFNB9	2q23-p22	内毛细胞带型突触膜融合、胞吐过程发挥作用	先天极重度听力损失
	突触/突触后	GJB2	13q11-12	影响对缝隙连接通道 pH 的调控	中 - 重度听力损失
	突触后	PJVK/DFNB59	2q31.1-q31.3	影响动作电位的传导及细胞内物质交换	中 - 重度听力损失
常染色体显性遗传	突触前	SLC17A8	12q21-24.5	影响突触囊泡内谷氨酸的摄取及释放	进行性高频听力下降
	突触	DIAPH3/AUNA1	13q21-q24	参与外毛细胞纤毛整体形态及数量维持	中 - 重度听力损失
线粒体遗传	线粒体相关	12SrRNA	mtDNA	参与线粒体蛋白的合成	中度听力损失
X 连锁遗传	突触后	AIEM1/AUNX1	Xq25-q26	调节线粒体氧化呼吸链复合物的作用	进行性听力下降

表 4-6　综合征型听神经病相关基因及遗传表型列表

遗传方式	综合征名称	基因名称	染色体位点	听力表型	其他症状
常染色体隐性遗传(AR)	CMT 4D	NDRG1	8q24.3	中 - 重度听力损失	神经性退变
	AROA	OPA1	3q28-q29	轻度听力损失	视神经病
	Friedreich's ataxia	FXN	9q13	轻度听力损失	共济失调,视神经病,心肌病
	Wolfram	WFS1	4p16.1	进行性听力下降	糖尿病,视神经萎缩,记忆力障碍
常染色体显性遗传(AD)	CMT 1A	PMP22	17p11.2-p12	中 - 重度听力损失	神经性退变
	CMT 1B	MPZ	1q22	中 - 重度听力损失	神经性退变
	CMT 2E	NF-L	8p21	正常	听神经瘤
	CMT	GJB3	1P34	中度听力损失	周围神经病
	ADOA	OPA1	3q28-q29	中度听力损失	视神经病
X 连锁	CMT 1X	GJB1	Xp13	中度听力损失	神经性退变
	AUNX1	AIFIM1	Xq23-q27.3	中 - 重度听力损失	感觉性轴索神经性病变
	DDON	TIMM8A	Xq22.1	进行性听力下降	视神经病变,记忆力障碍,肌张力异常
	LHON	MTND4	11778mtDNA	中 - 重度听力损失	视神经病变

ANSD 的病变部位涉及多个位点,对 ANSD 病变部位的诊断与有效性的干预是一个难题。明确 ANSD 的致病突变部位及分子生物学的研究,不仅对诊断有重要意义,对预测治疗后言语康复效果更有指导性意义。已知的非综合征型听神经病遗传方式也分为常染色体显性遗传、常染色体隐性遗传、X 连锁遗传及线粒体遗传四种方式,其相关基因遗传表型见表 4-5。

二、听神经病患者植入人工耳蜗后的预期

ANSD 早期被认为是单纯的听神经功能障碍。听神经退行性变如脱髓鞘会导致神经电信号传导失同步化,病变位于轴突,会产生部分神经传导阻滞;如果病变位于螺旋神经节,则整个听神经通路的兴奋都会受到影响。因此,ANSD 被列入人工耳蜗植入的禁忌证。随着不断发现新的临床证据,人们对人工耳蜗植入在 ANSD 患者中的作用有了新的认识。2007 年的婴幼儿听力联合委员会(Joint Committee on Infant Hearing)以及 2008 年在意大利科莫发布的《婴幼儿听神经病谱系障碍诊断和干预指南》都提出人工耳蜗植入可作为 ANSD 的常规治疗手段之一,这与人们最初对 ANSD 的认识已经大相径庭。

ANSD 患者康复的最大障碍在于言语识别能力损害的治疗,目前人工耳蜗在 ANSD 听力损失的治疗效果得到肯定,多数患儿有一定听力改善效果,但有可能不能解决其言语识别方面的障碍,并且个体变异度较大。2001 年 Shallop 等报道了 1 例双耳轻 - 中度听力损失的成年 ANSD 患者。单侧植入人工耳蜗后,该患者的词识别得分明显提高。Breneman 等的研究结果显示,如果除去听神经发育不良或缺失的病例,35 例 ANSD 患者植入人工耳蜗的效果与匹配的感音神经性听力损失对照组无显著差异。2015 年,闫艳等比较听神经病和非听神经病语前聋患者人工耳蜗植入效果,两组术后发声情况得分及对声音的自发性察觉能力得分没有统计学差异,然而对声音的理解能力得分及术后听觉言语康复效果评估具有统计学差异。因此,对于语前聋 ANSD 患者,选择人工耳蜗植入治疗方案要慎重,术前脑干听觉诱发电位(EABR)可引出且波形正常的 ANSD 患者可能预示术后效果较好。

目前普遍认为,ANSD 患者人工耳蜗植入后效果可能取决于其病损部位。如果病变位于内毛细胞或突触,人工耳蜗植入可直接刺激听神经元;如果病变位于听神经,人工耳蜗植入的电刺激可在一定程度改善听神经失同步化;倘若病变原因是神经元的缺损,则人工耳蜗植入疗效不理想,而人工耳蜗激活听觉系统的关键部位是决定预后的关键因素。但是目前研究尚不能解决对 ANSD 病变部位诊断的问题,只能依靠 ANSD 患者术前的临床表现及相关听力学检查等来提供一些线索。近年来越来越多的研究提示分子生物学的分子诊断有望定位 ANSD 患者的具体病变部位,提高临床医师对干预手段的决策力。目前认为突触型(OTOF)、突触前型(DIAPH3)及线粒体(OPA1)功能相关病变患者预期植入效果好。但有临

床研究报道,伴有外周神经病变特别是一部分综合征型 ANSD 患者例如 Leber 遗传性视神经病、Stevens-Johnson 综合征、Ehlers-Danlos 综合征、Charcot-Marie-Tooth(CMT)病、DDON 综合征等患者的植入效果不佳。

分子生物学的研究结果即基因突变类型可作为新的参考,期待将 ANSD 患者的基因诊断信息与人工耳蜗植入疗效之间建立相关性分析,为 ANSD 的分子诊断及治疗预后的评估进一步提供理论指导。

专家点评

1. 儿童遗传性听力损失发病率高,危害大,目前发现 *GJB2*、*SLC26A4* 基因突变是导致中国人耳聋的第一位、第二位病因,线粒体 DNA 突变是导致我国人群药物性聋的主因。

2. 儿童遗传性听力损失的检查方法和策略多种多样,原则是经济、高效、精准,从简单到复杂分步实施,下一代测序技术已经在临床上得到广泛应用。

3. 常染色体隐性遗传性听力损失多见于非综合征型听力损失,约占所有遗传性听力损失的 80%,听力损失是其唯一的临床表现,大多数患者症状早发且程度较重。

4. 常染色体显性遗传性听力损失相对少见,没有优势的高致病比例基因,表型上多表现为语后聋或进行性听力损失。

5. 线粒体突变导致母系遗传听力损失,突变主要发生在 12SrRNA 上的 *MTRNR1* 基因和位于 tRNA 上的 *MTTS1* 基因。*MTRNR1* 基因的 DNA 1555 A>G 突变是最常见的药物性聋相关线粒体基因突变位点。

6. 性连锁遗传性听力损失和综合征型听力损失发病率低,表型变化多样。

7. 听神经病分为听突触病变型(突触及突触前型)、听神经病变型(突触后型)及非特异型三类,突触型(*OTOF*)、突触前型(*DIAPH3*)及线粒体(*OPA1*)功能相关病变患者预期植入效果较好。

8. *GJB2*、*SLC26A4*、*KCNQ1*、*CDH23*、*MYO6*、*OTOF* 等基因突变所致耳聋的患者行人工耳蜗植入术,术后的效果较好。

参考文献

［1］戴朴,袁永一. 耳聋基因诊断与遗传咨询. 北京:人民卫生出版社,2017.

［2］MORTON C C,NANCE W E. Current concepts:Newborn hearing screening - A silent revolution. New Engl J Med. 2006,354(20):2151-2164.

［3］RAWLINSON W D,PALASANTHIRAN P,HALL B,et al. Neonates with congenital Cytomegalovirus and hearing loss identified via the universal newborn hearing screening program.J Clin Virol,2018,102:110-115.

［4］DAI P,YU F,HAN B,et al. GJB2 mutation spectrum in 2,063 Chinese patients with nonsyndromic hearing impairment. J Transl Med,2009,7:26.

［5］WANG Q,ZHAO Y,RAO S,et al. A distinct spectrumof SLC26A4 mutations in patients with enlarged vestibular aqueduct in China.Clin Genet,2007,72(3):245-254.

［6］YANG T,WEI X,CHAI Y,et al. Genetic etiology study of the non-syndromic deafness in Chinese Hans by targeted next-generation sequencing. Orphanet J Rare Dis,2013,8(1):85.

［7］HU S,SUN F,ZHANG J,et al. Genetic etiology study of ten Chinese families with nonsyndromic hearing loss. Neural Plast. 2018,7(5);2018:4920980.

［8］王秋菊,王洪阳. 常染色体显性遗传性耳聋(2). 听力学及言语疾病杂志,2016,24(3):317-320.

［9］王秋菊,袁永一. 常染色体隐性遗传性耳聋. 听力学及言语疾病杂志. 2016,24(4):421-424.

［10］ZHENG J,YING Z,CAI Z,et al. gjb2 mutation spectrum and genotype-phenotype correlation in 1067 Han Chinese subjects with non-syndromic hearing loss. PLoS One,2015,10(6):e0128691.

［11］孙菲菲,胡松群,张洁,等. 高通量基因捕获测序技术在 12 个耳聋家庭中的应用. 山东大学耳鼻喉眼学报,2017,31(5):45-49.

［12］赵军,孙菲菲,施健,等.14 个耳聋家庭的临床特征及遗传学病因研究. 听力学及言语疾病杂志,2019,27(1):6-10.

［13］郭畅,蒋刈,黄莎莎,等. GJB2 235delC 纯合突变致聋患者的听力表型分析,中华耳科学杂志.2018,16(2):165-170.

［14］KIM B J,KIM A R,LEE C,et al. Discovery of CDH23 as a Significant Contributor to Progressive Postlingual Sensorineural Hearing Loss in Koreans. PLoS One,2016,11(10):e0165680.

［15］MIYAGAWA M,NISHIO S Y,USAMI S. Prevalence and Clinical Features of Hearing Loss Patients with CDH23 Mutations:A Large Cohort Study,PLoS One,2012,7(8):e40366.

［16］MIYAGAWA M,NISHIO S Y,HATTORI M,et al. Mutations in the MYO15A gene are a significant cause of nonsyndromic hearing loss:massively parallel DNA sequencing-based analysis. Ann Otol Rhinol Laryngol,2015,124 Suppl 1(1 Suppl):158S.

［17］HE L,PANG X,LIU H,et al. Targeted next-generation sequencing and parental genotyping in sporadic Chinese Han deaf patients.Clin Genet,2018,93(4):899-904.

［18］ZHANG L P,HU L X,CHAI Y C,et al. A dominant mutation in the stereocilia-expressing gene TBC1D24 is a probable cause for nonsyndromic hearing impairment. Hum Mutat,2014,35(7):814-818.

[19] RAIMUNDO N, SONG L, SHUTT T E, et al. Mitochondrial Stress Engages E2F1 Apoptotic Signaling to Cause Deafness. Cell, 2012, 148(4): 716-726.

[20] POLLAK A, LECHOWICZ U, KEDRA A, et al. Mutations extend association of POU3F4 with distinct clinical and radiological phenotype of hearing loss. PloS one, 2016, 11(12): e0166618.

[21] SMEDS H, WALES J, ASP F, et al. X-linked malformation and cochlear implantation. Otol Neurotol, 2017, 38(1): 38-46.

[22] 戴朴, 辛凤. 试论我国遗传性耳聋防治研究的发展. 中华耳鼻咽喉头颈外科杂志, 2013, 48: 12-15.

[23] 吴皓, 黄治物, 杨涛. 先天性耳聋三级防控体系建设. 听力学及言语疾病杂志. 2017, 25(1): 1-3.

[24] YUAN Y, ZHANG J, CHANG Q, et al. De novo mutation in ATP6V1B2 impairs lysosome acidification and causes dominant deafness-onychodystrophy syndrome. Cell Res, 2014, 24(11): 1370-1373.

[25] 孙菲菲, 胡松群, 张洁, 等. 高通量基因捕获测序技术在——遗传性耳聋大家系中的应用. 中华耳科学杂志, 2017, 15(1): 57-60.

[26] 苏钰, 汤文学, 代志瑶, 等. 目标序列捕获及平行测序在临床耳聋基因诊断中的应用. 中华耳科学杂志, 2014, 12(1): 45-49.

[27] MULLER U, BARR-GILLESPIE P G. New treatment options for hearing loss. Nature reviews Drug discovery, 2015, 14(5): 346-365.

[28] KORVER A M, SMITH R J, VAN CAMP G, et al. Congenital hearing loss. Nature reviews Disease primers, 2017, 3: 16094.

[29] WU D, HUANG W, XU Z, et al. Clinical and genetic study of 12 Chinese Han families with non-syndromic deafness. Mol Genet Genomic Med, 2020, 12(4). https://doi.org/10.1002/mgg3.1177.

第五章
人工耳蜗植入项目的构建和管理

　　随着普遍性新生儿听力筛查在我国的全面普及,儿童听力损失能够早期发现和早期诊断,早期治疗的迫切性日渐突显,早期治疗对于先天性听力损失儿童的语言康复至关重要,也是防聋治聋工作的关键所在。目前在全国的各级儿童医院和妇幼保健系统,新生儿听力筛查和听力诊断技术的应用已渐趋成熟,轻-中度感音神经性听力损失儿童的早期助听器验配也比较普及,但对于重度和极重度感音神经性听力损失儿童的人工耳蜗植入尚处于发展阶段,国内尚有众多儿童医院和妇幼保健院未开展此类手术。

　　国内儿童医院和妇幼保健系统开展儿童人工耳蜗植入具有较为突出的整体优势,主要优势有:①儿童医院和妇幼保健院是主要的新生儿听力筛查工作的开展单位,听力筛查未通过并做听力诊断的患儿需要尽早植入人工耳蜗;②儿童医院和妇幼保健院小龄、超小龄儿童的手术麻醉经验丰富,为儿童人工耳蜗植入手术的开展提供了更大保障;③儿童医院和妇幼保健院手术期护理、围手术期护理和术后护理经验丰富,为儿童人工耳蜗植入的手术康复提供了良好保障。同时,人工耳蜗手术对于儿童医院和妇幼保健院是新的挑战,其开展需要良好的项目构建和管理,包括人工耳蜗植入团队的建设,完善的术前检查和评估体系,完善的手术设备购建和管理,以及完善的术后护理和随访管理。

第一节 人工耳蜗植入的团队构建

对于重度和极重度感音神经性听力损失儿童而言,通过耳显微外科手术进行人工耳蜗植入是听觉康复的唯一希望。现代多通道人工耳蜗技术经 40 余年发展,现已成为人体最成功的植入性人工器官。成功的人工耳蜗植入术有望让患儿恢复 90% 以上的听功能,完全能够满足先天性重度及极重度听力损失儿童的语言习得、学习和交流需要。但耳蜗位于颞骨深部,管腔狭小形态抽象,具有特殊的毗邻关系以及多变的病理生理特征,各结构功能评估复杂,因此,人工耳蜗植入手术也是最具有挑战性和深刻内涵的耳外科技术。人工耳蜗植入术需要巨大的经济和精力的投入,手术成功率的要求很高。在具备完善院级配套体系的前提下,高效的团队合作是确保人工耳蜗植入手术有效开展的基础。

一、人工耳蜗植入专科诊疗体系的建设

在建立院级配套体系的基础上,建设一个本专业相互协作、高效准确的诊疗体系是顺利开展人工耳蜗植入的首要任务。该体系中,人员构成包括能够独立开展人工耳蜗手术的医师、能够独立开展儿童听力学评估的专业技术人员、经验丰富的专业儿童麻醉医师以及手术护士等,硬件构成包括开展听功能检查和评估的设备与场地,开展人工耳蜗植入所需的高清手术显微镜、耳科专用电钻动力系统以及各种耳显微外科手术的器械。

二、人工耳蜗植入手术团队手术技能的培养

人工耳蜗植入手术的团队,包括手术医师、器械护士、巡回护士等,手术团队需经过严格的培训。手术医师,首先需要掌握颞骨影像资料的读片经验,具备辨别正常与异常耳部解剖结构的能力;其次应进行大量颞骨标本的解剖训练,并深入了解人工耳蜗植入的步骤、难点和要点。除此之外,参与手术的人员,要对手术室的布局、医护配合和手术护理要点等基本知识足够熟悉,对手术步骤、手术器械、显微镜和电钻的使用足够熟练,要有数十台以上的手术配合经验,具备初步独立的手术体验。对于器械护士和巡回护士,需预先进行手术室内的一对一培训和实习,熟练掌握各手术器械的使用和具备与医师的配合良好经验。

三、人工耳蜗植入相关新知识和新技能的培养

儿童人工耳蜗植入涉及麻醉科、儿科、放射影像科、医学设备等学科,各学科均需要掌握相应的新知识和技能,才能顺利开展人工耳蜗植入项目。近年来随着人工耳蜗植入术适应证的拓展,神经内科、神经外科、心内科等学科也参与复杂病例的会诊和手术配合,院级多学

科的会诊体系能够进一步提高手术的安全保障。麻醉科掌握聋哑儿童麻醉的注意事项,并进一步优化流程,能够大幅度缩短麻醉等待时间及手术台次更替周期,提高手术效率;影像科掌握耳蜗三维成像及内耳道斜矢状位等特殊成像技术,能够为耳蜗形态学评估提供更准确的诊断和手术指导信息;儿童神经内科掌握针对聋哑儿童的发育状态、智力水平的评估,能准确把握患儿的康复发展状况;医学设备科针对耳显微外科手术的需求,配套高质量的手术显微镜、动力系统及面神经监护等系统,能更好保障手术的安全实施。

四、儿童听觉言语康复体系的构建和人才的培养

人工耳蜗植入术是听力损失儿童听觉及言语康复工作的前提,而听力损失儿童术后及时有效的听觉言语康复训练也是其听觉康复工作的重要组成。一般认为,符合适应证并具备良好手术条件者,2岁前植入人工耳蜗的听力损失儿童主要以家庭康复训练为主,但手术单位应构建听觉康复指导中心进行定期评估和指导。对于2岁以后植入人工耳蜗的听力损失儿童,以残联和康复中心为主导的机构专业康复意义重大,但手术单位仍应进行定期康复评估和指导。对于具有较好的残余听力、暂不适宜进行人工耳蜗植入的患儿除了指导验配适宜助听器外,应建立起随访和定期评估指导机制,一旦患儿听力下降,则应及时进行人工耳蜗植入干预。语前聋儿童人工耳蜗术后的听觉言语康复的重要性不言而喻,因此,手术单位专门的康复评估和指导团队培养十分必要。

五、人工耳蜗产品的优选

人工耳蜗植入手术的成功实施,意味着听力损失儿童今后的人生道路都需要佩戴人工耳蜗聆听世界、学习语言和成长发展。因此,人工耳蜗产品的良好性能和售后服务是实现康复效果的重要一环。选择电极匹配、性能优良、品质保障和价格适宜的人工耳蜗产品是确保听力损失儿童在未来数十年能够持续、有效使用的前提,能够持续提供专业、完善和实惠的后续售后服务则是保障。

第二节　接受人工耳蜗植入的患儿来源

人工耳蜗植入是目前治疗重度和极重度感音神经性听力损失的唯一有效的解决方案,全球有近80万人工耳蜗植入者,中国有近10万植入者,其中92%为儿童。全球每年新增人工耳蜗植入者近10万,中国全国每年新增人工耳蜗植入者超过1万人。人工耳蜗植入已成为大型综合性医院常规开展的手术项目。随着部分儿童医院和妇幼保健院等专科医院的逐渐开展,儿童人工耳蜗植入必将成为儿童医院和妇幼保健院常规手术的组成部分。目前

中国儿童人工耳蜗植入术的病源大致如下所述。

一、儿童医院和妇幼保健院新生儿听力筛查系统来源

新生儿出生后,首先会在本地妇幼保健院进行听力筛查。未通过出生听力筛查的新生儿,满42d时接受复筛,仍未通过者,3个月时到具备听力诊断资质的机构进行诊断性听力测试,一旦确诊为听力损失,则根据其听力损失性质和程度接受指导干预,对于重度和极重度感音神经性听力损失儿童,则建议尽早进行人工耳蜗植入。

二、综合性医院听力诊断中心来源

目前大部分儿童在出现听力下降等症状时,家长会选择去当地大型综合医院的耳鼻咽喉科寻求诊治。因此,综合性医院的耳鼻咽喉科也是最常见的听力下降患者的来源,耳鼻咽喉科医师会根据其听力损失的性质和程度提供相应的诊疗方案。在各大医院就诊的听力损失患者中,患者信息可能会存在交叉,因为患者或听力损失儿童的家长在初次发现听力损失时往往难以接受,可能会去其他医院再次验证。

三、助听器验配门店来源

在听力损失群体中,有一大部分患者在发现自身听力下降后,由于对自己听力损失的性质和程度了解得不够透彻,前期咨询不足,或不了解人工耳蜗植入的方式等因素影响,会选择助听器店进行验配并试戴助听器以改善自身的听力问题。但由于助听器的输出功率有限,针对中高频声音的补偿效果不足,重度或极重度听力损失的患者配戴助听器仍无法满足日常生活和学习交流的需求。针对这类助听器效果欠佳或无效的患者群体,专业的助听器验配师会为患者进行听力知识普及,建议患者应植入人工耳蜗获取帮助。

四、人工耳蜗公司来源

当患者被确定符合人工耳蜗的适应证后,患者父母或本人可能会通过多种方式寻求人工耳蜗公司帮助。人工耳蜗公司技术服务人员多具有良好的专业背景,能够全面为患者和家长讲解人工耳蜗的相关知识,介绍人工耳蜗的手术流程,安抚患者和家长的急切心理,告知相应的医保政策、残疾人补助政策及社会爱心及慈善救助项目。

五、康复机构来源

现在全国各地均有专门的听觉言语康复机构,为尚未配戴或已配戴助听设备的听力损失儿童提供专门的听觉言语康复训练。部分听力损失儿童家长会因患儿的言语发育或发音

问题向康复机构咨询和寻求帮助,康复师在进行评估时也会发现部分重度听力损失患儿。

六、特殊教育学校来源

在全国各地的特殊教育学校中,有相当比例的听力损失学生。教师会通过学习能力评估发现部分重度听力损失的学生,也会建议学生家长到相关医疗机构咨询专业人员,明确诊断,明确是否符合人工耳蜗植入的适应证。

七、聋人协会、慈善基金会等社会组织来源

聋人协会覆盖全国,其中部分助听器效果较差的患者也会有人工耳蜗的使用需求。社会慈善基金会也从事重度听力损失者的救助,其中包括重度听力损失者。协会和基金会志愿者也会推荐重度听力损失者寻找人工耳蜗的帮助。

八、网络来源和其他来源

在信息化如此便利的社会,自媒体和网络也成了患者信息来源的渠道。当患者出现听力下降后,往往会第一时间通过网络论坛(如贴吧、博客等),网络视频(如优酷视频、腾讯视频等),搜索引擎(如百度),医生网站(如好大夫网)等不同的方式寻找治疗方案。网络上也不乏听力损失群体和人工耳蜗者自发组成的小群体论坛(如 QQ 群、微信群等)进行相关问题的咨询和讨论。网络已经成听力损失人群的信息来源的重要渠道之一。

当听力损失人群身边有亲人或儿童出现听力损失时,他们往往会给予热心的帮助和建议,比如推荐自己熟悉的医院及医生,或推荐自己认可的听力师、康复师等,其亲人或儿童往往最终会前往当地知名度更高、手术量更大的医院寻求诊断和治疗。

从上述患者来源可以看出,无论是哪个渠道,患者若想植入人工耳蜗,最终都会来到综合实力更强的专科或专科医院,寻找知名度更高、经验更丰富的专家会诊。患者从不同渠道获取的信息可能有所偏差,但作为专业人员,应具备丰富的专业知识,尽全力帮助患者,为其提供专业的咨询和指导,根据患者听力损失的病因和分类,进行专业的诊治。对于中 - 重度感音神经性听力损失,应及时指导验配助听器,对于重度或极重度感音神经性听力损失、助听器效果欠佳的患者则应指导及时植入人工耳蜗。人工耳蜗植入手术技术已经非常成熟,也能最大程度保证患者的安全和手术质量,帮助患者重获听力。

第三节　人工耳蜗植入术手术设备的配置和管理

为了加强医疗机构人工耳蜗植入技术临床应用的规划化管理,保障医疗质量和安全,国

家对开展人工耳蜗手术制订了相应的规范标准,也对人工耳蜗植入手术的设备配置制订了基本要求及管理条例。

1. 影像科设备　需有 3.0T 的 MRI、薄层 CT 和医学影像图像管理系统。如有条件最好配备术中 CT 或移动 X 射线机。

2. 手术室和麻醉相关设备　专用空气层流设施及麻醉设备的手术室,人工耳蜗植入手术时麻醉机要求配有呼气末 CO_2 模块,儿童人工耳蜗植入应该使用儿童麻醉机。术中需常备面神经监测仪(图 5-1)。

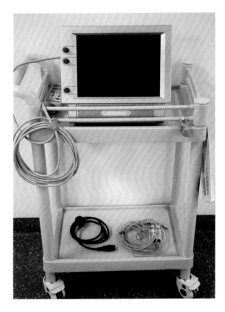

图 5-1　面神经监测仪

3. 专科手术设备　符合要求的耳科手术显微镜、耳钻、摄录系统、标准化的耳科手术器械和人工耳蜗植入手术专用器械。

(1)显微镜:人工耳蜗植入手术需要用耳脑科专用显微镜,应具有 360° 位置的转变功能,具备变焦和放大能力的双目显微镜。显微镜的光源应该是不小于 100W 的氙灯或 LED 光源。术前应检查显微镜的对焦和放大功能是否正常,灯光工作是否正常、亮度是否达到术者要求。耳科手术用显微镜的工作焦距应该在 250~300mm;工作焦距 >300mm 时显微镜镜头和操作的双手距离术区过远;<200mm 时显微镜镜头距术区过近,显微镜与操作的器械工具相互影响。术前应检查显微镜是否调节到平衡状态,前后、左右、上下呈对称平衡状态,一般所有的耳脑科显微镜都有左右、前后的平衡调整功能,上下平衡是通过改变显微镜主臂的配重调整,高水平显微镜是自动调节平衡或一键式平衡。检查显微镜摆放的位置是否达到术

中移动时的空间需求。一般显微镜应摆放在术者的对侧。行人工耳蜗植入手术时,如果配套手术录像监视系统,应在手术开始前消毒显微镜套,将监视系统与术者和助手的焦距进行同步调节。建议显微镜摆放在术者的对侧,且在手术室放置备用的显微镜(图 5-2)。

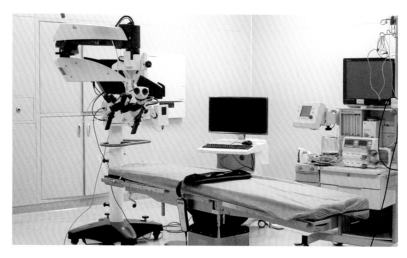

图 5-2　手术室显微镜和监视系统摆放

（2）耳钻:人工耳蜗植入手术对手术耳钻的转速有特定的要求,其转速应该能达30 000~40 000 转 /min。应有自动给水功能,术中最好使用自动给水功能代替助手打水,因为助手很难实现准确地同步给水。一般手术电钻的摆放位置应在手术床的脚下。耳钻的脚踏开关放在术者的右脚下(左侧可摆放电凝和电刀脚踏),方便术者操作。耳钻钻头分为切割钻和金刚砂钻(也称磨光钻),金刚砂钻头又分为粗金刚砂和细金刚砂,每种类型的钻头各有不同的直径规格,人工耳蜗术前需准备齐全,适用于不同解剖部位的骨研磨(图 5-3)。

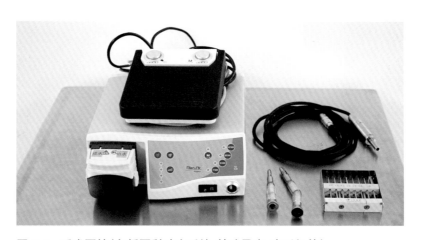

图 5-3　手术耳钻(包括耳科动力系统,钻头及直、弯手柄等)

（3）人工耳蜗手术专用器械：由于各品牌人工耳蜗植入体形态大小存在差异，电极粗细、软硬和长度存在差异，因此人工耳蜗植入专用器械也各不相同。人工耳蜗手术专用器械主要由各人工耳蜗产品厂家提供，其中主要包括皮肤定位模板、植入体模板、电极镊、电极叉、特殊规格的钻头（如 0.6mm 钻头可用于内耳开创，1.2mm 钻头用于面隐窝开放）、圆头针（直径 0.7~0.8mm，用于电极植入后组织填塞）。有些厂家还需配备电极推进器（图 5-4）。

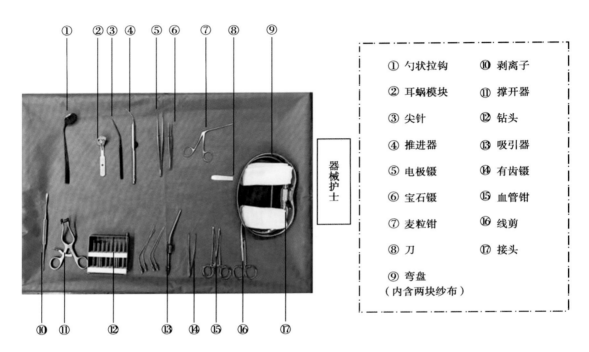

① 勺状拉钩　⑩ 剥离子
② 耳蜗模块　⑪ 撑开器
③ 尖针　　　⑫ 钻头
④ 推进器　　⑬ 吸引器
⑤ 电极镊　　⑭ 有齿镊
⑥ 宝石镊　　⑮ 血管钳
⑦ 麦粒钳　　⑯ 线剪
⑧ 刀　　　　⑰ 接头
⑨ 弯盘
（内含两块纱布）

器械护士

图 5-4　耳蜗常用手术器械摆放

以上器械需由手术室专人负责维护保养和管理，发现问题应及时检修，并需配备备用设备，避免术中发生故障造成手术无法进行。

第四节　常规人工耳蜗植入围术期护理要点

人工耳蜗植入围手术期的护理，可以保证术后的恢复效果，预防电极脱落，预防意外和并发症的发生。儿童人工耳蜗植入术由儿童医院和妇幼保健院主要开展。由于患儿具有多动好动等特点，手术前后常会出现烦躁、哭闹、意外跌伤等情况，尤其要避免病房患儿间互相打闹。术后前 3d 做好安全护理尤为重要，病床可使用床挡和护栏，叮嘱家属看护好患儿防止局部剧烈碰撞和挤压，避免头部外伤引起伤口出血、皮下血肿、植入体损坏移位及电极脱位等并发症的发生。

一、术前护理要点

（一）一般护理

术前 1d 遵医嘱做抗生素药敏试验,术中可能输血者,应做好交叉配血试验。剃除患侧耳郭周围头发,范围为距耳郭 5cm 范围,清洁患儿耳郭及周围皮肤,叮嘱患儿沐浴、更衣、修剪指甲等。术前 6h 禁食、4h 禁水,保证良好的睡眠,监测生命体征变化,预防上呼吸道感染。手术日早晨协助女性患儿梳理头发,以防手术时污染术野。术前 1h 给予止血药物,预防术中出血。进手术室时,允许家属陪同患儿至手术室门口,以减少患儿因焦虑、恐惧引起的哭闹,做好清洁处理及全身麻醉前、术前的常规准备。

（二）心理护理

因医院环境陌生、与家属分离等,患儿及家人容易产生恐惧、担忧等情绪。而人工耳蜗植入费用较高,家长经济负担较重、对手术期望过高等,易使家属产生焦虑心理。术前应及时与患者及家属进行有效沟通,消除对手术的恐惧。告知家属医院的环境、致聋疾病的特点、手术方法、麻醉方式,各项检查的目的及术前、术中、术后的注意事项,可为患儿及家属讲解成功的案例,术后康复的实施和中远期康复效果和愿景等。与患儿及家属建立依存互信的关系,帮助患儿及家属树立正确对待疾病和听力康复的信心。

二、术后护理要点

（一）一般护理

密切观察患儿生命体征的变化,尤其是呼吸、心率等。患儿发生呼吸急促或呼吸特别缓慢;指脉氧监护显示血氧饱和度低于 95%;呕吐频繁剧烈,烦躁明显,长时间嗜睡,畏光,厌食等,应立即通知医师处理。全麻患儿术后应保持平卧位 4~6h,头部偏向健侧,患耳朝上,防止呕吐物误吸及术后植入区域切口受压感染。如果术后患儿疼痛、饥饿、身体不适,导致哭闹不止时,建议家长平抱患儿,分散注意力,应注意有无呛咳,避免窒息,必要时给予镇静剂,尽量保持平卧位 4h 以上。有条件的医院病房可配备电视,有益的电视节目有助于缓解患儿的术后不良反应。如果患儿出现眩晕、恶心、呕吐、耳部麻痹、头痛等不适症状,可让患儿卧床休息 2~3d 后,再实施"三步起床法"(第一步平卧 3min,第二步半卧 3min,第三步床边静坐 3min 后再下床进行活动)。在此期间,避免过多活动头部,勿做剧烈摇头、低头和甩头等动作。术后应注意保暖,预防感冒。告知患儿勿用力打喷嚏、咳嗽,注意防止内耳逆行感染。因患儿表达不清,护理应耐心、亲切,可通过肢体语言安慰患者。

（二）饮食护理

术后 4~6h 患儿麻醉清醒后．应给予温凉、富含蛋白质、维生素及铁剂的流质或半流质饮食。小龄儿童喂食时需立抱，严禁平卧喂水，鼓励少食多餐，牛奶等奶制品在手术后 24h 后可开始喂给。逐步过渡到软食，3~4d 后视病情逐步改为普食。指导患儿多食新鲜蔬菜、水果，忌过热、辛辣刺激性食物、碳酸饮料及油腻食物，保持大便通畅。减少术侧咀嚼运动，尽量用健侧咀嚼，防止电极移位或脱落。

（三）环境要求

术后应注意保持室内空气新鲜、湿润，室温应保持在 20~22℃，湿度为 60%~70%。每日 2 次开窗通风。桌面、地面用含氯消毒液湿式擦拭，每日 2~3 次，减少尘埃飞扬。减少陪探视人员的走动，预防交叉感染。

（四）伤口护理

人工耳蜗植入术后一般给予加压包扎 5~7d，松紧度以能放下 1 根手指头为宜。术后注意观察伤口敷料是否完整，有无污染、松动、渗血、渗液及渗出物的颜色、性质与量，避免患儿搔抓尤其是在夜间睡眠时，以免伤口敷料脱落。换药时，要观察伤口局部有无红肿、渗血、渗液、加压包扎力度是否合适，注意伤口处有无皮下血肿以及周围血液循环情况，遵医嘱给予消炎治疗。

（五）并发症的预防与处理

1. 眩晕　观察患儿术后有无头晕、恶心、呕吐、不愿意下床活动等症状，出现这些症状一般先观察以上症状有无缓解，采取措施预防跌倒。

2. 感染　严格遵循无菌操作，预防感染；密切观察患儿生命体征的变化，尤其是体温的变化；保持局部敷料干燥、清洁，防止潮湿；感染可能继发于皮下血肿或积液，术后会给予加压包扎，若血肿、积液量多，应及时切开引流或抽出。

3. 排斥反应　由于机体对于非自体物质可能存在一定的排斥反应，所以对于人工耳蜗术后患儿也要观察体温及局部变化。排斥反应易与感染混淆，如确定为排斥反应，应遵医嘱给予相应的处理。

4. 面瘫　由于术中刺激（如电钻热损伤）、压迫、暴露面神经，术后可能会出现面瘫。因此，术后观察患儿有无口角歪斜、额纹消失、不能皱眉、眼睑不能闭合、鼻唇沟变浅或消失、不能鼓腮或吹气、进食时味觉减退或者消失等症状，若出现以上症状，应及时告知医生进行处置。如明确诊断为面瘫，则指导患儿用健侧咀嚼食物。指导患儿及家属按摩或者热敷患侧面颊，每日按摩或热敷 4~6 次，每次 15min 为宜。

5. 颅内并发症　观察耳鼻部有无水样液体流出，观察患者有无发热、意识、瞳孔有无变化，有无颈项强直、头痛、恶心、喷射性呕吐等情况发生，若有异常，应及时通知医生给予相应的处理。

6. 预防感冒　术后应告知家长出现感冒症状及时治疗,特别是鼻腔有脓涕时,应及时抗感染治疗,以避免上呼吸道逆行感染。禁止乘坐飞机、快速升降梯或坐车上下山,以免产生鼓室内负压,致使鼻咽部脓涕经过咽鼓管进入中耳,再通过植入电极周围的间隙进入内耳引起脑膜炎。

7. 出院指导　人工耳蜗植入术后,一般在术后 1 个月时开机,由调机师进行声音处理器的调试编程。告诉患儿及家长要有充分的心理准备,积极配合调机师。在患儿进行调机测试时应尽可能让其集中注意力,使调机师能够设定准确的阈值。对于人工耳蜗刚开机的患儿,医生需要叮嘱患儿的家长不要过度心急,应逐渐增加刺激量,让患儿能逐渐适应人工耳蜗的声音、进而喜欢佩戴耳蜗和聆听声音。由于患儿对人工耳蜗植入后听到的声音需要有一段适应过程,所以,患儿必须定期到医院进行调试,当患儿对聆听声音有不同需求时,患儿的家长应及时反馈给调机的听力师,并做好记录,根据患儿情况进行适当的调试,同时家长应及时做好并反馈语言康复训练的进展情况。

第五节　人工耳蜗植入后调试和使用保养

人工耳蜗植入术后需要定期进行编程调试,设定适宜的编码策略,并通过心理物理测试和其他辅助方法,如声场测听、言语识别阈测试、听神经反应遥测、电刺激镫骨肌反射和电诱发听觉脑干反应等,将植入耳蜗内的每个电极根据位置、频率和响度都调整到最为适宜的强度范围。开机后的声场测听是术后听力评估及编程调试的辅助检测之一,尤其对不能配合言语识别阈测试的低龄儿童更是判断其调机效果的主要检测手段。不同品牌的人工耳蜗对于最大刺激量、最小刺激量和编码策略等均有不同的命名方法,以 MED-EL 品牌人工耳蜗调试为例,心理声学测试内容主要为确定 T 值(听阈)和 M 值(最大舒适阈)。T 值是指不同频率的最小刺激强度,是听见与听不见的分界点也即听不见的最大声,M 值是指不同频率的最大刺激强度,是能听到的最大声与不适阈的分界点即最大舒适阈。测量患儿对人工耳蜗释放的电脉冲刺激的心理物理反应(强度定标测量),确定每个患儿能达到最佳效果的声音编码处理策略,设置对选定声音处理策略的最有效参数。

听神经反应遥测(auditory nerve response telemetry,ART),不同品牌人工耳蜗的名称可能不同,但是本质上是一样的,是对听神经末梢诱发复合动作电位(evoked compound action potential,ECAP)的记录。ECAP 阈值可以为调机提供一定的指导意义,但并不能直接作为阈值设置使用,因为患儿还存在主观耐受阈的差异。患儿每次进行调机时,医师均需要合理地安排时间,避免患儿身体疲劳,调机应进行多次、渐进地调试,以达到改善使用效果的目的。一般来说,在术后 3~4 周内可根据患儿情况进行开机,并定时进行回访。如第一次回访设置为术后 2 周,第二次回访设为术后 1 个月,随后在 3、6、12 个月各进行一次的定期调试和评估,稳定后可进行每年一次的常规调试。如在此期间,家长发现任何自行无法解决的听觉异常,应及时就诊、检测和调试。

一、人工耳蜗调试的基本流程

1. 建立患儿档案　根据要求填写相关信息,如患者姓名,性别,手术时间,植入侧别,植入体型号等。

2. 问诊　了解患儿的调机需求及使用状况,有无耳蜗畸形,有无听神经发育异常等特殊情况等信息。

3. 检查植入体和电极的工作情况　了解植入体和电极参数有无异常,如电阻是否稳定,接收 / 刺激是否正常,参考电极阻值是否正常,一旦发现植入体和电极工作异常,应注意随访复查并进行确认。对于不能恢复的硬件问题,可视实际情况告知手术专家进行再次手术置换植入体。

4. 检查处理器的工作状态　确保处理器无异常状态,体外机能正常工作。

5. 选择适合患儿的调试方式,根据患儿的需求进行调试。

6. 初步调试完成后应进行基本测试,如林氏六音的测试观察患儿的反应是否灵敏;响声工具测试观察患儿对声音是否敏感及大小声是否适宜;声场测听用于检测患儿对听阈是否进入正常听阈范围等。对反应较差的频率对应的电极进行不同的阈值调整。

7. 告知患儿及家长如何切换使用新程序,让其体会新程序的不同,适应新程序的设置,并进行相关性的康复训练。

8. 定期随访患儿人工耳蜗的聆听情况、使用情况和康复情况,并做好记录。

二、人工耳蜗的基本调试

对于刚开机的患儿来言,初始给予的刺激量不亦过高。因为对于婴儿来言,因其还没有听觉经验和聆听意识,一开始易产生惊恐、害怕等情绪,从而发生畏惧佩戴人工耳蜗的情况。婴幼儿典型的阈上刺激反应,如:突然静止不动;抬头寻找或看父母、医生和电脑;寻找安慰,如往父母怀里钻;用手拍头或手术部位;轻微的身体反射活动;玩耍活动的改变;惊讶、高兴、迷惑、担忧;哭闹、抗拒等反应,对不同听觉经验的患儿应采用不同的调试方案,建立其适当的条件反射,但同时应注意患儿感受到声音过大时的反应,如存在紧张行为、拧衣服、扭动玩具、缠绕手指;身体绷紧,肩膀僵硬;面孔发红,显得很烦躁;声刺激时眨眼;不安、哭泣、嘴唇颤抖;小心翼翼地摆弄发声玩具等,都可能是患儿感受到过大音量的表现。不要为了确定声音把孩子弄哭,应根据患儿的反应给予合适的刺激量,帮助其听觉经验逐渐从无到有,教导家长及时有效地观察患儿的听觉状况，并做好记录。研究表明，人工耳蜗植入的患儿在熟悉并适应了电声信号后，可以恢复较好的听力水平并建立良好的听觉功能。因此调机过程中刺激量的设置显得更为重要，需依据患儿的耐受程度及其他客观评价进行设置。

根据患儿的反馈及调机师的经验，针对性给予不同通道相应准确的刺激量，才能保证患儿的听感舒适度及言语的清晰发育。全面了解患儿的听力恢复状况，可以在调试前后进行声场测听、言语识别阈测试进而优化调节。

三、人工耳蜗的调试频率

对于大部分患儿而言，调试可分为前期(0~3 个月)、中期(3~6 个月) 和后期(6~12 个月)三个阶段，在此期间应依据调机师的专业建议及患儿的实际需求按时调机。做好专门的调试记录，在不同时期按照要求进行调整，以便尽早达到最适合的听觉阈值和最佳的听力水平。在患儿达到稳定期(1 年)以后，便可根据个体需要进行按需调机。但无论在哪个阶段，若发现患儿的听觉效果有所下降，都应及时根据情况进行调试校准。

四、人工耳蜗体外机的使用保养

1. 人工耳蜗体外机价值昂贵，为了使人工耳蜗植入患儿能长期从人工耳蜗设备获益，人工耳蜗体外机的使用保养意义重大。患儿家长日常对人工耳蜗体外机进行正确的使用，可有效避免错误连接对其造成损坏。掌握正确的佩戴方式有助于延长使用寿命，正确的佩戴习惯和良好的维护保养十分重要。

2. 人工耳蜗体外机属于电子产品，日常干燥保养十分重要。日常干燥分为基础干燥和加强干燥。基础干燥是指将人工耳蜗体外机进行拆分后，将不同的零部件放入带有物理干燥剂的密封盒中进行干燥。加强干燥是指将人工耳蜗体外机进行拆分后，放入电子干燥盒中进行干燥。但需注意声音处理器的电池不宜进行干燥。一般来说，干燥的时长和频率与使用者所处的地区气候有一定的关系，体外机的干燥频率大致为冬季一周 1~2 次，而湿热天气每天都应进行干燥。

3. 清洁　为了保持人工耳蜗体外机的正常工作，良好的清洁工作非常重要。清洁应准备弹性刷子、干净棉签、75% 及以上的医用酒精等，首先可用刷子清洁体外机表面的浮尘，尤其是麦克风孔、电池盒开关和线圈接口等部位。其次使用蘸有酒精的棉签擦拭体外机的金属部位，如导线及电池盒上的金属针，固定叉上的长针，电池盒仓里的金属接触点等。在清洁完成后不要立即使用，因为酒精内含有水分，应在清洁后及时进行干燥，干燥完成后方可组装使用。

4. 目前人工耳蜗体外机大部分还有导线，有的品牌已推出无线一体化处理器。对存在导线的处理器使用还应注意导线的维护和保护。

（1）注意导线插入方向，不要反插或歪曲，应详细阅读说明书，注意导线与处理器的连接，导线与线圈的连接方式和导线方向要正确。

（2）拔出和插入导线时应适度用力，避免用力过大损坏导线及其他部件。

（3）取拿处理器时，应将两端较重的部件托在手掌，避免让一头悬空，以防重力过大损伤导线。

（4）存放处理器时，导线应保持自然弯曲，避免打弯或随意团曲损伤。

（5）定期做好清洁养护，频率可设置为：冬季每月 1 次，夏季每周 1 次，避免导线接头被汗渍腐蚀和潮湿生锈。

（6）养成良好的使用习惯，因小龄儿童没有控制力，对导线的保护意识较为薄弱，此时家长应着重注意，避免幼儿抻拉导线造成损坏。

5. 电池的使用　人工耳蜗和助听器均使用不同类型和功率的专用电池：助听器常用的电池型号有 A675、A13、A312、A10、A5 等，而人工耳蜗专用的型号则为功率较大的 A675P 电池。不同电池型号的电压功率不尽相同，电压功率不同的电池混合使用可能会对处理器造成不同程度的损坏，因此建议不要将助听器与人工耳蜗电池进行混用，以防损坏处理器。

人工耳蜗植入术后并不意味着患儿可以立即恢复听力并直接开口说话，人工耳蜗的声音处理器需要经过专业人员调试，同时植入患儿还应加强科学的听觉言语康复训练，才能达到理想的康复效果。通常情况下，语前聋儿童听觉言语能力获得初步成效至少需要 6 个月，患儿及家长都应建立适当的期望值和正确的康复目标。

第六节　人工耳蜗植入术后的听觉言语康复

人工耳蜗植入手术效果受到多种因素的影响，主要包括患儿的内在因素和外部因素。内在因素包括患儿的植入年龄、耳蜗发育、听神经发育及自身的智力水平等，外部因素则包括植入的人工耳蜗产品性能、手术植入情况、选择的康复模式和家庭康复投入程度等。一般而言内在因素很难改变，能够改变的则为外部因素。儿童医院和妇幼保健院初期开展手术，选择与产品性能、技术支持和售后服务良好的品牌合作非常重要。因为一旦植入人工耳蜗，则预示着患儿及家庭需要长期同厂家打交道。对于术后的康复效果，很大程度上依赖于术后的听觉言语康复训练。因为对于患儿来说，到位的人工耳蜗植入只是为患儿重建了听力，至于最终能够获得最佳听能、良好的语言发育和流畅的表达交流，则需要强化对患儿的听觉言语训练。所以我们常说的一句话是：人工耳蜗重建的是听力，听觉言语康复的却是大脑。对于不同情况的患儿和家庭而言，选择适合的康复模式是康复成功的重要环节。以往提倡的做法是，人工耳蜗植入儿童应该在具备一定的听力语言康复训练条件、有经验的康复机构进行康复。

但近年来随着 3 岁前幼儿植入人工耳蜗的人数越来越多,家长更多地选择家庭康复。机构康复和家庭康复两种模式各有优势和局限性,家庭应全面了解并根据实际情况理性选择。

一、听觉言语机构康复

目前国内的康复机构主要有两种形式,分别为残联系统下设的公立康复机构和民办的私立康复机构。无论是哪种形式的康复机构,都应具备以下特点:

1. 康复机构为听力障碍儿童提供了利于强化使用助听器设备(包括助听器和人工耳蜗等)和言语康复训练的集体环境。语言交流能力是听力障碍儿童康复训练的重要目标,要实现这一目标,语言环境无疑是重要的。研究表明,术后以手语环境为主的人工耳蜗植入儿童其口语交流能力明显低于综合交流或口语教学环境下的儿童。听力障碍儿童术后入托康复机构、听力语言康复到一定水平后,绝大多数都能进入普通幼儿园,给听力障碍儿童创造一个喜欢交流、容易交流、丰富口语的语言环境是重要的。

2. 康复机构应具备丰富的教学资源。现在康复机构大部分能够提供适合不同年龄听力障碍儿童康复的教学资源,使听力障碍儿童能在游戏中学习语言,并能同时接受集体教学和个别化训练。教师可以通过集体教学观察患儿的聆听习惯和听觉能力,通过个体化训练进行有针对性的康复指导。

3. 康复机构教师水平整齐,能为听力障碍儿童提供相对科学的康复服务。康复机构的教师大都接受过专业康复技能培训,使听力障碍儿童术后即能得到有效的康复训练。儿童人工耳蜗植入者康复训练的方法与佩戴助听器的儿童类似,运用于助听器儿童的康复训练原则同样适用于佩戴人工耳蜗的儿童。二者的不同之处在于,人工耳蜗植入儿童大多能够获得可满足日常生活和学习需要的全频率听觉增益。因此人工耳蜗儿童要比重度佩戴助听器的听力障碍儿童更易察知不同频率,尤其中高频辅音是助听器很难补偿的。人工耳蜗儿童经过康复训练,通常能在较短时间内显示出对声音的敏感察知和理解。另外康复师多具备对小龄听力障碍儿童的评估技能,可根据儿童发展情况制订个体化训练计划并实施训练。

4. 机构康复可以使患儿得到全方位的康复服务。康复师是人工耳蜗技术服务小组的成员之一,每天接触听力障碍儿童,熟悉听力障碍儿童的个性、助听设备的使用情况、听觉能力和语言发展情况等,并能将这些信息及时反馈给家长、听力师和言语矫治师。小组服务能保证听力障碍儿童通过人工耳蜗技术服务获得最大收益。

当然入托机构训练也有一定的局限性。目前公立康复机构基本是不收费的,但也存在师资短缺、学位不足的情况。民办私立康复机构由于经费来源主要是康复训练,一次费用相对较高,特别是条件好的大城市的康复机构,康复费用更高,这不利于贫困听力障碍儿童的及时康复。随着人工耳蜗植入儿童的年龄越来越小,2 岁前植入人工耳蜗的儿童越来越多,对于年龄小、生活不能自理的儿童,康复机构康复接收是有困难的。开办亲子班、家长学校、网络教育、家庭康复等无疑是小龄儿童人工耳蜗植入的更佳选择。

二、听觉言语的家庭康复

从人工耳蜗植入儿童年龄范围小龄化发展趋势来看,家长参与、教师指导的家庭康复是未来儿童人工耳蜗植入术后康复的重要组成部分。家长是听力障碍儿童康复的第一任教师,家长对自己的孩子具有绝对的爱心和责任心。对小龄儿童来说,家庭康复具备机构康复不可替代的优势。

（一）家庭环境更适合小龄人工耳蜗植入儿童在自然的环境中习得语言

人工耳蜗植入手术的小龄化使人工耳蜗植入幼儿具备和健听儿童相近的语言习得时机和相似的语言发展基础,具备随时随地学习语言的潜力。因此小龄(尤其1岁前)植入人工耳蜗的听力障碍儿童完全可以像健听儿童一样在自然的生活环境中学习和发展语言,不需要专门的康复训练。但对于人工耳蜗植入较晚的听力障碍儿童,因为听力重建的延迟,语言中枢发育的滞后,术后听觉潜力仍需家长有效开发才能见到成效,因此家长参与听力障碍儿童的语言康复必不可少。

听觉口语法是1987年AVI(Auditory-Verbal International)提出的康复指导原则,听觉口语法是使听力障碍儿童学会使用通过助听器放大的残余听力,或通过人工耳蜗提供的电刺激信号来听取、理解语言,最终学会表达的方法。对人工耳蜗儿童植入而言,听觉口语法是教会儿童使用人工耳蜗的信号,最大限度地发展听觉能力继而发展口语语言的训练方法。听觉口语法训练的核心是培训家长,让家长全程参与康复训练。每周由家长带人工耳蜗植入儿童到康复机构,在教师的指导下进行个别化训练。教师手把手指导家长,根据儿童发展情况设定相应的家庭训练内容,教会家长如何在家庭自然环境中让儿童发挥学习语言的潜力,定期评估,根据评估结果随时调整康复计划。近年来一些康复机构根据家长的需求定期办亲子班、家长学校,也属于适宜小龄人工耳蜗植入儿童的康复模式。值得注意的是,在实施家庭康复的同时,不能忽视最终的康复目标,注意随时给儿童创造积极交流的语言环境。

（二）家庭康复可极大地减轻听力障碍儿童的家庭经济负担

听力障碍儿童听觉言语康复周期相对较长,入托康复机构所需费用不菲,尤其是在一线城市,给听力障碍儿童的家庭造成了相当大的经济压力,家庭康复则能极大地减轻家庭的经济负担。特别对于经济不发达和边远地区的家庭,家长选择机构康复多有不便,家长通过参加家长学校的培训、远程教育和网络指导等形式,获得康复知识开展家庭康复是最佳选择。

人工耳蜗植入手术是重度和极重度听力损失儿童获得听力康复语言的基础,术后康复训练是实现听力障碍儿童回归主流教育的必经之路。无论听力障碍儿童入托康复机构还是进行家庭康复,教师和家长的参与都是不可或缺的,起着同样重要的作用。需要注意的是,选择了机构康复,家长也不能置身事外;选择了家庭康复,还需要康复机构和专业人员的指导。机构康复和家庭康复可分主次、有侧重、协同合作,共同帮助人工耳蜗植入儿童高效发展听觉言语能力。

第七节　人工耳蜗植入项目介绍

经对国内外人工耳蜗临床手术的总结及国内十余年儿童人工耳蜗植入手术的实践和经验总结,常规人工耳蜗植入手术在儿童医院和妇幼保健院开展是可行的,也是未来中国儿童人工耳蜗植入的主流趋势。现将国家及社会来源的人工耳蜗救助项目做一简单介绍。

一、国家贫困聋儿(人工耳蜗)抢救性康复项目

为了贯彻落实《中共中央国务院关于促进残疾人事业发展的意见》,使贫困聋儿享有康复服务,中央财政安排专项补助资金实施中低收入家庭聋儿(人工耳蜗)康复救助项目,采取选择定点手术医院和定点康复机构的方式进行,每年为一定数量的聋儿实施人工耳蜗植入手术,并完成一年术后康复训练任务。

二、人工耳蜗社会救助项目

人工耳蜗社会救助项目是指由热心于公益慈善事业的企业、社团及个人捐赠资助贫困听力障碍人群,帮助他们实施人工耳蜗植入手术。社会来源的慈善项目主要有中华思源工程扶贫基金会"爱的分贝"、广州农商银行太阳基金会"无声的爱"和中国儿童少年基金会"美好声波"等项目。

以"爱的分贝"为例,它隶属于中华思源工程扶贫基金会,是由央视众多主播和主持人共同发起的针对贫困聋儿进行救助的公益项目,旨在通过人工耳蜗手术植入资助、听力语言康复资助、听力障碍儿童家长培训、爱耳知识宣传科普等形式,从资金支持、政策咨询、就医指导、康复教育培训等多个方面为听力障碍儿童及家庭提供支持和帮助。

人工耳蜗社会救助项目与国家救助项目相似,均设置了相应的资助条件,以达到资金利用效益最大化的目的。但是相较国家救助项目,社会救助项目资助条件相对宽松,资助的内容、方式更为灵活多样,受到了听力障碍人群的广泛认可。

三、医保报销和自费人工耳蜗植入数量逐年递增

近年来随着人工耳蜗国家项目和社会项目的广泛开展,部分省市已将人工耳蜗材料纳

入了医保报销范围。

随着人工耳蜗植入群体的不断扩大,全国人工耳蜗发展快速,防聋治聋工作成效卓著。尽管如此,基于我国庞大的听力障碍人群基数及各个省市区域差异化的条件,如何进一步将人工耳蜗植入的覆盖面扩大和效率提高,仍是一项值得深入探索的伟大工程。

 专家点评

1. 人工耳蜗植入涉及的专业领域包括医学、教育、生物医学工程、康复、心理等诸多领域、建立一个涉及相关领域的人工耳蜗植入工作团队和一套完善的工作体制,追踪每一个人工耳蜗植入手术患儿的术前,术中及术后康复情况,植入的人工耳蜗才能发挥最大的作用。

2. 开展人工耳蜗植入手术需要遵循循序渐进、逐步开展原则,寻找适合自己医院的模式,手术医师要有严格的颞骨解剖训练,熟悉面隐窝入路的解剖结构。

3. 开展一段时间、完成一定手术例数后,医院可申请人工耳蜗植入定点医院。

4. 术后定期进行人工耳蜗的调机和保养,患儿及家长都应建立适当的期望值和正确的康复目标,重视家庭康复的作用。

参考文献

[1] 时海波,冯艳梅,陈正侬,等.人工耳蜗植入团队培训及教学的体会.听力学及言语疾病杂志,2016,24(3):277-279.
[2] 于亚君.人工耳蜗植入术的围手术期护理.中国中医药咨讯,2011(21):163.
[3] 赵洋梅,于维秀,郑天娀.人工耳蜗植入术围手术期的护理.西南国防医药,2016,26(2):202-203.
[4] 叶爱钦,陈曦,黄梅芳,等.先天性内耳畸形患儿人工耳蜗植入术的护理.解放军护理杂志,2010(21):53-55.
[5] 陈阳,高磊,邱建华.语前聋儿童人工耳蜗植入后的调机与声场评估.中华耳科学杂志,2007,5(1):18-20.
[6] 龙墨.小儿人工耳蜗植入术后康复-机构康复和家庭康复模式探讨.中国听力语言康复科学杂志,2008,3:74-76.

第六章

儿童人工耳蜗植入的手术时机和禁忌证

人工听觉植入最根本目标应满足患者听觉语言交流需要,对于重度或极重度感音神经性听力损失者,配戴助听器无效或微效,明确诊断病变部位位于耳蜗内,均可选择人工耳蜗植入。

第一节　儿童人工耳蜗植入的患者选择

一、植入年龄

2013 年中国《人工耳蜗植入工作指南》指出,儿童人工耳蜗植入年龄通常为 12 月龄 ~6 岁,植入年龄越小效果越佳,但要特别预防麻醉意外、失血过多、颞骨内外面神经损伤等并发症。目前不建议 6 月龄以下的患儿植入人工耳蜗,但脑膜炎导致的耳聋因面临耳蜗骨化的风险,建议在手术条件完备的情况下尽早手术。6 岁以上的儿童或青少年需要有一定的听力言语基础,自幼有助听器配戴史和听觉言语康复训练史。

目前各国都在重新界定人工耳蜗植入年龄下限(12 月龄),对于极重度儿童患者植入时间越早效果越好是共识。有研究显示 8 月龄患儿植入的早期康复效果好于 12 月龄以上植入,国外个别病例在 4 月龄进行超早期植入。目前德国、澳大利亚去除了对人工耳蜗最低植入年龄的限制,对必须植入的患者增加新的评估标准(体重、头围等),真正实现了早期干预。儿童早期接受人工耳蜗植入具有明显的优势,可以尽早暴露在语言环境下,增强语言技巧、言语质量、扩展表达和接受的词汇量。

二、听力损失程度

一般要求为双耳重度或极重度感音神经性听力损失,患儿配戴助听器 3~6 个月无效或者效果不理想应行人工耳蜗植入,极重度听力损失患儿可考虑直接行人工耳蜗植入。但在我国 2018 年发布的《婴幼儿听力损失诊断与干预指南》中指出即便主、客观听力学测试均未引出反应,也不意味着患儿没有残余听力,应早期验配助听器,尤其 1 岁以内的婴儿不应放弃助听器验配。

人工耳蜗植入听力学适应证一般标准为客观听力学评估:短声 ABR 反应阈值 >90dB nHL,40Hz 听觉事件相关电位 1 000Hz 以下反应阈值 >100dB nHL,听性稳态反应 2 000Hz 及以上频率阈值 >90dB nHL;耳声发射双耳均未通过(听神经病患者除外)。主观听力学评估:行为测听裸耳平均阈值 >80dB HL。在近一两年,在日本、韩国、美国和部分欧洲国家人工耳蜗听力植入范围从过去的 90dB 降低到 70dB。

另外,对于低频残余听力较好,但 2 000Hz 及以上频率听阈 >80dB HL,配戴助听器使用移频功能不能满足语言康复需要者,可行人工耳蜗植入(图 6-1)。但对于检测不到任何残余听力的患者,应向本人或监护人说明术后听觉康复效果欠佳的风险。对于语后聋儿童:双耳纯音气导平均听阈 >80dB HL 的极重度听力损失;助听后声场评估助听后听阈 >50dB,且听力较好耳的开放短句识别率 <70% 的重度听力损失,需要植入人工耳蜗。

在婴幼儿选配助听器 3~6 个月观察助听效果,效果不理想被定义为在发展简单的听觉

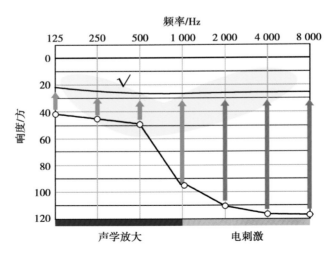

图 6-1 陡降型听力损失保留残余听力人工耳蜗植入后的声 - 电联合刺激

≤1 000Hz 的中低频存在较好的残余听力,可以通过同时配戴助听器声学放大补偿听力;而 >1 000Hz 的中高频通过人工耳蜗电刺激重建听力。

技能方面落后,助听听阈 2 000Hz 以上频率 > 50dB HL。在 3~6 个月期间进行适当的助听器放大和听觉训练,用有意义听觉整合量表、早期言语知觉测验、小龄儿童听觉发展问卷等方法量化助听器收益。

在儿童中,根据儿童的认知语言技能,配戴助听器获益有限是指进行 55dB HL 声压级(SPL)的声场言语识别测试,助听后言语识别率(闭合式双音节词)得分≤70%;在多音节词汇邻域测试(meaningful auditory intergration scale,MLNT)或词汇邻域测试(lexical neighborhood test,LNT)中,正确率≤30%。

在我国儿童助听器验配专业人员、硬件设备、技术水平各地区差异较大,大多数地区进行植入人工耳蜗的医院并不具备为 3~12 月龄婴儿进行助听器最佳验配的条件,因此对已经确诊为极重度听力损失的儿童再试用效果不达标的助听器 3~6 个月,没有起到刺激听觉系统发育的效果,反而会耽误其最佳的康复时间,对于那些发现较晚、就诊时年龄偏大的语前聋儿童,更是如此。

三、耳聋基因在人工耳蜗植入手术适应证选择中的应用

GJB2 基因缺陷所导致病变部位仅涉及内耳毛细胞突触前结构;线粒体 12S rRNA 基因:*A1555G* 或 *C1494T* 突变在 12S rRNA 的 A 区形成一个新的结合碱基对,与氨基糖苷类药物结合后损伤毛细胞。还有研究报道 *DFNA9*(*COCH* 基因)、*MYO15A*、*MYO6*、*MYO7A*、*TECTA*、*TMPRSS3*、*TMC1* 和 *ACTG1* 等基因突变患者人工耳蜗植入效果较佳,*TIMM8A* 基因突变人工耳蜗植入效果差。*TMPRSS3*、*PCDH15* 基因突变,即使术后表现良好也可能会出现进行性听力减退,可考虑选择抱蜗轴电极,以便植入后可根据残余螺旋神经节坏死进展情况进行刺激模式和范围的调整。

内耳畸形中前庭水管扩大[伴或不伴 IP-Ⅱ(Mondini 畸形)]最常见,约占内耳畸形患者78%,因低频听力较好手术时要注意保留残余听力和预防“镫井喷”现象;*POU3F4* 基因突变所致的 IP-Ⅲ内耳畸形,蜗轴缺失需要选择靠耳蜗外侧壁的直电极,手术时最好进行床旁 CT 或 X 光验证植入位置避免电极进入内耳道。

听神经病根据听力损失部位可分为听神经病变型(突触后型)(*PJVK*、*MPZ*),听突触病变型(突触及突触前型)(*OTOF*、*DIAPH3*、*SLC19A2*、*SLC17A8*)和非特异性(线粒体相关,*OPA1*)三类,听突触病变型和非特异性手术效果一般较好。

对于综合征型听力损失的致聋基因多达 400 多种,且由于涉及身体多个系统,导致很多共同的临床表型,随着医学科技进步和社会经济发展,一些严重的综合征患者的生存率越来越高,对此类患者开展多学科合作对全身状况和耐受能力进行评估,结合临床听力学对人工耳蜗效果进行预判。

第二节　儿童人工耳蜗植入的手术禁忌证

人工耳蜗植入的禁忌证可能包括由第Ⅷ对脑神经或脑干损伤引起的听力损失,包括绝对禁忌证和相对禁忌证。

CT/MRI检查证实耳蜗没有发育、内耳严重畸形(例如 Michel 畸形);听神经缺如或中断;严重的精神疾病,严重的精神发育迟滞;未根治的急性或慢性中耳炎和乳突炎(除分泌性中耳炎)属于绝对禁忌证。

相对禁忌证包括:不能耐受手术或麻醉(例如心肺功能不全、血液病等),不受控制的癫痫病,家庭无法配合或者无条件进行术后康复训练,监护人和/或植入者本人对人工耳蜗植入没有正确的认识和适当的期望值。

内耳结构异常者,包括共同腔畸形、耳蜗发育不良、耳蜗骨化、内耳道狭窄等,多数可施行人工耳蜗植入,但术前应组织病例讨论,术前、术中进行更全面的听力学检查如 EABR 等,推荐使用面神经监测,但术后效果个体差异较大,推荐使用 EABR、ESRT 以及 CAEP 来评估和指导调试人工耳蜗。

对于慢性中耳炎伴有鼓膜穿孔者的人工耳蜗植入,可采用Ⅰ期或Ⅱ期手术。在Ⅰ期手术中,通过进行鼓室成形术消除中耳和乳突腔内疾病,再进行人工耳蜗植入;Ⅱ期手术即先行病灶清除、修复鼓膜穿孔或封闭外耳道,然后 3~6 个月后进行人工耳蜗植入。

第三节　特殊情况人工耳蜗植入临床实践的指导性建议

一、脑白质病患儿的人工耳蜗植入

随着手术适应证的不断扩展,一些中枢神经系统病变,如脑性瘫痪、脑白质病变等,不再是人工耳蜗植入的绝对禁忌证,很多中枢神经系统病变的患儿也接受了人工耳蜗植入术。有研究显示 20% 的双侧极重度听力损失者在 MRI 检查时发现明显的大脑异常表现,其中,脑白质病变是最常见的类型,约占 70%,这可能与患者出生前后经受的大脑损伤如感染、缺血、缺氧或早产等有一定联系,也可能与遗传或免疫、炎症、环境等因素引起的脑白质髓鞘异常有关。

有研究也显示,部分脑白质发育异常患儿人工耳蜗植入术后通过正规的康复训练,听力言语康复效果能达到无脑白质病变的语前聋患儿相同的水平。脱髓鞘病变主要导致神经传导同步化不良,使用慢压缩及言语增强功能的助听器对其部分有效,人工耳蜗电流刺激对神经系统来说是强刺激,可以比较好地纠正听神经远端传导同步化不良的问题,特别是对于上坡型的感音神经性听损合并脑白质病变的儿童,如果临床因 click-ABR 较轻,如 80dB nHL,就推荐选配助听器,可能会出现无法康复,此类患者一定要重视中、低频听力检测,得到 500Hz、1 000Hz 的准确听阈,如果 500Hz、1 000Hz 听阈大于 90dB nHL,助听器选配 3~6 个月不能达到满意效果的,可以考虑植入人工耳蜗以获得较好康复效果。但也有学者推测大脑病变将可能导致神经发育迟缓,继而对后期人工耳蜗植入术预后起制约作用。

故如果 MRI 发现有脑白质病变,需要尽早行智力、神经系统体征检查及 MRI 复查。如果智力、运动发育无倒退、除听力、言语外其他功能基本正常,神经系统检查无阳性锥体束征或者体征变化,MRI 脑白质病变区无高信号(DWI 像);动态观察(间隔大于 6 个月)病变无扩大,可考虑人工耳蜗植入。

二、听神经病患儿的人工耳蜗植入

听神经病(听神经病谱系障碍)是种特殊的神经性听力损失,为内毛细胞、听神经突触和/或听神经本身功能不良所导致的听力损失。听力学检测有其典型特征,表现为耳声发射(OAE)和/或耳蜗微音电位(CM)正常而听觉脑干反应(ABR)缺失或严重异常。

40% 的听神经病与遗传因素相关,不同的基因突变导致的听力损失部位不同,根据听力损失部位可分为听神经病变型(突触后型),听突触病变型(突触及突触前型)和非特异性(线粒体相关)三类。基于不同的基因突变,引发不同部位听力损失病理改变及人工耳蜗作用原理不同,人工耳蜗植入术后预后不同。突触及突触前型处于内毛细胞或内毛细胞与听神经形成的传入突触,而听神经纤维正常,如突触 *OTOF* 及突触前型 *DIAPH3* 基因引起,此类患者行人工耳蜗植入术后效果较好,与普通感音神经性听力损失植入耳蜗效果几乎无差异。其余由窒息及黄疸引起的听神经病患者植入耳蜗可能无效或者效果较差,因此术前必须告知患者和/或监护人相关风险。

《婴幼儿听神经病谱系障碍诊断及处理指南》中特别指出,除了常规的儿童人工耳蜗植入标准外,听神经病在一些儿童患者中有听功能的显著提高甚至恢复的可能。因此需告知其父母:在患儿 2 岁前,听功能存在恢复或部分恢复的可能性,在听力学检测明确提示为永久性听神经病之前是否考虑人工耳蜗植入,指南建议植入年龄推迟到 2 岁是合适的。而美国科罗拉多州立儿童医院的处理策略是:0~6 月龄,在没有获得可靠的行为听阈前不能干预,此阶段主要是对家长进行相关咨询和宣教;6~9 月龄,如果通过反复测试得到可靠的行为听阈或 CAEP 阈值,推荐使用助听器;9~12 月龄,如果助听器无效而且父母希望寻求人工耳蜗植入,则建议进行人工耳蜗植入。

三、双侧人工耳蜗植入

自 1988 年第一例双侧人工耳蜗植入报道以来,随着研究的深入,双侧人工耳蜗植入者在安静和嘈杂的环境中言语理解能力大幅提高,声源定位能力得到改善,同时也减少了听残人士的社会限制和抑郁情绪,使患者获得更自然的声音感受,促进听觉言语和音乐欣赏能力的发展。这些在文献中被报道出的好处使得越来越多的专业人士建议双侧人工耳蜗植入作为首选的医疗手段。2012 年欧洲儿童 BCI 论坛声明婴儿或儿童应在明确诊断听力损失后尽快接受双侧人工耳蜗植入,以获得最佳听觉发育;2013 年美国的 WSHA(Washington State Health Care Authority)组织建议成人和儿童均可行双侧同期或分期人工耳蜗植入;2013 年我国修订的《人工耳蜗植入工作指南》中也推荐了 BCI,指导意见建议可以选择双侧同时植入或顺序植入,顺序植入两次手术间隔越短,越有利于术后言语康复,目前针对患儿推荐的建议是应同时进行植入或间隔小于 1.5 年,其适应证与人工耳蜗植入相同。

四、单侧听力损失的人工耳蜗植入

非对称性听力损失是指双耳间听力存在差距,泛指双耳听敏度存在一定程度的不对称,极端例子是差耳为全聋,而对侧耳听力正常或仅有轻度听力损失,一般将这种极端例子称为单侧听力损失(unilateral hearing loss,UHL)或单侧聋(single-sided deafness,SSD)。

多项研究表明人工耳蜗植入可以获得双耳听力,双耳聆听可以利用头影效应、双侧抑噪效应和双侧整合效应改善听力和提高声源辨别能力,改善单侧聋患者的生活质量,且较传统的单侧聋干预方法(如使用骨导助听设备和 CROS)效果好。Tavora-Vieira 等学者对植入人工耳蜗的 SSD 患者的长期听力(CI 使用时间在 4 至 10 年之间)进行评估,得出获得双耳听力对 SSD 患者具有重要意义,CI 用户在语音理解、良好定位和生活质量方面具有长期优势的结论。

当非对称性听力损失达到单侧聋的程度,即单侧耳听力损失达到重度或极重度感音神经性听力损失且助听效果不佳时,就可以考虑在听力较差耳植入人工耳蜗。儿童和成人单侧听力损失人工耳蜗植入指征不同,对于先天性或早发的单侧聋患者人工耳蜗植入时机尚无定论,部分国家建议单侧聋最佳植入年龄在 2.5 岁之前,以及听觉剥夺时长超过 4 年则需谨慎考虑植入。对于大龄儿童和成人确诊单侧聋后也应推荐尽早人工耳蜗植入,这对于那些好耳有发展为显著性听力下降风险的患者尤为重要。术前对所有潜在适应证患者均应进行头部 MRI 检查以排除听神经异常,因为有超过 50% 的单侧聋儿童蜗神经发育不良,而蜗神经异常往往是人工耳蜗植入的禁忌证。

综上,非对称性听力损失特别是单侧聋会造成患者声源定位能力缺失、噪声下言语理解能力下降,并往往伴有严重耳鸣,从而对患者的学习和生活均造成困扰。如果不及时干预,大脑听觉中枢的不良重塑会造成不可逆的损害,因此,对非对称性听力损失特别是单侧聋患者应积极干预。迄今,人工耳蜗植入是可以恢复单侧聋患者功能性听力并可能恢复双侧听力的唯一方法,如果没有禁忌证应积极考虑尽早在患耳植入人工耳蜗。一侧已经植入人工耳蜗的双侧聋患者经过评估符合植入标准的也要积极考虑尽早在对侧耳植入人工耳蜗。但必须说明的是,中国尚未正式将单侧聋纳入人工耳蜗植入适应证,故应谨慎实施。

专家点评

1. 儿童人工耳蜗植入年龄通常为 12 月龄至 6 岁,植入年龄越小效果越佳,但一般为 6 月龄以上。

2. 听力损失程度要求主、客观听力评估,客观听力学评估:短声 ABR 反应阈值 >90dB nHL,40Hz 听觉事件相关电位 1 000Hz 以下反应阈值 >100dB nHL,听性稳态反应在 2 000Hz 及以上频率阈值 >90dB nHL;耳声发射双耳均未通过;主观听力学评估行为测听裸耳平均阈值 >80dB HL。助听后听阈和言语语言评估对患者选择有重要意义。

3. 儿童人工耳蜗植入的禁忌证包括绝对禁忌证和相对禁忌证,术前应进行充分的医学评估。

4. 特殊情况(如脑白质病、听神经病、单侧聋等)也可以从人工耳蜗植入中获益,但是需要综合评估,审慎手术。

参考文献

［1］卢伟,雷一波,范凯慧.人工耳蜗植入的临床应用及发展趋势.中国医疗器械信息,2015,21(2):19-23.

［2］王国建,韩东一.人工耳蜗植入临床适应证的进展.中国医疗器械信息,2015,21(02):9-12.

［3］韩东一,郗昕.人工耳蜗植入适应证的选择.中国医学文摘(耳鼻咽喉科学),2007,22(5):254-256.

［4］高志强,杨仕明.中国人工耳蜗临床指南补充和修订的思考.中华耳科学杂志,2019,17(02):142-143.

［5］中华耳鼻咽喉头颈外科杂志编辑委员会,中华医学会耳鼻咽喉头颈外科学分会,中国残疾人康复协会听力语言康复专业委员会等.人工耳蜗植入工作指南(2013).中华耳鼻咽喉头颈外科杂志,2014,49(2):89-95.

［6］戴朴,郗昕,孙喜斌,等.人工耳蜗植入工作指南(2013)修订解读.中华耳鼻咽喉

头颈外科杂志,2014,49(2):96-102.

[7] SAMPAIO A L,ARAÚJO M F,OLIVEIRA C A.New criteria of indication and selection of patients to cochlear implant. International Journal of Otolaryngology, 2011,(1):573968. doi:10.1155/2011/573968.

[8] TESCHNER M,POLITE C,LENARZ T,et al. Cochlear implantation in different health-care systems:disparities between Germany and the United States. Otology & Neurotology,2013,34(1):66-74.

[9] 国家卫生健康委员会新生儿疾病筛查听力诊断治疗组.婴幼儿听力损失诊断与干预指南.中华耳鼻咽喉头颈外科杂志,2018,53(3):181-188.

[10] EGILMEZ K,KALCIOGLU O,TAYYAR M. Cochlear implant:indications, contraindications and complications. Scripta Scientifica Medica. 2015,47(4):9-16.

[11] MANRIQUE M,ZUBICARAY J,RUIZ DE ERENCHUN I,et al. Guidelines for cochlear implant indication in Navarre. Anales del sistema sanitario de Navarra, 2015,38(2):289-296.

[12] SAMPAIO A L,ARAÚJO M F,OLIVEIRA C A. New Criteria of Indication and Selection of Patients to Cochlear Implant. International Journal of Otolaryngology, 2011;2011:573968. doi:10.1155/2011/573968. Epub 2011 Oct 13. PMID: 22013448; PMCID:PMC3195958.

[13] PETROV S M. Bilateral cochlear implantation:indications for fitting of the implants. Journal of Medical Implants & Surgery,2017,2(1):1-3.

[14] CHEN Z,YU D. Indications and common surgical approaches for cochlear implantation in China. ORL J Otorhinolaryngol Relat Spec,2009,71(4):187-915.

[15] BASURA G J,EAPEN R,BUCHMAN C A,et al. Bilateral cochlear implantation: current concepts,indications,and results. Laryngoscope,2009,19(12):395-401.

[16] CHANG K W. Genetics of hearing loss-nonsyndromic. Otolaryngol Clin North Am. 2015,48(6):1063-1072.

[17] FOULON I,VLEURINCK L,KERKHOFS K,et al. Hearing configuration in children with cCMV infection and proposal of a flow chart for hearing evaluation. Int J Audiol,2015,54(10):714-719.

[18] HOOD L J. Auditory neuropathy/dys-synchrony disorder:diagnosis and management. Otolaryngol Clin North Am,2015,48(6):1027-1040.

[19] 闫艳.听神经病谱系障碍人工耳蜗植入疗效及其与基因的相关性分析.中国人民解放军医学院,2016.

[20] 张雪媛,梁茂金,刘佳浩,等.脑白质病变程度对语前聋患儿人工耳蜗植入术后听觉言语康复的影响.临床耳鼻咽喉头颈外科杂志,2017,31(08):592-597.

[21] 张鸿宇.脑白质异常的语前聋患儿人工耳蜗植入术后康复效果分析.福州:福建医科大学,2016.

[22] 赖倩,钟时勋.脑白质异常聋儿人工耳蜗植入后效果初步分析.中华耳科学杂志,2016,14(02):202-207.

[23] ROUILLON I,MARCOLLA A,ROUX I,et al. Results of cochlear implantation in two children with mutations in the OTOF gene. International Journal of Pediatric Otorhinolaryngology,2006,70(4):689-696.

[24] 苏钰,戴朴.耳聋基因诊断在人工耳蜗植入中的应用.中华耳科学杂志,2018, 16(06):785-790.

[25] 张秋静,王秋菊.听神经病谱系障碍的病变部位和定位分型诊断.中华耳科学

杂志,2015,13(02):202-205.

［26］HUANG T,SANTARELLI R,STARR A,et al .Mutation of OPA1 gene causes deafness by affecting function of auditory nerve terminals. Brain Research,2009, 1300:97-104.

［27］杜海侨,李佳楠,冀飞,等．双侧人工耳蜗植入的研究进展．中华耳科学杂志, 2018,16(04):493-498.

［28］BOISVERT I,MCMAHON C M,DOWELL R C. Long-term monaural auditory deprivation and bilateral cochlear implants. NeuroReport,2012,23(3):195-199.

［29］OFFECIERS E,MORERA C,MULLER J,et al. International consensus on bilateral cochlear implants and bimodal stimulation. Acta Otolaryngol,2005,125(9): 918-919.

［30］BALKANY T,HODGES A,TELISCHI F,et al. William House Cochlear Implant Study Group position statement on bilateral cochlear implants. Otol Neurotol,2008, 29(2):107-108.

［31］RAMSDEN J D,GORDON K A,et al. European Bilateral Pediatric Cochlear Implant Forum Consensus Statement. Otol Neurotol,2012,33(4):561-565.

［32］GROTHE B,PECKA M,MCALPINE D. Mechanisms of sound localization in mammals. Physiol Rev,2010,90(3):983-1012.

［33］MARIA P L,JOHN S O. When is the best timing for the second implant in pediatric bilateral cochlear implantation? . Laryngoscope,2014,124(7):1511-1512.

［34］银力,高珊仙,屠文河,等．单侧聋患者人工耳蜗植入的进展．听力学及言语疾病杂志,2017,25(2):210-215.

［35］ZEITLER D M,DORMAN M F. Cochlear implantation for single-sided deafness: A new treatment paradigm. Journal of Neurological Surgery Part B:Skull Base, 2019,80(2):178-186.

［36］TÁVORA-VIEIRA D,RAJAN GP,VAN DE HEYNING P,et al. Evaluating the long-term hearing outcomes of cochlear implant users with single-sided deafness. Otol Neurotol. 2019,40(6):e575-e580.

第七章

儿童人工耳蜗植入的影像学评估

人工耳蜗植入术（cochlear implantation，CI）是重度及极重度感音神经性听力损失（sensorineural hearing loss，SNHL）患者获得听力的唯一途径。这章我们重点讨论在 CI 术前、术后耳鼻咽喉科医师需要了解的影像学内容，包括术前术后选择正确的影像学检查方法、内耳畸形影像学分类及表现、手术禁忌证等。

第一节　影像学评估方法及应用

一、X 线检查

内耳 X 线检查仅能显示内耳重叠较少的结构，如乳突窦、乳突气房等，对于内耳畸形的检出意义不大，现已不作为术前常规检查方法。内耳 X 线检查因操作简便，辐射剂量低及价格低廉，可用于 CI 术后评估，观察电极列的走行以及数目，但其对电极位置、电极与耳蜗内部结构关系显示不清，对术后并发症的发现有一定的限度。术后常用的摄影体位有侧位、改良斯氏位等（图 7-1）。

二、CT 检查

由于颞骨结构非常细小并且解剖结构复杂，亚毫米层厚的颞骨 HRCT 扫描通过多平面重建技术（multiplanar reconstruction，MPR）、曲面重

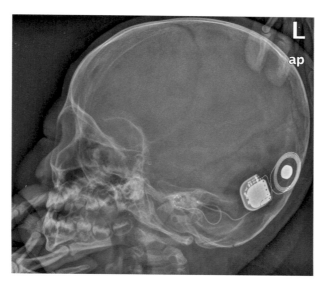

图 7-1　人工耳蜗植入术后头颅侧位 X 线片
清晰显示电极列的走行以及数目。

建技术（curve planar reconstruction，CPR）、容积再现技术（volume rendering technique，VRT）可以清晰地显示颞骨内细小的内耳骨性结构，包括耳蜗、半规管、前庭及内耳道等骨性结构（图 7-2），并同时观察外中耳、乳突、乙状窦、颈静脉窝等的形态与位置，是 CI 术前评估患者是否

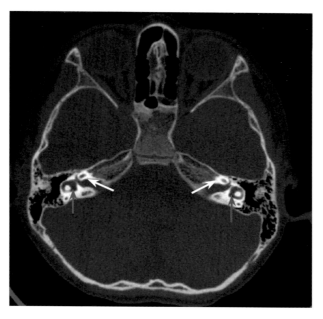

图 7-2　颞骨水平位 HRCT 表现（典型前庭层面，骨算法）
清晰显示耳蜗（白箭头）、半规管、前庭（蓝箭头）及内耳道等骨性结构。

存在内耳畸形、CI 禁忌证以及其他 CI 手术风险因素的主要方式之一。CI 术后颞骨 HRCT 检查及多种图像重建技术可降低射线硬化效应伪影,精确显示单个电极及电极之间的连接,并显示了电极的位置、电极走行、电极植入数目、植入圈数及术后耳蜗的详细解剖结构,判断电极有无移位、扭曲等(图 7-3)。与 X 线相比,CT 检查在图像质量和显示电极植入形态、位置及内耳细微结构显示具有明显的优势。

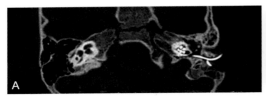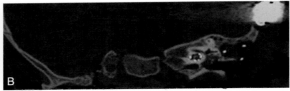

图 7-3 颞骨 HRCT 重建(骨算法)
电极自蜗窗植入耳蜗底转,可清晰识别电极对的走行、耳蜗内电极的旋转以及电极插入耳蜗内的深度。A. 水平位重建;B. 冠状位重建。

颞骨 HRCT 检查时嘱患儿仰卧位,双侧对称,扫描范围包括整个外耳道下壁到颞骨岩部上缘。检查以水平位薄层螺旋扫描为主,采用骨算法,并辅以图像后处理技术,获得冠状位及其他 MPR。扫描参数为:电压 120kV,电流量 120mA,矩阵 512×512,扫描层厚为 0.5~1.0mm,螺距≤1,重叠扫描;窗宽 3 500~4 000Hu,窗位 600~700Hu。

三、MRI 检查

随着 MRI 技术发展,其对 CI 术前评估越来越重要。MRI 具有良好的组织对比,T_2 加权序列提供了神经和脑脊液以及膜迷路和骨迷路之间的最佳对比(图 7-4)。术前头颅 MRI 检查可以用于评估患儿脑发育情况,内耳 MRI 检查评估患者内耳膜迷路以及听神经的发育情况。CI 术后是 MRI 检查的相对禁忌证。由于植入物是金属材质,术后 MRI 检查图像会产生金属伪影干扰,植入者有磁铁移位及电极极性反转的风险,尤其是高场强磁共振。但随着电极材料的更新换代以及磁共振扫描技术的发展,术后 MRI 检查已成为可能。因此术后 MRI 检查前仔细阅读人工耳蜗说明书,告知检查者风险,如能移除磁铁应尽可能移除。

内耳 MRI 检查采用头颅线圈,包括轴位、冠状位扫描。扫描参数为 T_2WI,层厚 2.0~3.0mm,层间距 0~1mm,矩阵 432×432。内耳磁共振水成像采用高分辨率 3D-T_2W 序列扫描,层厚 0.6~1.0mm,层间距 0.3mm,矩阵 480×480。内耳磁共振水成像图像后处理:扫描完毕后把所采集的原始数据传至工作站进行 3D 重建处理,采用最大信号强度投影

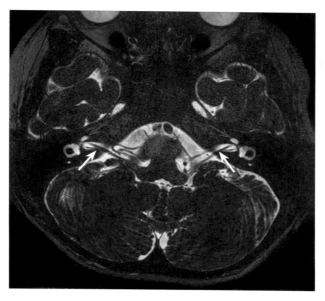

图 7-4　内耳水平位高分辨率 MRI 表现(典型前庭层面，
T_2W 序列)
清晰显示耳蜗(蓝箭头)、半规管、前庭、内耳道、内耳道内神
经(白箭头)等。

(maximum intensity projection，MIP)和多平面重建(multi-planner reformation，MPR)进行图像
的后处理。内耳磁共振水成像可以立体、清晰、直观、完整地显示出双侧半规管、前庭、耳蜗
及内耳道结构(图 7-5)。MPR 常用垂直和平行于内耳道的斜矢状位和斜冠状位图像重建，可
用于观察并评估内耳道内的蜗神经、面神经、前庭上/下神经的形态结构与发育情况(图 7-6)。
而蜗神经的完整性与人工耳蜗植入术后效果密切相关，因此术前评估蜗神经的发育状况非
常重要。与 CT 检查相比，术前内耳 MRI 检查对于蜗神经的发育情况的判断有着不可替代
的作用。对于术前怀疑存在耳蜗骨化的患者 MRI 检查也是必要的检查，它可以通过信号高
低的变化对耳蜗是否骨化做出判断，并区分耳蜗纤维化和骨化。

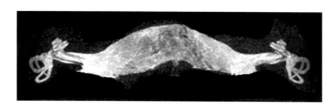

图 7-5　最大信号强度投影内耳磁共振水成像表现
三维显示双侧半规管、前庭、耳蜗及内耳道结构。

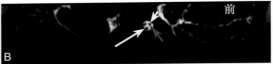

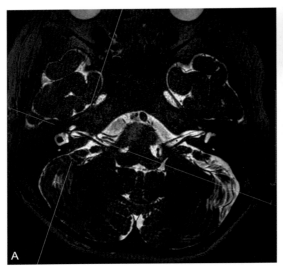

图 7-6　内耳道层面水平位高分辨率 MRI 和斜矢状位 MPR 表现

A. 水平位高分辨率 MRI 表现(内耳道层面,T$_2$W 序列);B. 内耳道斜矢状位 MPR 显示内耳道内低信号神经。前上为面神经(短白箭头),前下为较粗的蜗神经(蓝箭头),后为前庭上、下神经(长白箭头)。

第二节　正常颞骨的影像学表现

颞骨水平位 CT 的常规解剖是临床最常用的影像检查(图 7-7)。水平位的面神经显示对于手术中面神经的定位非常重要。图 7-8 显示和人工耳蜗植入密切相关的面神经鼓室段和迷路段。

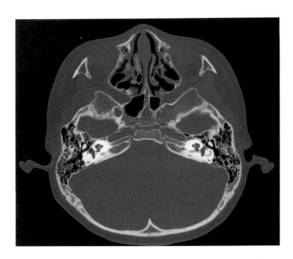

图 7-7　颞骨水平位 HRCT 表现(耳蜗层面,骨算法)
清晰显示耳蜗、前庭、后半规管。

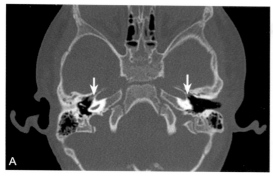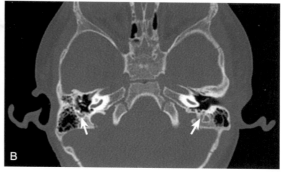

图 7-8　不同层面颞骨水平位 HRCT 表现（骨算法）

A. 面神经鼓室段层面示其自膝神经节至锥隆起走行于鼓室内壁的管状透亮影（白箭头）；B. 面神经迷路段示其至内耳道底至膝神经节走行于前庭与耳蜗间的管状透亮影（白箭头）。

第三节　内耳畸形的影像学分类及表现

　　先天性内耳畸形（inner ear malformation）比较少见，其群体发病率为 1/6 000~1/2 000，是先天性感音神经性听力损失（sensorineural hearing loss，SNHL）的常见病因，其中约 20% 为骨迷路畸形，约 80% 为膜迷路畸形。膜迷路畸形是基于内耳的组织病理学改变，现在影像学检查方法还无法确诊膜迷路畸形，所以内耳畸形通常指骨迷路畸形。由于内耳结构复杂，畸形可以发生于胚胎不同时期，可以累及内耳多个结构，包括耳蜗、前庭、半规管及内耳道等，表现复杂各异，因此内耳畸形尚未达成统一分类共识。

　　随着对耳聋基因的深入研究，以及 HRCT 和 MRI 技术在先天性感音神经性听力损失诊治中的广泛应用，拓宽了我们对内耳畸形的理解，使内耳畸形分类较以往有新的变化。Sennaroglu 的内耳畸形分型是目前临床上最常用的标准。2017 年 Sennaroglu 对耳蜗、前庭、半规管、内耳道、前庭水管和蜗水管的畸形进行了最新的系统性分类，并根据耳蜗胚胎发育受阻阶段的先后将耳蜗畸形分为：Michel 畸形、耳蜗未发育、共同腔畸形、耳蜗发育不全和耳蜗不完全分隔。

一、耳蜗畸形

　　1. Michel 畸形　Michel 畸形为最严重的内耳畸形，非常少见，仅占内耳畸形的 1% 不到。在胚胎第 3 周时，外胚层增厚形成听板，此期听板发育障碍，将导致内耳完全不发育，形成 Michel 畸形。影像学表现为骨迷路完全未发育，耳蜗、前庭、半规管缺如，常常伴有内耳道缺如、内耳道狭窄（直径小于 2mm）、颞骨岩部发育不良。可伴有中耳鼓室小，听骨链畸形，如镫骨缺如等（图 7-9）。

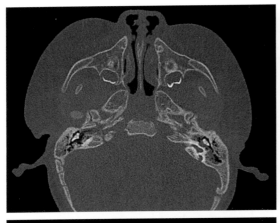
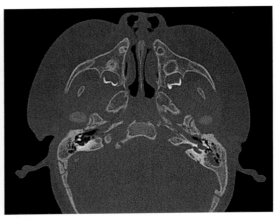
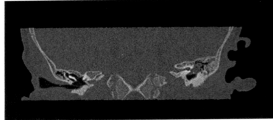

图7-9　Michel 畸形的颞骨水平位和冠状位 HRCT 表现（骨算法）

患儿女,1 岁,双侧极重度感音神经性听力损失。显示右侧内耳骨迷路完全未发育,内耳道缺如、颞骨岩部发育不良,左侧内耳共同腔畸形。

2. 耳蜗未发育　在胚胎期第 3 周末,耳蜗存在发育障碍,还完全未发育,形成耳蜗未发育畸形,约占内耳畸形的 3%。影像学表现为耳蜗未发育,前庭、半规管发育正常或畸形,蜗神经缺如,常常伴有内耳道狭窄(图 7-10)。

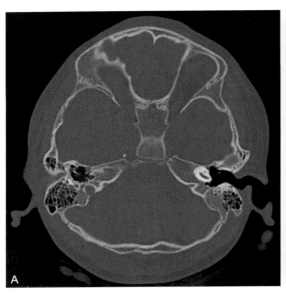
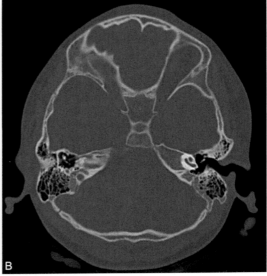

图7-10　右侧耳蜗未发育的颞骨水平位 HRCT 表现(水平位)

患儿女,6 岁,双侧极重度感音神经性听力损失。显示右侧耳蜗未发育,囊状前庭。

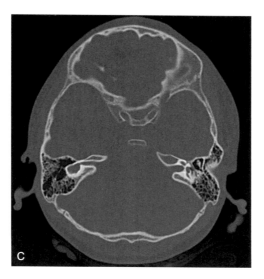

图 7-10 （续）

3. 共同腔畸形 在胚胎期 4.5 周时,听板向中胚层凹陷,并与外胚层脱离形成听泡,但仍未分化为耳蜗、前庭及半规管,此时发育障碍,耳蜗、前庭融合成充满液体囊腔,形成共同腔畸形,约占内耳畸形的 26%。影像学表现为前庭、耳蜗融合呈一共同的囊腔,两者之间无任何分隔结构,内耳道开放至共同腔中央,半规管发育正常或畸形(图 7-11~ 图 7-12)。

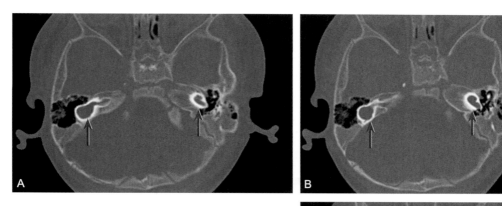

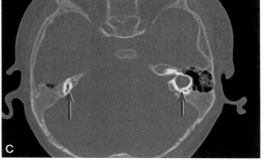

图 7-11 共同腔畸形的颞骨水平位 HRCT 表现(骨算法)
患儿男,7 月龄,双侧重度感音神经性听力损失。显示双侧内耳共同腔畸形,前庭、耳蜗融合呈一共同的囊腔(蓝箭头),半规管畸形。

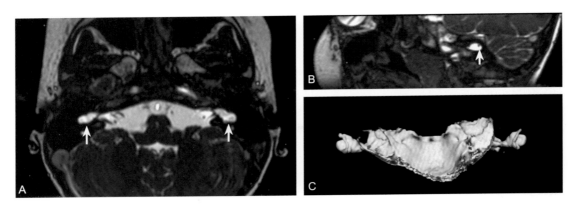

图 7-12　双侧内耳共同腔畸形的影像学表现

患儿男,5岁,双侧重度感音神经性听力损失。

A. 水平位高分辨率 MRI 的 T₂W 序列显示双侧内耳共同腔畸形(白箭);B. 内耳道斜矢状位 MPR 显示蜗神经、前庭上、下神经缺如,仅面神经显示(如箭头所示);C. MIP 内耳磁共振水成像显示双侧共同腔畸形伴半规管发育畸形。

4. 耳蜗发育不全　在胚胎第 5~6 周听泡腹侧形成单一隆起,发育成蜗管,此时发育障碍,形成耳蜗发育不全畸形。影像学表现为耳蜗分化,但耳蜗发育短小,中轴变小,耳蜗的高度 <4mm,仅见单一或更少的耳蜗转数,前庭、半规管发育正常或畸形,蜗神经缺如或发育不良(图 7-13)。

5. 耳蜗不完全分隔　在胚胎第 7 周耳蜗形成底转,但中间转尚未完全形成,此时耳蜗发育停滞,出现耳蜗不完全分隔(incomplete partition type,IP)。耳蜗大小与正常耳蜗相似,根据蜗管内间隔和蜗轴发育程度不同,主要分为三型。

(1) IP-I 型:囊状耳蜗 - 前庭畸形。耳蜗呈一囊状结构,缺乏完整的蜗轴和筛区(耳蜗与

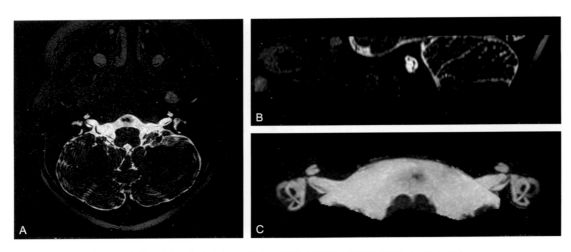

图 7-13　耳蜗发育不全伴双侧重度感音神经性听力损失的影像学表现(患儿女,9 月龄)

A. 高分辨率 T₂W 序列水平位显示双侧耳蜗发育短小,耳蜗的高度 <4mm,耳蜗 1.5 转;B. 内耳道斜矢状位 MPR 显示蜗神经缺如,前庭上、下神经、面神经发育正常;C. MIP 内耳磁共振水成像显示双侧耳蜗发育短小

内耳道间的区域),同时伴有一囊性扩张的前庭,但两者不共腔,耳蜗与前庭之间有骨性分隔。MRI 显示可呈现"雪人征",多伴有半规管畸形(图 7-14)。

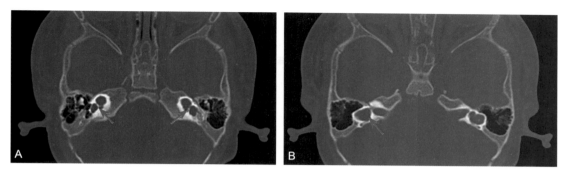

图 7-14　双侧 IP-I 型的颞骨水平位 HRCT 表现(骨算法)
患儿男,7 月龄,双侧重度感音神经性听力损失。A. 耳蜗呈囊状结构,耳蜗与前庭之间有骨性分隔(蓝箭头);
B. 前庭囊状扩张(蓝箭头)。

　　(2)IP-II 型:Mondini 畸形。最常见的骨迷路畸形,约占内耳畸形的 50%。耳蜗底转正常或明显增粗,耳蜗中间转与顶转融合一囊状顶,耳蜗呈 1.5 转,可有部分蜗轴和螺旋板,常伴前庭水管扩大。20% 伴有前庭腔扩大,可伴有水平(外)半规管、前半规管和后半规管扩张或残缺不全(图 7-15)。

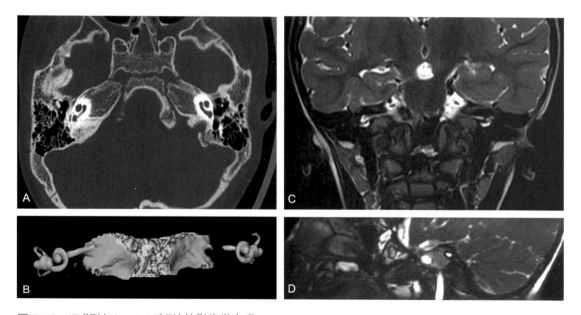

图 7-15　IP-II 型(Mondini 畸形)的影像学表现
患儿男,2 岁,双侧重度感音神经性听力损失。A. 水平位 HRCT 表现(骨算法),可见耳蜗中间转与顶转融合成囊状顶;B. 冠状位高分辨率 MRI 检查见蜗神经、前庭上、下神经缺如,内耳道狭窄;C. MIP 内耳磁共振水成像表现,可见耳蜗 1.5 转,水平(外)半规管发育畸形;D. 内耳道斜矢状位及冠状位 MPR 见内耳道狭窄,蜗神经、前庭上、下神经缺如。

（3）IP-Ⅲ型：X 连锁遗传性听力损失。内耳道基底部球形膨大，缺少耳蜗底转与内耳道底的骨性分隔，前庭、半规管发育正常或伴发畸形。与先天性镫骨固定和外淋巴井喷相关（图 7-16）。

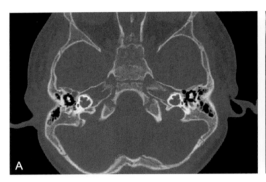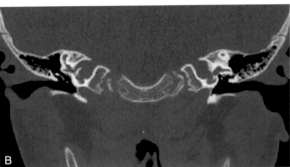

图 7-16　IP-Ⅲ型的 HRCT 水平位及冠状位重建（骨算法）
患儿男，2 岁，双侧重度感音神经性听力损失。内耳道基底部球形膨大，缺少耳蜗底转与内耳道底的骨性分隔。A. 水平位；B. 冠状位。

二、前庭和半规管畸形

前庭畸形包括前庭缺失、前庭发育不全、前庭扩大等。前庭扩大常合并外半规管畸形，影像学表现为前庭宽度大于 3.2mm，外半规管短小、粗大或缺如，或两二者融合成囊状。半规管畸形包括半规管缺失、半规管发育不全、半规管扩大等。半规管裂为最近新发现的畸形，临床表现为颅内压变化引起短暂眩晕，多数为双侧前半规管顶部骨质缺损，即便是单侧缺损，对侧的骨质往往变薄（约 0.3mm）。

三、内耳道畸形

包括内耳道缺失、内耳道狭窄、内耳道扩大（内耳道直径≤2mm 为狭窄，内耳道直径≥8mm 为扩大）。内耳道狭窄常伴有耳蜗前庭神经缺如或发育不良，蜗神经缺失 MR 表现为在水平面、冠状面或斜矢状面上蜗神经均未显示；蜗神经发育不良表现为蜗神经细小，直径显著小于同侧的面神经或前庭上、下神经，或者显著小于对侧的蜗神经。内耳道扩大畸形，临床少见，但可引起极重度听力损失。

四、大前庭水管综合征

大前庭水管综合征包括前庭水管、内淋巴管和内淋巴囊扩大，临床表现为先天性感音神经性听力损失或波动性感音神经性听力损失。CT 检查显示前庭水管外口呈喇叭口状扩大，内端与前庭或总脚直接相通，大多数学者采用的诊断标准为总脚与前庭水管外口之间中点处宽度 >1.5mm 或外口宽度 >2.0mm。MR 还可以显示内淋巴囊不同程度扩大，呈囊袋状、扁椭圆形或条弧状（图 7-17）。

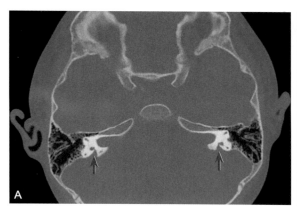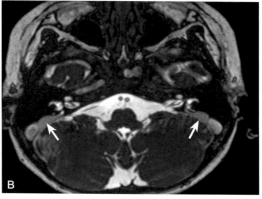

图 7-17　大前庭水管综合征的影像学表现
男，3 岁，听力进行性下降。A. 水平位 HRCT 表现（骨算法），可见双侧前庭水管开口呈喇叭口状扩大，与前庭相通（蓝箭头）；B. 水平位高分辨率 MRI 的 T₂W 序列，可见双侧前庭水管、内淋巴管和内淋巴囊扩大（白箭头）。

第四节　耳蜗骨化的影像学表现

耳蜗骨化和纤维化是一种表现为耳蜗阶腔内被骨性组织或纤维组织充填的病变，常见于脑膜炎、耳硬化症、自身免疫性内耳病、颞骨骨折、中耳炎、白血病和颞骨肿瘤等引起的听力损失时。脑膜炎细菌感染可经内耳道的蜗小管播散至耳蜗，继而成纤维细胞积聚，导致膜迷路纤维化甚至骨化。

耳蜗骨化和纤维化严重影响电极植入，术前必须准确进行评估并制订相应的手术方案。耳蜗骨化的诊断依赖颞骨 HRCT 和高分辨率 MRI，但目前耳蜗骨化的术前诊断有一定难度，颞骨 HRCT 对耳蜗严重骨化的诊断率可达 100%，外半规管骨化是诊断耳蜗骨化最敏感的指标，但对于耳蜗纤维化和早期骨化的假阴性率较高，对于怀疑耳蜗骨化的患者必须进一步完善 MRI 检查，评估患儿耳蜗的通畅度。

耳蜗轻度骨化的表现为耳蜗底转膜迷路内可见弧形高密度影，膜迷路腔明显狭窄，边缘模糊，与骨迷路分界不清；耳蜗重度骨化的影像学表现为病变累及整个耳蜗，膜迷路密度明显增高，边缘模糊，密度略低于正常骨迷路，蜗轴及骨螺旋板结构模糊，底转狭窄，中转及顶转界限不清（图 7-18）。

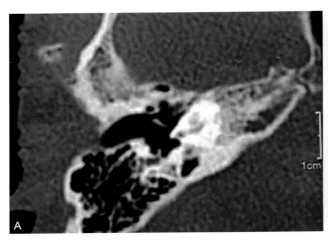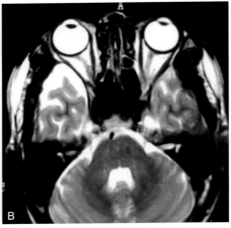

图 7-18　耳蜗重度骨化的影像学表现
A. 颞骨 CT 表现为耳蜗重度骨化 膜迷路密度增高；B. 内耳 MRI 表现耳蜗重度骨化，双耳耳蜗未显影
（本图由河南省人民医院刘宏建教授提供）。

　　随着 CI 技术的发展与认识的深入，CI 在适应证和禁忌证的选择上也发生了改变。CI 术后的疗效与螺旋神经节细胞和蜗神经元的残存数目有关，所以 CI 绝对禁忌证为耳蜗未发育和／或蜗神经缺如。其他内耳畸形、耳蜗骨化等是 CI 的相对禁忌证，例如耳蜗发育不良（如共同腔畸形、耳蜗不完全分隔畸形等）并不意味着是耳蜗植入的禁忌证。如果患儿蜗神经存在，术后还是有一定的疗效，但是术后效果较蜗神经发育正常者差。内耳畸形虽然不再是 CI 的绝对禁忌证，但是增加了手术难度，各种术后并发症的风险也明显增高。因此术前影像学检查对于内耳畸形及蜗神经的发育情况的判断有着不可替代的作用。

 专家点评

　　1. 术前的颞骨 CT、MRI 检查是医学评估的一部分，判断内耳发育情况以及可能存在的内耳畸形，术后内耳 X 线摄影可以大致判断电极列的走行及数目。头颅的 CT、MRI 检查可以判断颅内病变如脑白质病等，也是术前影像学检查不可或缺的一部分。

　　2. 影像学检查可以观察面神经走行，是内耳畸形分类的金标准。

　　3. 通过内耳 MRI 多平面重建可以观察并评估内耳道内的蜗神经、面神经、前庭上、下神经的形态结构与发育情况。

第八章

儿童人工耳蜗植入的手术步骤和技巧

一、"柔手术"的理念

所谓"柔手术"是指手术中遵循微创、保留残余听力的理念,包括乳突小腔技术,蜗窗入路,使用不同类型、长度、宽度的电极,保护内耳微环境等。1993 年 Lehnhardt 首先提出"soft surgery(柔手术)"概念,即在人工耳蜗植入术中,从设计皮肤切口、研磨植入体骨床、面隐窝开放和插入电极,每一步都要考虑微创问题,把对内耳的刺激减少到最小。"柔手术"的理念不仅仅是切口小,而且需贯穿手术的始终。

经过 20 多年的补充和完善,"柔手术"在人工耳蜗植入中得到广泛的应用,引领人工耳蜗植入进入微创手术时代。如今人们对微创人工耳蜗植入这一理念已经达成广泛共识,即在保证人工耳蜗植入效果的同时尽可能做到微创,以减少手术并发症,同时最大限度地保存植入耳残余听力。精准微创植入的意义不仅在于更完美地完成手术,还为患者听觉功能更好的恢复及未来可能的科技应用做好前瞻性准备。

二、手术要点和技巧

人工耳蜗植入手术技术日臻成熟,手术要点和技巧如下。

(一) 设计切口并标记

用记号笔标记切口和接收刺激器的放置部位。接收刺激器的放置部位在耳郭后切口上方 1.5~2.0cm,在外眦连线以及外耳道平面以上。连接面神经监视器。

（二）常规气管插管全身麻醉

（三）消毒并做切口

常规消毒铺巾后，做耳后切口。耳后切口目前常用的是小切口微创技术。

笔者团队改良设计了耳后直切口，不仅外观更加美观，并且符合植入要求（图 8-1）。耳后直切口是常规耳后倒 J 形切口的变体（图 8-2），切口长度 2.5~4cm，为倾斜直切口。其优点是备皮区域小、组织操作少、切口肿胀轻、术后康复快。但也存在可视区域减小、需要更多的皮肤牵拉、磨制骨槽时视野受限的局限性。

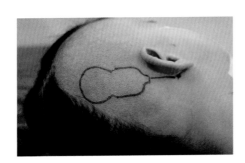 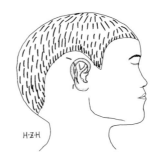

图 8-1　标记皮肤切口接收刺激器放置部位（右）　　图 8-2　倒 J 形切口模式图（右耳）

切开皮肤，暴露乳突

手术切口皮肤注射生理盐水加 1：100 000 肾上腺素或 2% 利多卡因加 1：100 000 肾上腺素。按术前设计切开皮肤，在耳后皮肤做直切口，切口应深达筋膜浅面。向前分离皮瓣，沿乳突前缘切开骨膜，暴露骨面，用剥离器分离骨面，向前应该暴露至外耳道后缘，下至乳突尖前缘，上至颞线，肌骨膜切口和皮肤切口错开 1.0cm 以上。在颅骨骨膜和颞肌表面钝性分离，分离骨面外的筋膜、肌肉和骨膜，边界超越接收刺激器 1~2 倍，斜向 45° 切开筋膜、肌肉、骨膜直至颅骨表面，将皮瓣拉向后上方，为放置接收刺激器提供空间。

（四）手术入路

目前常规和广泛采用的是乳突 - 面隐窝入路（mastoid posterior tympanotomy approach，MPTA）。该入路先行乳突轮廓化，然后打开面隐窝，暴露蜗窗。当前的技术可以实施部分乳突轮廓化，以暴露砧骨短凸、外半规管，尽量减少磨骨植入电极所需要的手术范围，有利于术后恢复。

充分暴露乳突，行部分乳突切除术

1. 充分暴露乳突，行部分乳突切除术，而后对乳突进行轮廓化，尽量将外耳道后壁磨薄，并依次暴露外半规管、砧骨窝（图 8-3）。磨除面神经前部及部分外耳道后壁，暴露面隐窝，充分暴露蜗窗龛。去除面隐窝外下方骨质对于暴露蜗窗很重要,良好的显露可以保证电极顺利插入耳蜗,扩大暴露是电极植入最重要的步骤,通过不损伤神经的情况下减容面神经(包括鼓索)以及去除面神经前段的骨质可以达到。扩大面隐窝时充分冲洗,注意暴露蜗窗时钻轴的位置,以最小化热传导和损伤面神经的风险。

2. 打开面隐窝,更大的后鼓室开放。这一点可以保证有足够的空间和术野电极植入。通过乳突腔仔细辨认面神经和鼓索,在砧骨短脚尖下 1mm 处面神经主干和鼓索之间打开面隐窝(打开面隐窝时,应先磨出面神经管轮廓,再磨除后鼓室外侧壁,然后尽量将面神经管垂直段磨薄,最好不要将面神经管磨破露出面神经,以免引发面瘫)(图 8-4)。

开放面隐窝

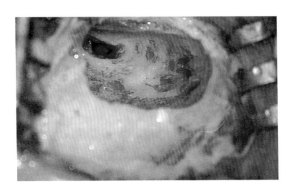

图 8-3 部分乳突切除术(右)

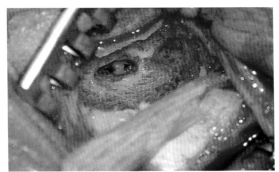

图 8-4 面隐窝和后鼓室开放(右)

(五) 接收刺激器的放置和固定

放置固定接收刺激器是手术过程的重要环节。直视下制作磨床及钻孔,3-0 可吸收线固定,2 岁以下儿童经常要暴露硬脑膜,以便接收刺激器在头皮下更加平复。装置的移动可导致感染、脱出,需要按照接收刺激器大小磨除颅骨骨皮质,如果需要更深的植入接收刺激器要去除部分颅骨,完全暴露硬脑膜或者可浮动骨岛,磨除范围四壁垂直以正好限制接收刺激器,良好的固定可以防止移动脱位,并且防止皮瓣并发症,并且增加美观程度。有许多技术用来放置接收刺激器避免影响手术效果。

接收刺激器可以通过每边钻孔使用缝线固定,固定内部接收刺激器的其他技术包括:

- 在骨槽的每边安装 2 个 3mm 钛螺钉,用 3-0 可吸收缝线固定(图 8-5)。
- 高分子聚丙烯网覆盖接收刺激器,并用钛螺钉固定高分子聚丙烯网。
- 用骨水泥黏合接收刺激器。
- 将使用颅骨骨膜的囊袋固定。

2009 年,Balkany 等描述了颞肌口袋技术,该技术无须钻孔或使用各种固定装置,其理论基础是颞肌口袋的解剖限制,其界限为"前方是致密的颞顶缝骨膜,后方是人字缝,前下壁是颞骨鳞部的骨嵴。该技术缩短了手术时间,省去外来材料的使用,避免潜在的生物膜感染。

（六）确认耳蜗开窗或者蜗窗植入

打开面隐窝后,仔细辨认砧镫关节、蜗窗龛、蜗窗、前庭窗等结构,植入点选择主要为蜗窗植入(扩大蜗窗植入)或者耳蜗开窗。使用微创的方法插入电极,可以保留低频残余听力。

1. 传统内耳开窗技术　传统方式是在鼓岬前方、蜗窗膜下方,使用直径 1~1.5mm 的金刚钻开窗钻孔(图 8-6)。

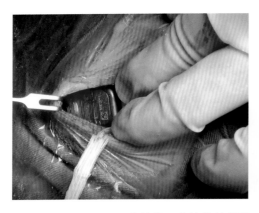
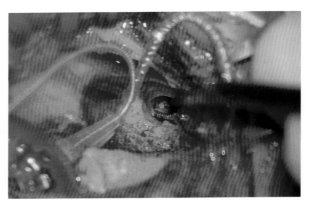

图 8-5　用钛钉及可吸收缝线固定接收刺激器
后术中所见（右）
钛钉用于固定缝线,皮肤遮盖未显示。

图 8-6　将电极插入内耳开窗口

- 用金刚钻小心钻孔,直至看到内壁"蓝色"的内膜。注意保护内膜,在植入电极前勿打开内膜,以避免内耳暴露导致的 130dB 的听力损失。

- 内耳开窗的大小范围是 1.0~1.4mm,取决于植入电极的直径。

- 打开内膜插入电极。避免骨屑或血液进入内耳开窗口,可以使用透明质酸预防骨屑或血液进入鼓阶。

- 禁止在开窗口周围吸引,以免外淋巴的丢失,为保存残余听力,可以局部鼓室内或者全身使用类固醇激素。

- 耳蜗切开的位置与电极插入耳蜗时鼓阶的损伤有关。根据装置的不同、电极的直径大小耳蜗开窗位置可以有变化,在保证安全和电极全部植入的前提下耳蜗的切开范围应尽可能小。

尽管颞骨研究显示使用传统的内耳开窗路径会损害基底膜的结构,在传统的内耳开窗径路时使用"柔技术"可以更大程度地保留患者低频残余听力,可以提高患儿在噪声环境下的听力和音乐感知能力。

2. 蜗窗径路　研究证实蜗窗径路有潜在的减少耳蜗内结构损害的风险,目前该径路得到了广泛的应用。去除蜗窗上方及下方的骨质有助于经蜗窗植入,根据使用的电极以及蜗窗的解剖结构选择采用蜗窗植入。

- 蜗窗膜通常在镫骨肌腱下方 1~1.5mm。
- 必要时,将蜗窗龛去除以识别蜗窗。
- 磨除面神经前方的骨质可显示面隐窝,下方为镫骨肌,大部分的病例蜗窗是可以很清楚地看见。尽量不扩大蜗窗,以避免电钻对耳蜗骨壁过多的操作。用直径 1mm 的金刚钻磨除蜗窗龛,磨除蜗窗龛时将钻速调低,一般为 3 000~5 000r/s(图 8-7)。

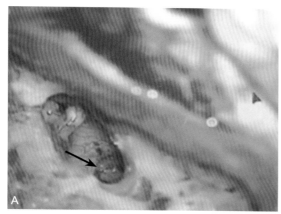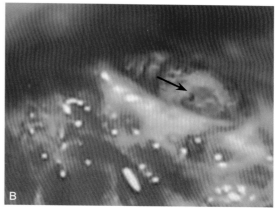

图 8-7　蜗窗龛被去除,暴露出蜗窗膜(右)
A. 黑箭头示蜗窗龛;B. 黑箭头示蜗窗。

- 磨蜗窗龛之前先移除周围的黏膜,避免在磨蜗窗龛时造成黏膜出血,进入内耳,加重内耳免疫反应、组织机化。
- 局部应用激素减轻内耳免疫反应,挑开蜗窗膜后,电极植入前局部应用透明质酸,避免骨屑进入内耳产生免疫反应。
- 电极植入前做好耳蜗区域的隔离,蜗窗膜打开后,不能在周围使用吸引器,尽量减少淋巴外漏。
- 为避免电极误插入鼓阶壁,电极插入蜗窗与其表面维持一个倾斜/靠前的角度,电极本身会密封插入的缺口,进一步的密封可以使用肌肉和/或骨膜(图 8-8)。

在儿童中使用蜗窗径路植入标准电极,可以较好地保存低频残余听力。此外,避免内耳在磨骨中更多的骚扰,同时蜗窗径路可能会降低术后眩晕。无论是内耳开窗口还是蜗窗入路,或者使用的是长电极、短电极、还是弯电极,避免耳蜗基底膜的损伤至关重要。精细结构的保存和微创"柔技术"应该贯穿于手术的始终。

（七）插入和固定电极

缓慢插入电极,使用筋膜、肌肉、骨膜或脂肪填塞插入口防止外淋巴漏,封闭耳蜗防止细菌感染。

在进行再植术的原因中,电极移动仅次于设备故障。为了预防电极移动,Balkany 和 Telischi 描述了一种技术,使用砧骨窝小柱作为电极的一个固定点,改变挤压力的方向到90° 以固定电极。Cohen 和 Kuzma 同时使用砧骨小柱和钛夹,用钛夹将电极固定到砧骨小柱上。还有一些技术防止电极移动,包括用组织紧密填塞面隐窝等。目前简单易行的方法是将多余的电极列盘绕固定在乳突腔内,通常将线圈固定在乳突的骨槽内(图 8-9)。

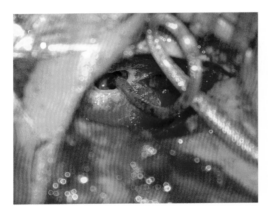 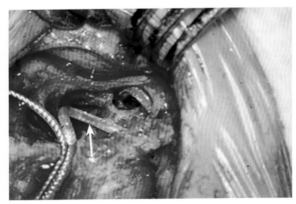

图 8-8 电极插入蜗窗的术中所见(左) 　图 8-9 多余的电极盘绕在乳突腔(白箭头)(左)

（八）神经反应遥测和缝合切口

听觉系统对电刺激的反应以及设备的初步数据都可以通过神经反应遥测显示出来,神经电反应的引出可以保证术后的效果。关闭骨膜及手术切口,皮下切口的错开缝合可以有效避免术后植入体的外露和感染(图 8-10)。将患儿从麻醉中唤醒,并将其转移至麻醉恢复室。

安全、微创的手术技术是人工耳蜗植入手术成功的保证。微创技术,更短的手术时间,和并发症发生率接近零是目前的手术标准。进一步的提高标准包括术中影像引导手术,更加完善的听力保存,基于神经反应遥测的高级预调,以及手术的标准化。

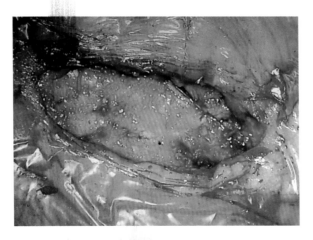

图 8-10 切口错开缝合

专家点评

1. 儿童人工耳蜗植入的流程一般应包括：切口设计及标记，全身麻醉，切开及分离，乳突切开、面隐窝开放，接收刺激器放置和固定，耳蜗开窗或蜗窗插入电极，神经反应遥测，缝合切口等。

2. 微创"柔手术"的理念应贯穿手术的始终，手术中遵循微创、保留残余听力的理念，如乳突小腔技术，蜗窗入路，保护内耳微环境等。

3. 手术入路目前常采用乳突 - 面神经隐窝入路，在不损伤面神经的前提下开放面隐窝。

4. 按照接收刺激器大小磨除颅骨骨皮质，可以去除部分颅骨，完全暴露硬脑膜或者可浮动骨岛，磨除范围四壁垂直以限制接收刺激器的移动。良好的固定可以防止移动脱位，防止皮瓣并发症，并且增加美观程度。

5. 辨认砧镫关节、蜗窗龛、蜗窗、前庭窗等结构，植入点可以选择蜗窗植入（扩大蜗窗植入）或者耳蜗开窗。

参考文献

［1］ALZOUBI F, ODAT H, ALOMARI A, et al. The outcome of our modified double-flap technique for cochlear implantation: a case series of 342 consecutive patients. Cochlear Implants Int, 2015, 16 (2): 95-99.

［2］BALACHANDRAN R, REDA F A, NOBLE J H, et al. Minimally invasive image-guided cochlear implantation for pediatric patients: clinical feasibility study.

Otolaryngol Head Neck Surg,2014,150(4):631-637.

[3] GÜLDIKEN Y,POLAT B,ENVER N,et al. Evaluation of receiver-stimulator migration in cochlear implantation using the subperiosteal pocket technique:a prospective clinical study.J Laryngol Otol,2017,131(6):487-491.

[4] CUI D,SHI Y,SU Q,et al. Minimal incision access for pediatric and adult cochlear implantation. Chin Med J(Engl),2014,127(13):2434-2437.

[5] ANAGIOTOS A,BEUTNER D,GOSTIAN A O,et al. Insertion of cochlear implant electrode array using the underwater technique for preserving residual hearing. Otol Neurotol,2016,37(4):339-344.

[6] ORHAN K S,POLAT B,ENVER N,et al. Spontaneous bone bed formation in cochlear implantation using the subperiosteal pocket technique. Otol Neurotol,2014, 35(10):1752-1754.

[7] WANG J,SUN J,SUN J,et al. Variations in electrode impedance during and after cochlear implantation:Round window versus extended round window insertions. Int J Pediatr Otorhinolaryngol,2017,102:44-48.

[8] SKARZYNSKI H,MATUSIAK M,LORENS A,et al. Preservation of cochlear structures and hearing when using the Nucleus Slim Straight(CI422)electrode in children. J Laryngol Otol,2016,130(4):332-339.

[9] BRUIJNZEEL H,ZIYLAN F,CATTANI G,et al. Retrospective complication rate comparison between surgical techniques in paediatric cochlear implantation. Clin Otolaryngol,2016,41(6):666-672.

[10] SUN J Q,SUN J W,HOU X Y. Cochlear implantation with round window insertion in children with otitis media with effusion. ORL J Otorhinolaryngol Relat Spec,2014,76(1):13-18.

[11] WICK C C,MOORE A M,KILLEEN D E,et al. The modified rambo transcanal approach for cochlear implantation in CHARGE syndrome. Otol Neurotol,2017,38 (9):1268-1272.

[12] ALYONO J C,OGHALAI J S. Should pediatric tympano mastoidectomy and cochlear implantation routinely be performed as outpatient surgery? Laryngoscope, 2015,125(5):1041-1042.

[13] WASSON J D,BRIGGS R J. Contemporary surgical issues in paediatric cochlear implantation. Int J Audiol,2016,55(Suppl 2):S77-87.

[14] LEHNHARDT E. Intracochlear placement of cochlear implant electrodes in soft surgery technique. HNO,1993,41(7):356-359.

第九章

人工耳蜗植入术中残余听力的保存

第一节　保留残余听力的意义

人工耳蜗植入保留残余听力的认识有个不断深化的过程。2006 年前,关于人工耳蜗手术的概念是一旦植入就永远依靠人工耳蜗(once implanted, implanted forever)。当时人工耳蜗的手术适应证是重度 - 极重度感音神经性听力损失患者,而且配戴助听器无效,所以是否保留残余听力意义不大,也没有保留残余听力的概念。后来发现部分有残余听力的患者使用助听器语言康复效果不佳,植入人工耳蜗相比佩戴助听器可以听得更清楚,辨别能力与言语能力都有很大的改善。由此产生新的问题是可以考虑植入人工耳蜗的听力损失范围是多少。由于现今人工耳蜗手术技术的不断进步,人工耳蜗植入手术适应证的听力范围逐步放宽。澳大利亚有研究指出平均在 67dB HL 以内的听力损失,助听器效果更好,但是如果听力损失超过 80dB HL,人工耳蜗则是最佳选择;对于听阈在 67~80dB HL 之间的听力损失者如果佩戴助听器效果不佳,也可以考虑植入人工耳蜗。我国《人工耳蜗植入工作指南(2013)》也指出:低频残余听力较好,但 2kHz 及以上频率听阈 >80dB HL,佩戴助听器不能满足交流需要者可行人工耳蜗植入。

耳蜗厂家也不断研发新产品以适应保留残余听力手术的需要,近年来出现的声 - 电联合刺激(electric-acoustic stimulation, EAS)就是针对有残余听力的患者。这部分患者属于陡降型听力损失,高频听力较差,低频仍有残余听力,佩戴助听器高频补偿不好,影响言语识别;植入人工耳蜗后低频用自然的声音,高频则用电刺激,可能获得更好的效果。植入人工耳蜗时使用 EAS 就要求保留低频的残余听力。近期有研究指出残余听力保留得越好,人工耳蜗植入后的效果也会越好。因此残余听力的保留非常重要,残余听力的保留也是人工耳蜗手术质量评价的指标之一。

即便极重度听力损失患儿残存的毛细胞已丧失功能性,仍然有保留残余听力的必要。因为将来如果有毛细胞或干细胞的再生技术,这些非功能性的毛细胞仍有再生的可能。所以当今的人工耳蜗植入技术,不仅是要求残余听力保留,还要关注耳蜗结构保留(structure preservation)。

第二节　保留残余听力的技术要点

一、电极选择

保留残余听力的手术植入电极时要避免电极穿破基底膜,或是损伤耳蜗结构,电极的选择是需要考虑的因素之一。耳蜗植入的电极主要分为直电极和弯电极,长短也有差异,各有不同的保留残余听力手术方式。直电极选择多是软而细的电极。电极长度以前认为是越短越好,曾经使用的是 6mm 的电极(cochlear hybrid),但是现在的人工耳蜗直电极设计强调全覆盖,20mm 的电极仍能很好地保留残余听力,甚至使用 31mm 长度的电极,只要遵循"柔技术"原则轻柔缓慢植入,仍可以较好地保留残余听力。

弯电极需要依靠中间的内芯先将预弯部分的电极撑直,插入时随着内芯的拔除电极自然环抱蜗轴。早期的弯电极设计较粗而且硬,容易穿透基底膜损伤耳蜗内部结构。随着保留残余听力越来越受到重视,弯电极的研发也朝向更细、更软发展。现今的弯电极多使用半环电极设计,半环是指向耳蜗蜗轴的位置,另外一半是光滑的硅胶指向外侧壁,这样可以减少植入时对外侧壁的阻力,避免伤害外侧壁的组织;而且电极尖端都是柔软的软尖,可以保证植入时候更加顺畅。弯电极插入建议使用进极止芯技术(advance off-stylet,AOS),内芯随着电极插入缓慢拔出,临床实践证明也可以保留残余听力。

二、手术要点

人工耳蜗植入保留残余听力的手术一般要遵循三项原则:第一,避免外淋巴外漏;第二,避免破坏耳蜗结构;第三,避免电极误入前庭阶。

人工耳蜗手术中,最常见的残余听力丧失的原因是在暴露蜗窗的过程中蜗窗膜破裂,或者是在耳蜗造孔时耳蜗内膜破裂,导致耳蜗内部和外界直接接触,无法保存残余听力;其次是在手术过程中吸引器直接吸引蜗窗或耳蜗造孔处外淋巴,造成淋巴流失;第三是电极植入时插入速度过快,耳蜗内的压力骤升,以致破坏了毛细胞;第四是植入电极的时候,电极没有平顺地放入耳蜗,压迫到基底膜造成毛细胞的损害;第五是电极植入时电极滑出或弹出,再推进去也会造成毛细胞的受损。

（一）避免外淋巴外漏

"柔技术（soft technique）"就是在打开蜗窗或是耳蜗造孔前,先用透明质酸或是其他性质相近的液体覆盖住蜗窗或者耳蜗造孔,然后在"水下"作业,切开蜗窗膜或耳蜗内膜,不让淋巴漏出,在"水下"插入电极。如果在透明质酸等液体覆盖之前损伤蜗窗膜或耳蜗内膜,会造成淋巴外漏而损害毛细胞。

蜗窗径路需要先磨掉蜗窗龛,由于蜗窗龛处蜗窗膜最浅,容易在蜗窗膜还没有暴露之前就损伤到蜗窗膜的前缘。为避免损伤蜗窗膜,笔者习惯使用2.0mm的金刚砂钻头先磨除蜗窗后柱（posterior postis）（图9-1）。蜗窗后柱离蜗窗膜最远且最靠近术者,只要磨掉一部分后柱就可以看到蜗窗的大部分,尤其是对开放面神经隐窝后完全看不到蜗窗膜的病例更适用此种方法。看到蜗窗膜后再磨除蜗窗龛可以完整暴露蜗窗的上半部,而且保持蜗窗膜的完整。如果蜗窗暴露的范围还不够,需要再把后柱的底部磨掉（图9-2）。这个操作需要耐心、细致,可以继续使用2.0mm钻头,直径大的钻头由于接触面积大反而不容易损伤蜗窗膜。但是电钻钻速要减慢,转速由80 000r/s降至40 000r/s,尽量将后柱底部磨得越薄越好。然后使用显微骨刮匙将阻碍电极植入路径的剩余后柱刮掉（图9-3）。磨薄后柱底部后再磨除蜗窗龛,这样就可以完整地暴露蜗窗膜（图9-4）。由于后柱底部有一定的倾斜角度,研磨要特

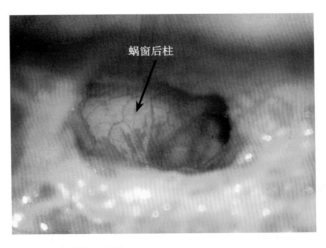

图9-1　右侧蜗窗后柱

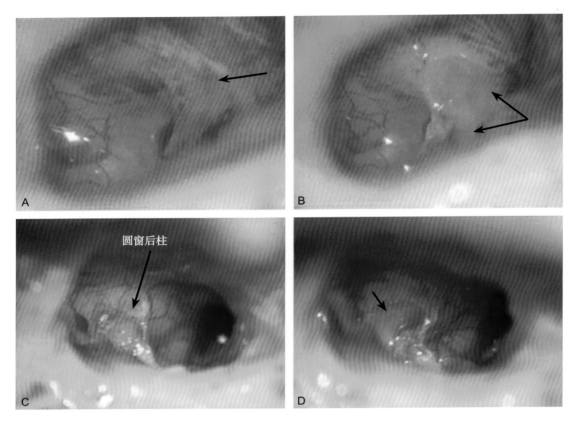

图 9-2 磨除蜗窗后柱

A. 磨除左侧蜗窗后柱（箭头）第一步；B. 磨除左侧蜗窗后柱（箭头）第二步；C. 磨除右侧蜗窗后柱（箭头）第一步；D. 磨除右侧蜗窗后柱（箭头）第二步。

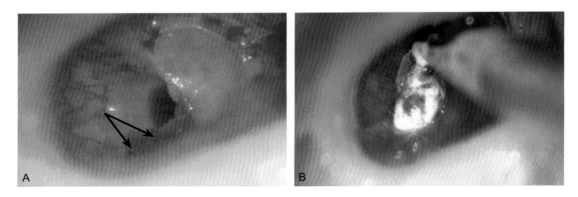

图 9-3 刮匙刮除蜗窗后柱残留骨质

A. 磨除蜗窗后柱后底部残余骨（箭头）；B. 刮匙刮除残留骨质避免磨头损伤蜗窗。

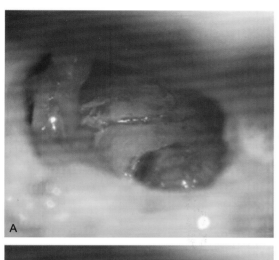
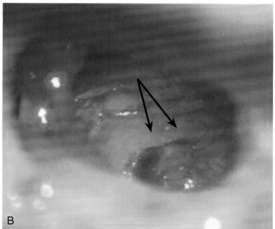
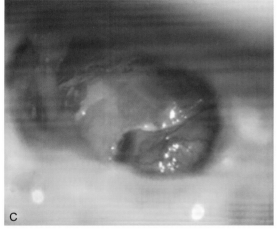

图 9-4　磨除蜗窗龛

A. 暴露后柱;B. 开始磨除蜗窗龛(箭头);C. 磨除蜗窗龛完成。

别注意避免电钻的杆身靠在面神经的上方,否则可能造成面神经的热损伤。对于蜗窗周围的黏膜建议不要用直针直接剥离,而是用倒钩针挑掉,这样不容易损伤蜗窗膜(图 9-5)。使用 MED-EL 标准电极或是 Advanced Bionics 品牌的电极,原厂均未强调做蜗窗扩大(extended round window approach)。此外由于人种差异(黄种人的蜗窗常常比白种人更小),再加上一部分的蜗窗内缘(crista fenestra)较为突起,给电极全植入造成困难。考虑到 MED-EL 电极栓(stopper)前的直径为 1.3mm,如果蜗窗直径小于 1.0mm,第 12 对电极很难完全植入;Advanced Bionics 公司的 MS(mid-scala)电极末端直径只有 0.7mm,但是为半环电极,本身并不是正圆形,蜗窗开得不够大也会植入困难。因此开放蜗窗前建议先用 1.0mm 钻头测量蜗窗的大小,小于 1.0mm 时要用 1.0mm 金刚砂钻头扩大蜗窗。

　　传统的耳蜗造孔径路是在蜗窗前下方用 1.0~1.5mm 金刚砂钻头磨开进入耳蜗底转。但是直接打开耳蜗会损伤耳蜗内膜,导致淋巴外流。滴入透明质酸覆盖耳蜗前要确保耳蜗内膜的完整。建议使用 2.0mm 的金刚砂钻头在蜗窗前下方 1.0mm 处向蜗窗正下方方向磨一

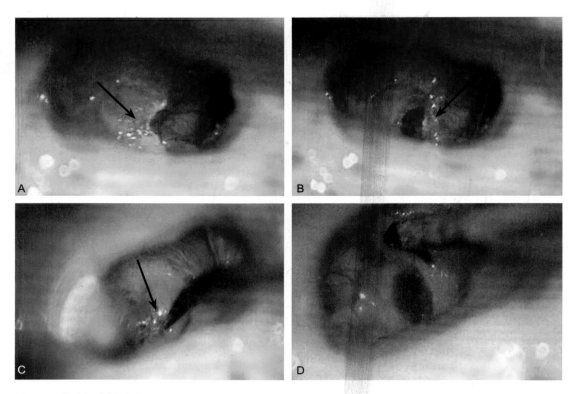

图 9-5 去除蜗窗柱黏膜
A. 右侧蜗窗后柱黏膜(箭头);B. 剥离蜗窗后柱黏膜(箭头);C. 钩针挑掉残留黏膜(箭头);D. 钩针去除残余黏膜后。

个大约 2.0mm 直径的浅碟形骨质凹陷(saucerization),这样可以在浅碟形凹陷的中央暴露出足够面积的耳蜗内膜,并且不会损伤耳蜗内膜,再在透明质酸覆盖的"水下"切开耳蜗内膜。

如果术中怀疑蜗窗或者耳蜗内膜破裂,要尽快用生理食盐水冲洗耳蜗或蜗窗。不要直接用吸引器抽吸蜗窗或者耳蜗造孔处,吸引器置于蜗窗或者耳蜗造孔旁 1~2mm 处吸引,避免吸出外淋巴,导致残余听力损失。再次滴入透明质酸保护后缓慢插入电极。

经蜗窗径路植入主要适用于直的软电极,由于蜗轴的阻挡,弯电极行蜗窗植入时容易发生电极尖端折弯。保留残余听力的耳蜗植入手术中使用弯电极,建议采用耳蜗造孔径路。因为耳蜗造孔与耳蜗底转的转弯处,两点呈直线状态(图 9-6),此路径可以避免弯电极直接碰到蜗轴。

特殊情况由于耳蜗位置异常完全无法看到蜗窗,或者是面神经高位遮盖,这时只能用耳蜗造孔的方式植入电极。

(二)避免破坏耳蜗结构

耳蜗内部构造精巧细致而且非常脆弱,容易受到伤害。要保护它的内部构造,术中要遵循"柔技术"原则。蜗窗膜的纤维构成是前后走向,切开蜗窗时用尖针以前后走向顺着纤维

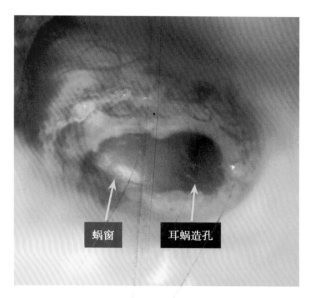

图 9-6　耳蜗造孔和蜗窗的关系

切开蜗窗膜,这样对蜗窗膜的伤害最小(图 9-7)。电极植入前将蜗窗或者耳蜗造孔周围出血、骨粉或气泡清理干净,这些外界物质进入耳蜗会造成耳蜗的化学性迷路炎,从而影响毛细胞的保存。耳蜗的直径由底转往顶转递减,电极初植入时耳蜗内部的压力会在顶转附近骤增,进而易损伤耳蜗。因此植入时要轻柔、缓慢而且平顺地植入电极(图 9-8)。

使用 AOS 技术插入弯电极时,把带有内芯的弯电极缓慢插到底转的转弯处(距离蜗窗或耳蜗造孔处大约 7~9mm),齿镊夹住内芯固定,电极镊则继续将电极缓慢推入直至完全插入。Advanced Bionics 公司设计的电极推进器可以单手完成 AOS 技术。

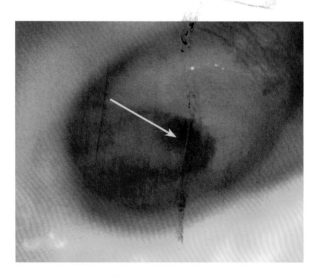

图 9-7　切开蜗窗膜(箭头)

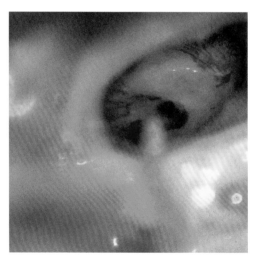

图 9-8　缓慢插入电极

（三）避免电极误入前庭阶

蜗窗径路的优点是可以确保电极进入鼓阶,避免误入前庭阶,是目前最理想的软电极插入方式。当耳蜗位置异常完全无法看到蜗窗或者面神经高位遮盖蜗窗,就只能用耳蜗造孔的方式来植入电极。传统的耳蜗造孔方法是在蜗窗前下方 1.0mm 处造孔,但是这种方法容易误入前庭阶。笔者建议使用耳蜗造孔方式植入电极时在蜗窗位置的正下方 1.0mm 处造孔,可以确保插入鼓阶而不是前庭阶。

（四）评估手术的精细准确

避免外淋巴外漏、破坏耳蜗结构以及电极误入前庭阶都是为了保留残余听力,保护蜗窗膜或耳蜗内膜和电极植入方式是保留残余听力及耳蜗结构的最重要因素。然而目前术中保留残余听力的操作并无客观的评估方法,笔者据此建立了一个评估方法,分别评估蜗窗及电极植入的过程,用以客观评估耳蜗手术的质量。

1. 蜗窗情况评估　滴入地塞米松或透明质酸覆盖蜗窗之前蜗窗膜完整没有破损,为满分 10 分。怀疑但未见到破损,扣 1 分为 9 分;看到裂隙但没有淋巴漏出,扣 3 分为 7 分;吸引器不慎抽吸到蜗窗,蜗窗破损且有液体流出,气泡进入耳蜗,蜗窗明显破损,以及蜗窗扩大（extended cochlear window）,均极有可能严重破坏毛细胞,都是扣 10 分为 0 分。7~9 分考虑毛细胞损伤可能,7 分以下考虑毛细胞损伤。

2. 植入电极过程评估　电极缓慢顺利植入,为满分 10 分。蜗窗或耳蜗造孔膜上有血丝,或电极内外移动小于 1.0mm,扣 1 分为 9 分;电极插入时带入气泡扣 3 分为 7 分;电极植入非一气呵成,扣 5 分为 5 分;一次未植入,拔出再插扣 10 分为 0 分,电极内外移动大于 1.0mm 视为重新植入,扣 10 分为 0 分（表 9-1,图 9-9）。10 分表示耳蜗内结构保存良好,5~9 分提示可能损伤耳蜗内结构,5 分以下考虑耳蜗内结构损伤。希望这个评分系统能使人工耳蜗手术更精细,更好地保留残余听力及耳蜗结构。

表 9-1　笔者建立的人工耳蜗植入术评估系统

蜗窗情况评估	评分	植入电极过程评估	评分
滴入地塞米松或透明质酸覆盖蜗窗之前蜗窗膜完整没有破损	10	电极缓慢顺利植入	10
怀疑但未见破损	9	洞口有血丝	9
有一道裂缝但无液体漏出	7	电极内外移动小于 1mm	9
不慎抽吸到蜗窗	0	植入时带入气泡	7
● 气泡进入耳蜗	0	电极植入为一气呵成	5
蜗窗破损且有液体流出	0	重新植入 *	0
蜗窗明显破损	0		
蜗窗扩大	0		

注:* 指电极内外移动大于 1mm

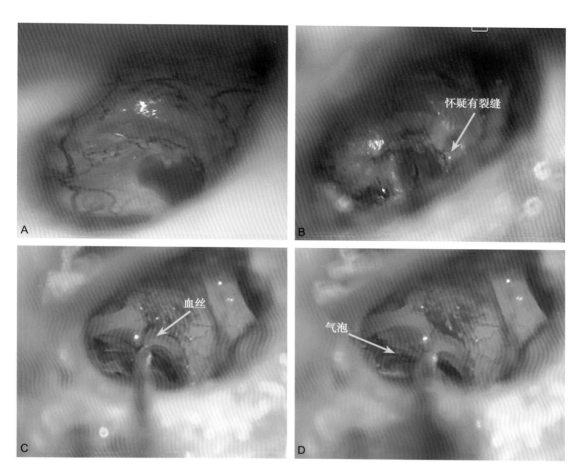

图 9-9 蜗窗植入手术评估

A. 蜗窗完整,得 10 分;B. 怀疑蜗窗有裂隙,得 9 分;C. 电极植入时蜗窗口有血丝,得 9 分;D. 电极插入时带入气泡,得 7 分。

三、药物方法

目前人工耳蜗植入术中的常用药物有两种,一种是糖皮质激素,另一种是 N- 乙酰半胱氨酸(n-acetylcysteine,NAC)。使用最广泛而有效的是糖皮质激素,其中地塞米松(dexamethasone)最常用。利用激素抗炎作用和 NAC 的抗氧化还原作用来增加保留残余听力的概率。给药途径可以口服、静脉注射,及蜗窗局部滴入,给药时机大部分选择在术中及术后给药。术中给药方法是在蜗窗暴露后将地塞米松或 NAC 滴注在蜗窗或耳蜗造孔附近,浸泡 5~10min 再切开蜗窗或耳蜗内膜。术后用药一般是在手术后给予 1~2 周激素。

虽然保留残余听力是人工耳蜗手术质量评估的指标之一,但是研究发现即使完整保存了残余听力,部分患者的残余听力常常在手术后 6 周到 3 个月间消失。造成残余听力消失的原因不明,有可能是因为耳蜗插入电极,长时间的异物刺激仍会损害毛细胞,或者开机时电脉冲破坏了保留下来的毛细胞。需要注意的是对于某些特殊病例不适用保留残余听力的手术原则,例如面神经高位、内耳畸形等,这时首要考虑成功植入电极,确保电极精确放置在正确的位置,然后再考虑"柔技术"保留耳蜗结构。

专家点评

1. 人工耳蜗植入是否能保留残余听力,是评判手术的标准之一。

2. 保留残余听力可以选择软的直电极或者弯电极缓慢而平顺插入,弯电极插入时,建议使用耳蜗造孔 AOS 技术。

3. 保留残余听力的手术要掌握三个原则:第一,避免外淋巴外漏;第二,避免破坏耳蜗结构;第三,避免电极误入前庭阶。

4. 目前常用的有两种药物预防残余听力损害,一种是激素,另一种是 N-乙酰半胱氨酸,激素使用最广泛和有效。

参考文献

[1] CHEN J K, CHUANG A Y, SPRINZL G M, et al. Impedance and electrically evoked compound action potential (ECAP) drop within 24 hours after cochlear implantation. PLoS One, 2013, 8: e71929.

[2] CHEN J K, CHUANG A Y, SPRINZL G M, et al. Safety and feasibility of initial frequency mapping within 24 hours after cochlear implantation. Acta Otolaryngol, 2015, 135 (6): 592-597.

[3] CHEN J K, HU H C, KUO C L, et al. "Rounded insertion": A useful cochlear implantation technique for patients with cochlear hypoplasia Type I. Otolaryngol Head Neck Surg, 2016, 154 (4): 771-772.

[4] HU H C, CHEN J K, TSAI C M, et al. Evolution of impedance field telemetry after one day of activation in cochlear implant recipients. PLoS One, 2017, 12 (3): e0173367.

[5] HU H C, CHEN W K, HUANG M J, et al. Rounded insertion technique for cochlear implantation surgery to treat cystic inner ear malformation. Laryngoscope, 2020, 130 (9): 2229-2233.

[6] LEIGH J, DETTMAN S, DOWELL R, et al. Evidence-based approach for making cochlear implant recommendations for infants with residual hearing. Ear Hear, 2011, 32 (3): 313-322.

[7] NGUYEN S, CLOUTIER F, PHILIPPON D, et al. Outcomes review of modern hearing preservation technique in cochlear implant. Auris Nasus Larynx, 2016, 43 (5): 485-488.

[8] STÖVER T, ISSING P, GRAUROCK G et al. Evaluation of the advance off-stylet

insertion technique and the cochlear insertion tool in temporal bones. Otol Neurotol，2005，26(6)：1161-1170.

［9］NADERPOUR M，AMINZADEH Z，JABBARI M Y，et al. Comparison of the pediatric cochlear implantation using round window and cochleostomy. Iran J Otorhinolaryngol，2020，32(108)：3-10.

［10］JIAM N T，JIRADEJVONG P，PEARL M S，et al. the effect of round window vs cochleostomy surgical approaches on cochlear implant electrode position a flat-panel computed tomography study. JAMA Otolaryngol Head Neck Surg，2016，142(9)：873-880.

［11］MIRANDA P C，SAMPAIO A L，LOPES R A，et al. Hearing preservation in cochlear implant surgery. Int J Otolaryngol，2014，2014：468515.

［12］DHANASINGH A，JOLLY C. An overview of cochlear implant electrode array designs. Hear Res，2017，356：93-103.

第十章

伴有内耳畸形的人工耳蜗植入术

大多数内耳畸形的人工耳蜗植入手术可以通过经典的经乳突 - 面隐窝入路进行。但有些复杂的内耳畸形的存在可能使这种方法无法实现,耳外科医师必须准备好其他手术入路来植入耳蜗,正确的影像学检查和良好的手术技巧将有助于避免并发症。外科医师必须了解针对内耳畸形病例人工耳蜗植入的不同手术方式。在任何情况下都建议应用面部神经监测,同时术者必须具备良好的解剖学知识和娴熟的手术技术,才能尽可能避免并发症的发生。影像学检查提示 20% 先天性聋存在内耳畸形,大部分内耳畸形患者有重度和极重度感音神经性听力损失,此类患者大部分符合人工耳蜗的适应证。在某些畸形病例中可能不存在蜗神经,应在术前进行 MRI 检查。无法识别蜗神经发育情况(尤其是内耳道狭窄或者闭锁)可能会导致不必要的手术。耳外科医师需要术前评估内耳畸形患者的遗传史,影像学检查及听力学检查结果,筛选适合人工耳蜗植入的患者以及选用合适的耳蜗电极,有效的规避术中及术后并发症,同时给患者带来最佳的听觉言语康复效果。

目前 2017 版 Sennaroglu 耳蜗前庭畸形(inner ear malformation,IEM)的分类方法是国际上普遍公认的最新分类体系,将内耳畸形分为 8 类,分别是:①耳蜗未发育(complete labyrinthine aplasia,Michel deafness);②原始听囊(rudimentary otocyst,RO);③耳蜗发育不全(cochlear aplasia,CA);④共同腔畸形(common cavity deformity,CC);⑤耳蜗部分发育(cochlear hypoplasia,CH);⑥不完全分隔耳蜗畸形(incomplete partition of the cochlea,

IP)；⑦前庭水管扩大（enlarged vestibular aqueduct，EVA）；⑧耳蜗孔径畸形（cochlear aperture abnormalities，CAA）。

耳蜗前庭畸形的分类体系是基于耳蜗解剖结构的畸形。仅凭耳蜗结构的畸形情况并不能完全预测人工耳蜗植入术后的效果，后者还与蜗神经的发育情况密切相关。如果存在蜗神经发育不良或缺如等，术后可能出现听觉言语康复效果不理想的情况。因此，手术医师在术前决策过程中应考虑下列因素：内耳畸形的分类，蜗神经的发育，听力学结果，手术方法、手术时机和人工耳蜗电极类型的选择，面神经的发育及走行，术中脑脊液"井喷"，术后发生脑膜炎的风险等。

根据 Sennaroglu 耳蜗前庭畸形的分类方法，其中 IEM 分类中的完全性迷路缺如（Michel 畸形），原始耳囊（rudimentary otocyst）以及耳蜗未发育（cochlear aplasia）为人工耳蜗植入术禁忌证。将耳蜗前庭畸形其他类型患者人工耳蜗植入术适应证，手术方式，以及电极的选择分为三个不同的组逐一介绍。

第一节 伴有共同腔畸形的人工耳蜗植入术

一、共同腔畸形的概念

共同腔畸形（common cavity deformity）是由于听囊在胚胎期第 4 周发育停滞所致的严重内耳畸形。为单个卵圆形或圆形的腔室，代表耳蜗和前庭，共同腔的侧壁结构内具有耳蜗和前庭神经结构，内耳道（internal acoustic meatus，IAM）通常在其中心进入空腔。

二、电极的选择

在共同腔畸形中，神经组织的确切位置尚不清楚。它很可能位于空腔的外围，通常使用直电极（非抱轴电极）是理想的选择。这将使电极在共同腔畸形外围具有与神经组织更好接触的位置。共同腔的尺寸对于选择正确的电极长度很重要。如果是大空腔，则可以使用长电极。同样，在有小空腔的情况下，最好使用较短的电极。应用 Otoplan 软件对患者术前颞骨 CT 原始数据进行重建，结合耳蜗螺旋公式然后计算出共同腔的周长，电极的长度可以使用公式长度 $L=2\pi r$ 计算，其中 r 是共同腔畸形的半径。然后可以从 MED-EL 定制电极（26.4mm，20.9mm，12.1mm）或者 Nucleus 24K（17mm）中选择合适的电极。因此，在手术前应估计正确的电极长度。

目前奥地利 MED-EL 开发了一定制电极，此种特制电极的 12 个电极束分布于导线的中央，导线由含有铂的惰性硅胶载体制成，其远端延长，尾部有一铂制金属小球。术中将电极弯曲成 U 形置入腔内。

三、手术方法

在共同腔畸形中,面神经的走行可能会发生改变,面神经的垂直段通常位于前庭窗和蜗窗的上方,鼓岬可能未完全发育;蜗窗及蜗窗龛等结构术中也不能很好的辨认,因此无法进行耳蜗切开术。手术方式在不断改进,从常规的面隐窝入路,到经乳突外半规管入路、单缝耳蜗造口术,再到经乳突单缝迷路切开术等。

通常采用乳突 - 迷路切开术,乳突切开后,找到外半规管隆突,此处亦为共同腔的外侧骨壁,然后用金刚钻于通常外半规管隆突的长轴所在位置的非壶腹端做第 1 个切口,骨窗口通入共同腔,在距第 1 个切口约 4mm 的位置做同样大小的第 2 个骨窗口,这两个切口都在面神经后上方,建议使用面神经监护仪,避免损伤面神经。然后将尾端带有一个小球的电极自第 1 个骨窗口送入,从第 2 个骨窗口用一个小钩将其取出,这样就将电极呈弧形置于共同腔内,最后将电极的两端贴于共同腔的侧壁上,采用能使耳蜗电极贴壁的方法来充分刺激听神经。并用颞肌封闭两个造口。手术中所用的特殊电极序列,尖端长度 20mm,成对的 24 个电极置于整个电极线的中间,前面有一部分透明硅胶以及透明硅胶包裹着铂制线的延长部分,末端有凹槽和铂制小球。这种电极专为共同腔而定制,有长、中、短三种刺激电极长度,每个患者植入前根据术前影像学检查确定共同腔的大小来选择特定的型号。此种术式有利于固定电极还有效地避免了电极植入内耳道。

采用单缝耳蜗造口术及定制 U 形电极植入,常规乳突切开暴露共同腔骨壁,在相当于外半规管的位置做单缝弧形切开约 1.0mm × 4.0mm,切开后待淋巴外溢缓慢或静止时,植入电极。电极采用奥地利 MED-EL 定制电极,此种特制电极的 12 个电极束分布于导线的中央,其远端延长。术中将电极弯曲成 U 形,置入腔内,并使用颞肌及筋膜自耳蜗造瘘口填塞并促进电极贴壁,并且封堵开缝处。该手术方式操作简单,可避免面神经损伤,并且术后耳蜗在共同腔畸形中更加稳定,值得临床推广应用(图 10-1、图 10-2)。

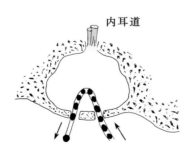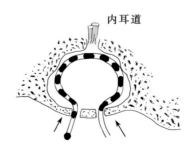

图 10-1　双骨孔 U 形电极插入法

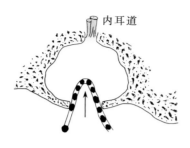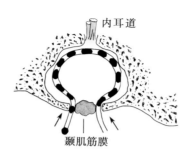

内耳道

颞肌筋膜

图 10-2 单缝耳蜗造口及定制 U 形电极植入法

第二节 伴有耳蜗发育不全的人工耳蜗植入术

一、耳蜗发育不全的概念

耳蜗发育不全(cochlear hypoplasia,CH)是指外形小于正常尺寸的耳蜗,听囊在胚胎发育第 6~8 周受到损害,导致畸形。根据影像学和组织病理学数据,分为四种不同类型的耳蜗发育不全(表 10-1)。大多数 CH 患者患有重度或极重度感音神经性听力损失,一些 CH 患者患有蜗孔和蜗神经发育不全,在这些情况下,选择蜗神经发育好或者听力相对好的侧别行手术植入,如果伴有听神经发育正常,人工耳蜗植入是合理的选择。

表 10-1 耳蜗发育不全分类

分类	描述
CH-I型	又称芽状耳蜗,耳蜗外形似内耳道产生的芽孢。内部结构严重畸形,缺少蜗轴和耳蜗间隔
CH-II型	又称囊性耳蜗发育不全,耳蜗的外形较小,没有蜗轴和耳蜗间隔,但其外部结构正常,与内耳道有广泛的联系
CH-III型	耳蜗转数少于 2 周,蜗轴和耳蜗间隔较小,伴有前庭和半规管发育不良
CH-IV型	具有正常的底转,但中转和顶转发育不良

二、电极的选择

由于耳蜗圈数少和耳蜗间隔小,通常使用短电极,长电极会带来植入困难及电极损坏的风险。在 CH-II型中,由于缺乏蜗轴,耳蜗与内耳道有广泛的联系,可能导致脑脊液"井喷"。可以选用 FORM 系列(长度为 19mm、24mm),电极的蜗底端有锥形膨大封堵器,用于封堵蜗窗或开窗口。CH-III和 CH-IV患者中,可以应用 Otoplan 软件对患者术前颞骨 CT 原始数据进行重建,测算耳蜗周长,选择合适的电极长度。

三、手术方法

目前常规采用的是乳突 - 面隐窝入路,该入路先行乳突轮廓化,然后打开面隐窝,蜗窗径路 / 内耳开窗植入电极。由于有些 CH 患者伴有前庭发育不全,特别是外半规管发育异常,面神经垂直段异位,鼓岬及蜗窗龛等骨性结构不清,为手术操作带来困难,要求手术医师术前仔细读片,术前预估植入途径,术中仔细辨认解剖位置,植入电极。在 CH-Ⅱ型可能出现脑脊液大量涌出,谓之"井喷"现象。内耳道底骨性缺损与耳蜗相通,是"井喷"的重要原因,术中发生"井喷",不推荐使用甘露醇脱水降低颅内压。通常等到脑脊液流出速度明显变慢或者压力减小时再植入电极。在蜗窗径路 / 内耳开窗造口时,通常选用 2.3mm 直径的金刚砂钻头开窗,取开放内耳时的造口稍大于通常植入造口,取块状颞肌肌肉,塞入耳蜗造口处后向外牵拉至不能再移动,形成两端大中间小的"哑铃"状填塞物,以保证填塞牢靠,然后观察 10min 以上,确定无脑脊液继续流出为止。植入镊植入电极时其尖端要避免正对着内耳道,向下方走行,电极提前做预弯,预弯的角正对内耳道方向插入,以保证电极接触到耳蜗的四壁,植入电极速度宜慢,必要时可使用术中 CT 检查电极的位置以及判断有无误入内耳道。术后使用可通过血脑屏障的抗生素预防感染。在 CH-Ⅲ型和 CH-Ⅳ型患者术前测量耳蜗长度,选择比耳蜗周长短 1~2mm 长度的电极植入,植入电极应缓慢,动作轻柔。

第三节　伴有不完全分隔耳蜗畸形的人工耳蜗植入术

一、不完全分隔耳蜗畸形的概念

不完全分隔耳蜗畸形(incomplete partition of the cochlea,IP)指耳蜗和前庭之间有明显的界线,具有正常的耳蜗尺寸,伴有蜗内结构缺陷。耳蜗不完全分隔占 IEM 的 41%。根据蜗轴和耳蜗间隔的缺陷,分为三种不同类型的不完全分隔(表 10-2)。

表 10-2　不完全分隔耳蜗畸形分类

分型	描述
IP-Ⅰ型	耳蜗和前庭之间有明显的界线。耳蜗位于内耳道底前的前外侧的位置,并且没有完整的蜗轴和耳蜗间隔,外观为空的囊性结构。耳蜗的外部尺寸(高度和长度)与正常情况相似,伴随着扩大的前庭。由于蜗孔的发育异常,内耳道和耳蜗之间可能存在缺陷,缺少蜗轴,耳蜗腔内被脑脊液充填
IP-Ⅱ型	又称 Mondini 畸形,此型耳蜗是蜗轴顶端缺如,常伴有前庭和前庭水管的扩大
IP-Ⅲ型	内耳为蜗轴未发育,耳蜗间隔存在

二、电极的选择

由于 IP-I 型患者耳蜗没有完整的蜗轴和耳蜗间隔，因此优选直电极。不应使用单向抱轴电极。通常耳蜗大小正常，针对这些情况长度为 FORM 系列 24mm 尺寸直电极比较适合，可围绕底转缠绕 1 整周。锥形塞子用于阻止脑脊液漏出到电极周围。硅胶塞可将筋膜推入并稳定植入耳蜗切开术。它还可以重置保持，从而在底转转 1 整周。IP-II 型根据术前影像测量耳蜗大小，选择合适的电极长度。IP-III 型中应避免使用预弯电极，而长电极增加电极植入内耳道的风险。FORM 24 电极围绕耳蜗基底旋转一整圈，并控制电极周围的脑脊液渗漏。如果术前影响发现耳蜗间隔较厚，耳蜗内体积减小，长电极可能会误入到内耳道中。在这种情况下，建议使用 FORM 19 电极。

三、手术方法

不完全分隔耳蜗畸形行人工耳蜗植入时，目前常规采用的是乳突 - 面隐窝入路，该入路先行乳突轮廓化，后开放面隐窝，经蜗窗径路 / 扩大蜗窗径路植入电极。

IP-I 型患者甚至在 CI 手术术前或术后发生复发性脑膜炎，这是由于镫骨足板发育不全和耳蜗腔内充满脑脊液。镫骨足板内膜发育异常，导致足板发育不良，在中耳炎发作期间很容易感染，进而诱发脑膜炎的发生。此为 IP-I 型的典型特征。IP-I 型和 IP-III 型在结构上都缺少蜗轴，但 IP-III 型患者很少出现脑膜炎，主要是镫骨足板结构正常。IP-I 型患者虽然耳蜗大小正常，但无蜗轴，适合使用短的直电极（cochlear CI24RE，长度为 17mm），选择直电极为了使电极紧贴着耳蜗壁底转，选择短电极可避免电极末端反转进入内耳道。

IP-II 型患者的耳蜗大小正常，仅蜗轴顶端缺如。可通过术前影像测量耳蜗周长，决定术中电极长度，可以较好地保留低频残余听力。

大部分 IP-III 型病例很少出现耳蜗神经发育不良。IP-I 型和 IP-III 型之间形态学的主要区别是耳蜗侧壁上的耳蜗间隔，如图 10-3 所示为 IP-III 型的 CT 影像。完整的环形电极可能会提供更好的刺激效果。较长的电极进入内耳道的可能性大于较短的电极。因此，仅绕耳蜗旋转 1 周的全环电极就足够了。术中均应行影像学检查确定电极分布状态和是否进入内耳道。术中发现电极植入了内耳道，经重新植入电极后，显示电极植入耳蜗（图 10-4、图 10-5）。IP-III 型和 IP-I 型患者术前 CT 检查发现内耳道底部骨质缺损，在人工耳蜗植入时出现脑脊液"井喷"现象。由于耳蜗底转与内耳道相通，脑脊液经耳蜗开窗处漏出，增加了电极植入的难度以及术后脑脊液漏的风险。关于脑脊液"井喷"的手术处理参照上一节中脑脊液"井喷"的处理方法。

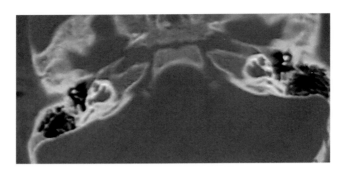

图 10-3　IP-Ⅲ型的 CT 表现
（中南大学湘雅二医院伍伟景教授供图）。

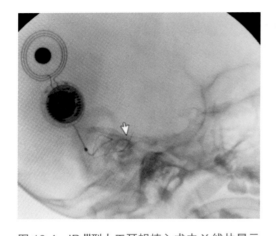

图 10-4　IP-Ⅲ型人工耳蜗植入术中 X 线片显示
电极误植入内耳道（箭头）
（中南大学湘雅二医院伍伟景教授供图）。

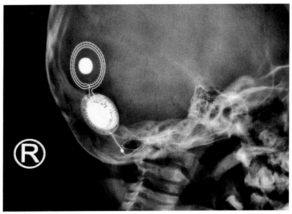

图 10-5　重新植入电极后 X 线片显示电极植入耳蜗
（中南大学湘雅二医院伍伟景教授供图）。

 专家点评

　　1. 大部分内耳畸形的患者符合人工耳蜗植入的适应证，但术前应仔细进行影像学和听力学的评估，对内耳的畸形进行分类。

　　2. 术前根据内耳的畸形分类选择合适的电极和合理的手术方式。

　　3. 内耳畸形的患者解剖易出现异常，术中应仔细定位，建议术中进行面神经监测。

　　4. 术中脑脊液"井喷"的发生率高，术中仔细填塞内耳开窗处避免脑脊液漏的发生。

　　5. 精准、微创"柔技术"的理念贯穿手术的始终，术中注意保护内耳的微环境、保留残余听力。应用 3cm 小切口、骨瓣、骨岛技术等微创技术防止并发症的发生,并且术后切口愈合后外观更佳。

参考文献

[1] SENNAROGLU L. Cochlear implantation in inner ear malformations—a review article. Cochlear Implants International,2009,11(1):4-41.

[2] EFTEKHARIAN A,AMIZADEH M. Cerebrospinal fluid gusher in cochlear implantation. Cochlear Implants International,2014,15(3):179-184.

[3] MUKERJI S S,PARMAR H A,IBRAHIM M,et al. Congenital malformations of the temporal bone. Neuroimaging Clin N Am,2011,603:619.

[4] WEI X,LI Y,FU Q,et al .Slotted labyrinthotomy approach with customized electrode for patients with common cavity deformity. Laryngoscope,2017,128:468.

[5] MIYAMOTO R T,BICHEY B G,WYNNE M K,et al. Cochlear implantation with large vestibular aqueduct syndrome. Laryngoscope,2010,112(7):1178-1182.

[6] PRITCHETT C,ZWOLAN T,HUQ F,et al. Variations in the cochlear implant experience in children with enlarged vestibular aqueduct. Laryngoscope,2015,125(9):2169-2174.

[7] KAMOGASHIRA T,AKAMATSU Y,KASHIO A,et al. Development of auditory skills after cochlear implantation in children with inner ear malformations. Acta oto-laryngologica,2016,136(1):1-5.

[8] LOUNDON N,ROUILLON I,MUNIER N,et al. Cochlear implantation in children with internal ear malformations. Otology & Neurotology,2005,26(4):668-673.

[9] PAPSIN B C. Cochlear implantation in children with anomalous cochleovestibular anatomy. The Laryngoscope,2005,115(Supplement S106):1-26.

[10] KIM L S,JEONG S W,HUH M J,et al. Cochlear implantation in children with inner ear malformations. The Annals of otology,rhinology,and laryngology,2006,115(3):205-214.

[11] LIU H J,WANG G K,MA S,et al. The prediction of CSF gusher in cochlear implants with inner ear abnormality. Acta oto-laryngologica,2012,132(12):1271-1274.

[12] MAKIZUMI Y,KASHIO A,SAKAMOTO T,et al. Cochlear implantation in a patient with osteogenesis imperfecta. Auris Nasus Larynx,2013,40(5):510-513.

[13] SENNAROLU L,DEMIR B M. Classification and current management of inner ear malformations. Balkan Medical Journal,2017,34(5):397-411.

[14] BELTRAME M A,FRAU G N,SHANKS M,et al. Double posterior labyrinthotomy technique:results in three Med-EI patients with common cavity. Otology & Neurotology,2005,26(2):177-182.

[15] WILKINS A,PRABHU SP,HUANG L,et al. Frequent association of cochlear nerve canal stenosis with pediatric sensorineural hearing loss. Arch Otolaryngol Head Neck Surg,2012(138):383-388.

[16] ALDHAFEERI A M,ALSANOSI A A. Management of surgical difficulties during cochlear implant with inner ear anomalies. International journal of pediatric otorhinolaryngology,2017,92:45-49.

［17］CA B,COPELAND B J,YU K K,et al. Cochlear implantation in children with congenital inner ear malformations. The Laryngoscope,2004,114(2):309-316.

［18］FARHOOD Z,NGUYEN S A,MILLER S C,et al. Cochlear implantation in inner ear malformations:systematic review of speech perception outcomes and intraoperative findings. Otolaryngol Head Neck Surg,2017,156(3):783-793.

［19］SUN J,SUN J. Outcomes of cochlear implantation in patients with incomplete partition type Ⅲ.Int J Pediatr Otorhinolaryngol,2020,17:131.

第十一章

12 月龄以下儿童的人工耳蜗植入术

　　人工耳蜗植入是治疗重度及以上听力损失的有效方法。随着时代发展和科技进步,其适应证和适用年龄也经历了巨大变化,20 世纪 70 年代初开始应用于儿童,1990 年美国 FDA 批准 24 月龄及以上儿童植入人工耳蜗,20 世纪 90 年代末降至 18 月龄,2000 年降至 12 月龄。进入 21 世纪后的近 20 年里,虽然我国《人工耳蜗植入工作指南 (2013)》仍建议植入年龄为 12 月龄以上,但很多人工耳蜗植入中心纷纷开展低龄 (<12 月龄) 的人工耳蜗植入的前瞻性临床研究,无论是单侧还是双侧,均取得了令人满意的效果。适用年龄的下沉与耳聋诊断的策略和新技术应用息息相关,借力于国家层面的新生儿听力筛查在全球和我国的普及,超过 95% 的先天性聋患儿可在 3 月龄被确诊,使听力损失的确诊时间大幅缩短,从而为医学干预提供了充足时间,为低龄患儿植入耳蜗并缩短听力剥夺时间提供了可能。

　　近年来很多研究显示,12 月龄以下人工耳蜗植入在效果上可使患儿获得更早、更好和更自然的言语、语言发育,而在安全性上,比如手术麻醉、出血等风险及术后并发症的发生,与 12 月龄以上植入儿童无明显差异,因而低龄儿童人工耳蜗植入具有广阔的应用前景。

第一节　12 月龄以下儿童的人工耳蜗植入的安全性

　　早期发现和诊断重度听力障碍,早期植入人工耳蜗,能够缩短患儿听力剥夺时间,从而获得更好疗效。在大规模开展此类低龄植入手术前,手术和麻醉的安全性必须通过相应的临床研究。Colletti 等在 2005 年通过进行 10 例 12 月龄以下婴幼儿人工耳蜗植入手术,验证了低龄患儿人工耳蜗植入的安全和有效性。Roland 等为伴有内耳畸形的双侧极重度听力损失患儿行人工耳蜗植入,也取得良好效果。

除了手术风险,麻醉风险和并发症也是需要注意的环节。Kalejaiye 等为 73 例 12 月龄以下婴幼儿植入人工耳蜗后发现,常见并发症包括局部感染、面神经损伤、术中失血(低龄儿童有效血容量相对较小)、呼吸系统并发症、麻醉相关并发症如缺氧和心动过缓等。以伤口局部软组织感染最为常见,发生率约为 1.33%。南卡罗来纳医科大学的数据和美国国家数据 ACS-NSQUIP 显示,对比小于 12 月龄组和 12~18 月龄组的并发症的发生率,无显著统计学差异。

12 月龄以下婴幼儿颅骨发育尚未完成,颞骨菲薄,乳突气化不全,因而手术磨除骨质暴露鼓窦及后鼓室开窗时动作应尽量轻柔,以最大程度保护中耳听骨链及面神经,避免损伤重要结构,术中神经实时监护也为术者提供了更为安全的保障。在磨植入体骨床时应避免完全暴露甚至穿破硬脑膜而引起严重并发症。此外,由于婴幼儿有效循环血量少,操作时应密切观察出血量,有效控制出血,对于双侧人工耳蜗植入的患儿尤为重要。

虽然很多临床研究证明 12 月龄以下低龄人工耳蜗植入是一种相对安全的手术,但耳鼻咽喉头颈外科医师应该意识到早期植入的风险,并针对不同患儿制订个体化治疗方案(表 11-1)。

表 11-1 低龄(<12 月龄)患儿人工耳蜗术后疗效及安全性研究结果汇总

文献	低龄患儿例数	耳蜗植入数	评估方法	术后疗效	安全性评估
HOFF S, 2019	<12 月龄 39 例,12~36 月龄 180 例	<12 月龄组 76 侧;12~36 月龄组 307 侧	开放性言语识别	开放性言语识别能力及口头交流能力提高更显著	麻醉风险及术后发症组间无显著差异
COLLETTI V, 2017	<12 月龄 10 例	<12 月龄 10 侧	CAP,咿呀学语时间	咿呀学语时间提前(术后 3~5 个月)	无明显并发症
KIM Y, 2017	<12 月龄 186 例,>12 月龄 2 725 例	—	手术时间,住院时间,再入院率	—	麻醉风险及术后发症组间无显著差异
FAGAN M, 2015	<12 月龄 9 例	<12 月龄 11 侧	行为测试,家长问卷	词语表达能力显著提高,但较同龄人稍差	—
O'CONNELL B P, 2016	<12 月龄 23 例,12~18 月龄 35 例	<12 月龄 37 侧,12~18 月龄 47 侧	并发症发生率,手术时间,麻醉及苏醒时间,住院天数	—	超低龄组较 12~18 月龄患儿手术及药物并发症无显著差异
DETTMAN S J, 2016	<12 月龄 151 例,13~18 月龄 61 例,19~24 月龄 66 例,25~42 月龄 82 例,43~72 月龄 43 例	—	言语识别能力,语言能力,言语形成	超低龄组患儿言语感知能力、言语形成及表达准确程度均高于其他各组	—
KALEJAIYE A, 2016	<12 月龄 73 例,>12 月龄 1 278 例	—	并发症发生率,手术时间,住院天数,再入院率	—	超低龄组患儿手术时间较长,再入院率稍高

第二节 12月龄以下儿童的人工耳蜗植入患儿听力发育

目前绝大多数国家人工耳蜗植入指南所规定的适应证为双侧重度或极重度感音神经性听力损失,术前应行听力及语言评估,完善颞骨 HR CT 和内耳道 MRI 扫描以了解患儿内耳解剖学发育情况,试戴助听器以评估潜在受益和听觉发育基线,进行心理或社会能力评估以确定发育水平,除此之外还应进行遗传学评估等。这些工作通常需要一个多学科专业团队组成的人工耳蜗植入中心来完成,以便对患儿进行充分的术前评估、围术期准备及术后干预等。

婴儿听力检查面临许多挑战。目前我国新生儿听力筛查已实现普及,新生儿通过耳声发射(otoacoustic emissions,OAE)和 / 或听觉脑干反应(auditory brainstem response,ABR)进行初筛,如未通过,则在 42 天进行复筛,通常 6 个月内就能得出听力障碍的诊断。婴幼儿人工耳蜗植入后的听力评估通常为行为测听,包括父母报告问卷等。

听力学测试及人工耳蜗植入术前评估可能由于多种原因而延迟,包括儿童配合度不佳、中耳疾病、认知发育迟缓、家庭经济状况不良等。在进行 ABR 测试后,可使用行为观察测听(behavioural observation audiometry,BOA)或视觉强化测听(visual reinforcement audiometry,VRA)对儿童进行测试,以评估助听效果,视觉强化测听则通常要等到儿童 6 月龄以上才能配合。IT-MAIS 和 LittlEARS 是常用问卷,旨在评估儿童对其环境中声音的自发反应以及婴幼儿的听觉发育水平。

早期接受声音刺激对于人工耳蜗植入后的听觉发育至关重要,特别是对小于 12 月龄的婴幼儿而言。婴幼儿必须首先感知声音,才能开始区分多种不同声音之间的区别,从而理解具有复杂结构形式的语言。这些复杂的过程在使用人工耳蜗之后的听觉和言语发育中具有重要作用。Bruijnzeel 等指出,12 月龄以下人工耳蜗植入患儿的言语发育效果更好,表现为听觉行为分级标准(categories of auditory performance,CAP)优于 12 月龄以上幼儿组。研究表明,低龄人工耳蜗植入组在开机后 3 个月就显示出正常 CAP,与听力正常的儿童相比无显著差异。

第三节 12月龄以下儿童的人工耳蜗植入患儿言语发育

3 岁以内是婴儿听觉和言语语言发育至关重要的时期,因为这是感知听觉刺激和获得语言的关键时间窗。研究表明,每 1 000 名婴儿中就有 1~3 名患有双侧感音神经性听力损失。其中 96% 的婴儿其父母听力正常,患儿家属的目标通常是让孩子实现口头交流,手语则作为辅助。没有手语学习条件的先天性重度 / 极重度感音神经性听力损失儿童,其言语发育更为受限。然而无论使用手语还是口语,语言学习都需要交流互动,这是语言发育的关键因素之一。

对 12 月龄以下婴儿进行言语发育检测面临较大困难,目前针对幼儿的言语测试包括检查表和家长报告问卷。婴幼儿有意义听觉整合量表(infant-toddler meaningful auditory integration scale,IT-MAIS)是一种父母报告问卷,旨在评估儿童在其所处环境中对声音的自发反应,在不同年龄婴幼儿中的标准化数据可用于相应年龄患儿的言语评估。另一项较为常用的婴幼儿听觉发育评估方法为 LittlEARS 听觉问卷。以上两种测试也应用于使用助听器的听力障碍儿童,若助听效果不佳,可考虑人工耳蜗植入,术后该量表广泛用于评估人工耳蜗在促进言语发育中的疗效。

澳大利亚 Dettman 等完成的一项研究中,将儿童分为 6~12 月龄、13~18 月龄、19~23 月龄、24~42 月龄、43~60 月龄共 5 组。研究表明,12 月龄以下患儿接受人工耳蜗植入后认知水平较高,语言发育与听力正常的同龄人相仿。随访至学龄前,该组患儿安静条件下开放式词语和句子测试得分最高,言语感知能力最好,但较 13~18 月龄组患儿无显著统计学差异。对 12 月龄以下组婴幼儿在学龄前通过图片词汇测试进行接受性词汇量评估,结果显示高达 80% 的患儿均在正常范围内,表明早在 12 月龄以下植入人工耳蜗就能从中获益。

Bruijnzeel 等完成的系统性综述显示,早期人工耳蜗植入对语言和语言发育具有显著的促进作用,特别是对 12 月龄以下患儿群体。他们将结果分为接受性语言、言语感知、言语形成、听觉表现四类。言语形成结果显示,12 月龄以下婴幼儿在言语形成测试(发音和语音的诊断性评价 DEAP 和 IT-MAIS)中得分较高。言语和语言结果测试结果表明,低龄患儿在 2/5 的接受性语言测试中得分较高。

以上研究充分表明,低龄人工耳蜗植入具有言语和语言优势。实际应用中,低龄婴幼儿拟植入人工耳蜗前,需要进行全面完善的检查,以便充分进行风险及获益评估。

第四节　12 月龄以下儿童的人工耳蜗植入相对禁忌证

低龄婴幼儿人工耳蜗植入的相对禁忌证,包括伴有多重残疾和 / 或发育迟缓。20%~40% 的先天性感音神经性听力损失儿童伴有其他结构或功能障碍,部分残疾可能要等到患儿逐渐发育后才能被识别。患儿可能在确定某些残疾(包括言语障碍或其他合并症)之前就已接受人工耳蜗植入。约 49% 的听力损失儿童行人工耳蜗植入术前评估时具有正常认知功能,10% 较正常儿童略微偏低。研究表明,伴有多系统先天性疾病的人工耳蜗植入患儿比单纯听力障碍者听力及言语发育缓慢。尽管他们表现较差,但听觉功能仍得到显著提高,同时沟通技能也明显获益。

实际操作中术前评估往往更加复杂,患儿可能伴有复杂的病理情况,如中耳疾病、听神经病、内耳结构异常或蜗神经缺损 / 发育障碍等。这些情况可能阻碍或延迟评估过程,因而需要更长时间进行诊断和治疗。

低龄人工耳蜗植入的另一个重要评估因素是家庭情况。许多家庭在孩子诊断为先天性听力障碍时会受到较大冲击,患儿父母有时需要数周、数月或数年的时间来接受现实并积极应对。在 2016 年 Dettman 等的一项研究中(接受人工耳蜗植入的儿童平均年龄为 10 月龄)发现,较早接受助听器干预且听力稳定在重度 / 极重度损失的儿童,以及家庭经济条件相对较好的儿童,倾向于更早期接受人工耳蜗植入。应当指出的是,因脑膜炎导致的听力损失及有重度 / 极重度感音神经性听力损失家族史的儿童应更早行人工耳蜗植入。

Fitzpatrick 等认为,人工耳蜗植入延迟主要与听力损失呈进行性(52.5%)、复杂的医疗条件(16.9%)、家长优柔寡断(9.3%)和所在地区较为偏远(5.9%)等因素有关。尽管目前 12 月龄以下低龄人工耳蜗植入已成为今后的趋势,但我们必须考虑到上述原因的限制,一些儿童应待其 1 周岁后植入更为安全有效。

低龄儿童人工耳蜗植入是一种安全有效的听力重建方法,小于 12 月龄早期植入已显示出显著言语和听觉优势。为排除先天性聋同时伴有其他系统发育障碍,在人工耳蜗植入术前应对患儿进行全面评估,制订个性化诊疗方案。若患儿符合人工耳蜗植入术前所需满足的条件,早期植入将获益更多,低龄婴幼儿人工耳蜗植入也将成为今后的发展趋势。

专家点评

1. 大量研究表明 12 月龄以下人工耳蜗植入可获得更好的言语和语言发育,临床也发现该年龄段患儿人工耳蜗植入手术麻醉、出血等风险及术后并发症较 12 月龄以上患儿无明显差异,因而人工耳蜗植入在低龄儿童中展现出广阔的治疗前景。

2. 低龄感音神经性听力损失的婴幼儿(小于 12 月龄)可伴有多重残疾和 / 或发育迟缓。部分残疾可能要等到患儿逐渐发育后才能被识别。因此在人工耳蜗植入术前,应对患儿进行全面评估,制订个性化诊疗方案。

3. 若患儿符合人工耳蜗植入术前所需满足的条件,早期植入将获益更多,低龄婴幼儿人工耳蜗植入也将成为今后的发展趋势。

参考文献

［1］COLLETTI V,CARNER M,MIORELLI V,et al. Cochlear implantation at under 12 months:report on 10 patients.Laryngoscope,2005,115(3):445-449.

［2］KALEJAIYE A,ANSARI G,ORTEGA G,et al. Low surgical complication rates in cochlear implantation for young children less than 1 year of age.Laryngoscope,2017,127:720-724.

［3］O'CONNELL B P,HOLCOMB M A,MORRISON D,et al. Safety of cochlear implantation before 12 months of age:Medical University of South Carolina and Pediatric American College of Surgeons-National Surgical Quality improvement program outcomes.The Laryngoscope,2016,126(3):707-712.

［4］DETTMAN S J,DOWELL R C,CHOO D,et al. Long-term communication outcomes for children receiving cochlear implants younger than 12 months:a multi-center study. Otol Neurotol,2016,37:e82-e95.

［5］KIM Y,PATEL V A,ISILDAK H,et al. An analysis of safety and adverse events following cochlear implantation in children under 12 months of age. Otol Neurotol,2017,38(10):1426-1432.

［6］FAGAN M K. Cochlear implantation at 12 months:Limitations and benefits for vocabulary production. Cochlear ImplantsInt,2015,16(1):24-31.

［7］MCKINNEY S.Cochlear implantation in children under 12 months of age. Curr Opin Otolaryngol Head Neck Surg,201725(5):400-404.

第十二章
双侧人工耳蜗植入术

第一节　双侧人工耳蜗植入的背景

目前全球已有 40 多万听力损失患者接受人工耳蜗植入术(cochlear implantation,CI)后重返有声世界,我国约有 8 万例 CI。目前 CI 主要以单侧植入为主,疗效确切,开放性言语识别率高达 80% 以上。截至 20 世纪 90 年代,国内外针对双耳重度及极重度感音神经性听力损失的患者的治疗仅限于单耳,即采用单侧人工耳蜗植入(unilateral cochlear implantation,UCI)。单侧人工耳蜗植入后形成单声道,仅能在一定程度上改善患者的听力,不具备正常人双耳聆听的生理特性,患者接收复杂环境下的听觉信息仍较为困难。因此,人们在 20 世纪 90 年代中后期提出了更符合人类听觉生理特点的新思路——双侧人工耳蜗植入(bilateral cochlear implantation,BCI)。它是将双侧耳均植入耳蜗,较单侧植入最突出的特点是形成与正常人相同的双耳听觉模式,使患者具有双耳聆听优势,包括双耳整合、双耳抗噪和消除头影效应等功能。随着大众生活水平的不断提高,双侧人工耳蜗植入的需求也将逐渐增加。在 1995 年之前,CI 植入者因自愿进行人工耳蜗产品升级,而行对侧人工耳蜗植入,产生过"双侧"人工耳蜗植入的病例。至 1996 年,德国耳科专家 Jan Helm 首次为重建成人患者双耳听力,成功实施了世界上第一例双侧人工耳蜗植入手术,随后在 1998 年,开始对儿童患者进行双侧人工耳蜗植入,也获得了满意的疗效。我国于 2002 年首次开展了 BCI,随后选择双侧植入的患者数量逐渐增多。

第二节　双侧人工耳蜗植入的入选标准和禁忌证

我国《人工耳蜗植入工作指南(2013)》指出了 UCI 的手术适应证。对于 BCI,目前还没有关于其适应证的全球性标准,大多数 CI 机构倾向于参考 UCI 的适应证标准。总的趋势为适应证越来越宽泛,禁忌证越来越少。

一、入选标准

1. 语前聋患者的入选标准

(1) 植入年龄通常为 12 月龄 ~6 岁。植入年龄越小效果越佳,要特别预防麻醉意外、失血过多、颞骨内外面神经损伤等并发症。目前不建议为 6 月龄以下患儿植入人工耳蜗,但脑膜炎导致的听力损失因面临耳蜗骨化的风险,建议在手术条件完备的情况下尽早手术。6 岁以上的儿童或青少年需要有一定的听力言语基础,自幼有助听器佩戴史和言语康复训练史。

(2) 双耳重度或极重度感音神经性听力损失。

(3) 无手术禁忌证。

(4) 监护人和 / 或植入者本人对人工耳蜗植入有正确的认识和适当的期望值。

(5) 具备听觉言语康复教育的条件。

2. 语后聋患者的入选标准

(1) 各年龄段的语后聋患者。

(2) 双耳重度或极重度感音神经性听力损失,依靠助听器不能进行正常交流。

(3) 无手术禁忌证。

(4) 植入者本人和 / 或监护人对人工耳蜗植入有正确的认识和适当的期望值。

二、禁忌证

1. 体重低于 6kg。

2. 第一植入耳的前庭功能异常。

3. 缺乏家长支持。

4. 无良好的听或说的交流环境。

第三节　双侧人工耳蜗植入的优势

越来越多的研究证实,双侧人工耳蜗植入能显著提高患者的言语理解能力。Koch 等的研究发现,同期双侧人工耳蜗植入者在安静环境中语言理解能力更强,能显著减轻头影效应,还可以提高双耳总和抗噪效应,改善患者的空间构型能力,尤其是在嘈杂的环境中效果更为显著。Rana 等对 7 例日本 BCI 植入者在 UCI 术后及 BCI 术后的言语理解阈值(speech comprehension thresholds,SCT)、声源定位进行测试及对比,结果显示 BCI 两方面的改善均大于 UCI,在对称和非对称噪声环境下的群体交流中的 SCT 分别降低 3dB 和 7dB,声源定位的平均错误率降低了 27%。

BCI 患者具有更佳声源定位能力。Smulders 等进行了一项多中心随机临床试验,对 50 例患者进行测试(包括同期 BCI 组和 UCI 组),BCI 组对声音的定位明显好于 UCI 组(在方位角 60° 时,UCI 组平均正确率为 50.0%,BCI 组为 96.7%,$P < 0.001$)。该结果与受试者听力能力的自我评估结果一致。Coez 等使用了 $H_2^{15}O$ 标记的正电子发射断层成像对 BCI 的优势进行检测。与 UCI 相比,BCI 增强了与声音感知相关的光谱线索,改善了右侧颞区对语音刺激的处理;同时,通过在右侧额顶网络中募集感官信息,使其声音辨别力增强。

另外,BCI 能够使双耳均接收到言语声刺激,可避免听觉剥夺效应的发生。目前,众多研究表明听觉剥夺效应不仅出现于老年人,也可以出现于儿童,听觉剥夺效应来自双耳不对称信号输入,即一耳接收声信号刺激,另一耳无声信号刺激,导致听觉中枢萎缩、退化引起听力下降。无论是双侧还是单侧听觉信息缺乏,均可引起听觉中枢的异常发展。在动物实验中发现,缺乏听觉体验会广泛地改变皮质发育过程。有报道显示,双侧同期植入,患者的皮质发展模式将趋于正常,双侧中枢同步对称发展。

BCI 植入者在音乐欣赏、社会心理发展等方面表现更佳。BCI 可改善儿童感知音乐特征的速度和准确性。Falcón-González 等运用慕尼黑音乐经验问卷(Munich music questionnaire,MUMU)和最低听觉功能测试对 22 例 UCI 和 18 例 BCI 的音乐习惯进行对比和记录,结果证实与 UCI 相比,BCI 对音乐模式的认知较好,对调性音阶、谐波和乐器的识别能力更佳。Sarant 等对 159 例 BCI、UCI 儿童的社会心理发展及认知能力进行追踪调查,发现 BCI 儿童具有良好的情感心理素质,在社会能力发展方面具有较少的困难,较 UCI 儿童具有更优异的学习成绩及学业成果。研究还发现较好的社会心理发展与植入年龄、接收语言能力、家长教育程度、家长参与度等因素呈正相关。Rader 等使用奈梅亨人工耳蜗植入调查问卷(Nijmegen cochlear implant questionnaire,NCIQ)从多个维度对 BCI 植入者进行综合评价,除基本的言语感知和言语能力,还包括自信心、活动能力和社会交流等。结果显示,在对侧耳蜗植入后,

NCIQ 改善了 23.7%（$P<0.001$），预示患者生活质量大大提高。

第四节　双侧人工耳蜗植入的不足之处

目前制约双侧人工耳蜗植入发展、致其所占比例较低的原因可能包括以下因素：

1. 双侧人工耳蜗植入费用高，目前多数医疗保险仅对 UCI 提供保障，BCI 的高额医疗费用使很多家庭无法承担。

2. 目前科技飞速发展，先植入一侧保证语言交流，保留另一侧以期待未来新技术的发展；BCI 可能丧失未来对于听力损失新型治疗方法的尝试机会，如毛细胞再生和基因治疗等，成为部分家长选择分期植入的原因之一。

3. 双侧人工耳蜗植入需两次手术，手术风险更高；尽管 BCI 可对术前耳鸣产生积极影响，但也报道称其可诱发暂时或永久性耳鸣，还具有损坏双侧前庭功能的风险。亦有研究发现 BCI 术后眩晕的发生风险高于 UCI。BCI 使耳蜗装置的数量加倍，修复手术所需装置的数量也将大大增加，意味着患者需要额外负担更多的医疗费用。CI 术后存在植入体装置故障、植入体周围感染、电极弯曲或脱出等风险，4.3% 植入者需要进行修复手术。

4. 双侧人工耳蜗植入左右耳处理器的压缩算法相对独立，缺乏同步性，独立的双侧压缩算法可引起时间和空间的失真，这可能限制了在噪声环境中对言语理解利益最大化的发挥，在不同环境下就可能造成双耳间对真实声源定位的不一致和不匹配。其次，声音处理器的信息提取率与正常双侧听觉系统提取双耳信号高度不相似，这种精细结构信息的丢失，可能对效果有严重影响。另外，双耳设备的映射是独立的，应根据双耳通路优化双耳映射。因此，临床上应对双侧植入耳蜗设备进行改进，提供优化配置，最大化地协调处理双耳信号，优化双耳拟合。暂时缺乏有力的主观和客观证据证明双侧人工耳蜗植入优点更多。同时，这也与各国人工耳蜗植入指南不尽相同有关。多数家长难以接受患儿双侧佩戴耳蜗的外观，担心对其成长及心理发展产生影响等。

第五节　双侧人工耳蜗植入的手术要点

双侧人工耳蜗植入手术有两种实施方案，即同期双侧人工耳蜗植入手术（simultaneous cochlear implantation，SCI）和分期双侧人工耳蜗植入手术（sequential bilateral cochlear implantation，SBCI）。SCI 是指在间隔 6 个月内进行双耳的植入；双耳的植入间隔大于 6 个月为 SBCI。SCI 中包括同时双耳人工耳蜗植入，是指通过一次全麻手术进行双侧人工耳蜗植入，同时 BCI 可以减少一次全身麻醉，降低住院费用，同时开机，开机后双侧听觉中枢同时受到刺激。

研究认为,同期双侧人工耳蜗植入手术的最佳手术年龄为12~24月龄。在分期植入双侧人工耳蜗的病例中,其语言感知方面的效益随着单侧听觉剥夺时间的延长而降低。研究发现分期植入第二侧人工耳蜗后,患者往往要经历一段艰难的适应时期。通常患者会期望从第二侧人工耳蜗获得的听觉信息与第一侧人工耳蜗相同。然而,对于两次植入间隔时间较长的患者来说,适应并学会使用第二侧人工耳蜗带来的附加听觉信息并不容易。Gordon等研究发现接受分期植入双侧人工耳蜗的病例中,随着植入间隔时间延长,两侧耳之间听性脑干诱发电位的V波潜伏期的差异不断增大。当植入间隔时间超过2年时,与第一侧植入耳相比,后期植入耳听性脑干诱发电位的V波潜伏期显著延长。因此,两次人工耳蜗植入的间隔时间小于12个月时,人工耳蜗植入患者能够获得更好的言语感知能力。若间隔时间超过2年,先植入耳的听觉皮层发育已完成,第二次植入后,双侧听觉通路及听觉发育不同步,在经过较长时间后仍有听觉剥夺现象。2013年我国修订的《人工耳蜗植入工作指南(2013)》中推荐了双侧人工耳蜗植入手术技术,并且指出顺序植入两次手术间隔越短,越有利于术后言语康复。同时,在两次人工耳蜗植入手术之间,也鼓励在非植入耳佩戴助听器以维持听觉传入神经活动。

双侧耳蜗植入注意事项:

1. 手术应在保障内部操作术野充分的前提下,采用尽可能小切口(图12-1),"柔技术"手术操作。

2. 切开时尽量考虑避开血管,并且严格止血,但要尽量减少电凝止血的应用。

3. 尽量避免使用电刀切开皮下组织,尤其是年龄小的患者,可防止皮瓣愈合受损,做第

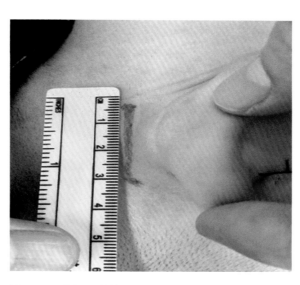

图12-1 小切口照片

二侧时需将电刀撤离手术台。

4. 第二耳植入时需保护好对侧已植入电极,可用圆形硅胶垫固定第一耳侧。

5. 术前可以标记植入体位置(图12-2),两侧植入体尽可能对称植入。

6. 术中需保护好面神经及鼓索(图12-3)。

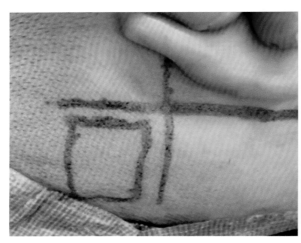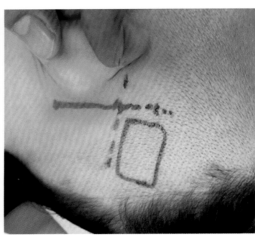

图 12-2　标记植入体位置

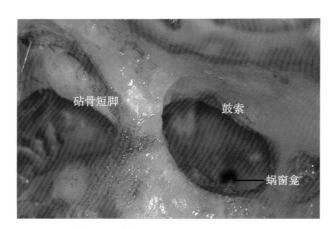

图 12-3　术中可见鼓索

第六节　展　　望

虽然双侧人工耳蜗植入能显著改善患儿的听力,消除头影效应,但临床中双侧植入带来的益处并没有想象中的那么巨大,双侧植入患儿的双耳听力仍有不正常,仍有改进之处。综上所述,随着时代发展,双侧人工耳蜗植入越来越被人们所接受、被耳科专家所推荐,其在声音定位、降噪效应、消除头影效应、总和效应、促进听觉皮层发育等方面都要显著优于单侧人工耳蜗植入,有助于患者获得更自然的声音感受,促进听觉言语的发展,获得接近正常的言语交流能力。双侧人工耳蜗植入中同期植入的效果要优于分期植入,且分期植入两次手术间隔时间越短,越有利于术后言语康复。

专家点评

1. 双侧人工耳蜗植入有其独特的优势:具有更佳声源定位能力;能够使双耳均接收到言语声刺激,可避免听觉剥夺效应的发生;植入者在音乐欣赏、社会心理发展等方面表现更佳。

2. 双侧人工耳蜗植入的不足:植入费用高;可能丧失未来对于听力损失新型治疗方法的尝试机会;手术要求及风险更高;独立的双侧压缩算法可引起时间和空间的失真,不同环境下可能造成双耳间对真实声源定位的不一致。

3. 双侧人工耳蜗植入越来越被人们所接受、被耳科专家所推荐,双侧人工耳蜗植入中同期植入的效果要优于分期植入,且分期植入两次手术间隔时间越短,越有利于术后听觉言语康复。

参考文献

[1] DHONDT C M C,SWINNEN F K R,DHOOGE I J M. Bilateral cochlear implantation or bimodal listening in the paediatric population:Retrospective analysis of decisive criteria. Int J Pediatr Otorhinolaryngol,2018,104:170-177.

[2] 中华耳鼻咽喉头颈外科杂志编辑委员会. 人工耳蜗植入工作指南(2013). 中华耳鼻咽喉头颈外科杂志,2014,49(2):89-95.

[3] KOCH DB,SOLI SD,DOWNING M,et al. Simultaneous bilateral cochlear implantation:prospective study in adults.Cochlear Implants Int,2010,11(2):84-99.

[4] RANA B,BUCHHOLZ JM,MORGAN C,et al.Bilateral versus unilateral cochlear implantation in adult listeners:Speech-on-speech masking and multitalker localization. Trends Hear,2017,21:1-15.

[5] SMULDERS YE,VAN ZON A,STEGEMAN I,et al. Comparison of bilateral and unilateral cochlear implantation in adults :A randomized clinical trial. JAMA Otolaryngol Head Neck Surg,2016,142(3):249-256.

[6] COEZ A,ZILBOVICIUS M,FERRARY E,et al.Brain voice processing with bilateral cochlear implants:A positron emission tomography study.Eur Arch

Otorhinolaryngol,2014,271 (12):3187-3193.

[7] SANTA M P L,OGHALAI J S.When is the best timing for the second implant in pediatric bilateral cochlear implantation? Laryngoscope,2014,124 (7):1511-1512.

[8] FALCÓN-GONZÁLEZ J C,BORKOSKI-BARREIRO S. Recognition of music and melody in patients with cochlear implants,using a new programming approach for frequency assignment.Acta Otorrinolaringol Esp,2014,65 (5):289-296.

[9] SARANT J Z,HARRIS DC,GALVIN K L,et al. Social Development in Children With Early Cochlear Implants:Normative Comparisons and Predictive Factors, Including Bilateral Implantation.Ear Hear,2018,39 (4):770-782.

[10] RADER T,HAERTERICH M,ERNST B P,et al. Quality of life and vertigo after bilateral cochlear implantation:Questionnaires as tools for quality assurance.HNO, 2018,66 (3):219-228.

[11] AMARAL M S A D,REIS A C M B,Massuda E T,et al. Cochlear implant revision surgeries in children. Braz J Otorhinolaryngol. 2019,85 (3):290-296.

[12] PARK H J,LEE J Y,YANG C J,et al. What is the sensitive period to initiate auditory stimulation for the second ear in sequential cochlear implantation? Otol Neurotol,2018,39 (2):177-183.

[13] KILLAN C,SCALLY A,KILLAN E,et al. Factors affecting sound-source localization in children with simultaneous or sequential bilateral cochlear implants. Ear and Hearing,2019,40 (4):870-877.

[14] GORDON K A,SALLOUM C,TOOR G S,et al. Binaural interactions develop in the auditory brainstem of children who are deaf:effects of place and level of bilateral electrical stimulation. Journal of Neuroscience,2012,32 (12):4212-4223.

第十三章

再次人工耳蜗植入术

得益于国家惠民政策的支持,在过去的十余年我国人工耳蜗用户,尤其是儿童用户数量出现了井喷式增长。再次人工耳蜗植入术是指部分患者植入后由于种种原因需要重新再次实施人工耳蜗植入的手术操作。随着人工耳蜗用户数量的累积,替换或翻修人工耳蜗植入(replacement or revision cochlear implantation,RCI)已经成为一项重要的手术。根据美国霍普金斯大学为期 15 年的临床观察,13% 的儿童用户需要 RCI,这提醒我国需要对该技术做好准备。

对于当今的耳蜗制造技术以及医疗能力来说,总体而言 RCI 是一项安全的手术,包括保存或增强原有的听觉及言语分辨能力。Hochnair-Desoyer 于 1985 年报道了首例 RCI 并获得了成功。然而我们也必须认识到,RCI 可能带来负面结果,诸如全植入率只有 88%,开放电极减少、言语识别能力下降、蜗内创伤,以及临床已发生过的耳蜗内电极折断、重新植入困难等。

第一节　再次人工耳蜗植入的原因

再次耳蜗植入的原因可分为设备相关因素和非设备相关因素两大类。前者主要包括设备故障、面神经刺激、设备升级等;后者主要包括感染、过敏反应、胆脂瘤形成、电极异位或脱出等。根据美国约翰斯霍普金斯大学的观察,设备故障占 RCI 原因的七成。

一、非设备相关因素

（一）皮瓣血肿和感染

相对于成人而言，儿童病例更容易出现头部外伤，从而导致植入体外侧的皮下血肿，触诊可及皮下波动感（图 13-1）。笔者团队曾经倾向于积极地抽除积血，但发现不易获得儿童配合，并且容易转变为脓肿。我们如今的处理方法：如果触诊或 B 超评估血肿深度超过 3mm，则进行穿刺抽除积血并用无菌纱布及绷带加压包扎；否则只行加压包扎。每 3~5 天查看及更换加压敷料，通常 2~4 周血肿可自行吸收。

植入体感染发生率为 1.7%~8.2%。皮瓣感染早期表现为植入体表面的头皮压痛，逐步红肿，最后形成皮下脓肿或皮瓣坏死。早期适用积极的保守治疗，包括密切观察、口服或静脉抗生素，根据药敏结果调整抗生素种类。植入体区域的皮瓣感染非常难以控制，这是因为生物材料的表层很容易形成细菌生物膜。此类生物膜由细菌及其产生的细胞外多糖基质混合而成，保护细菌对抗宿主免疫系统及抗生素。如果已经形成感染创面，需要加强局部换药，争取保存皮瓣结构的完整性。如果局部皮瓣坏死、植入体裸露，或者已经形成皮瓣下脓肿者，此时进行清创加保留耳蜗手术的成功率并不高，取出植入体是最直接有效的方法、并且通常不可避免（图 13-2、图 13-3）。

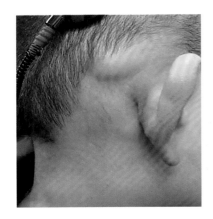

图 13-1　植入体区域皮下血肿

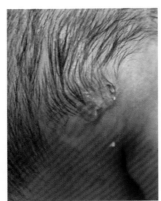

图 13-2　耳后皮瓣破损

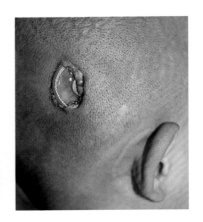

图 13-3　植入体外露

（二）过敏反应

硅胶过敏临床少见，一旦出现较难处理。现今的植入体基本采用硅胶封壳，但各大主流生产商所使用的硅胶成分并不相同。理论上而言，各厂商都可以提供过敏检测试剂盒，内含特定耳蜗所用的材料样本，检测方法包括斑贴试验、点刺试验、皮内试验。斑贴试验用于诊断接触性皮炎，适用于不溶性物质，方法是用防水胶带将一小片检测材料固定于皮肤表面 48~96h，如果有超过一半的皮肤接触面出现水肿或红斑,则认为是过敏试验阳性。点刺试验适用于可溶性,或者不可溶粉末物质,方法是点刺或划痕皮肤,再滴上检测液。皮内测试是更为敏感的方法:使用无菌水作为阴性对照,组胺作为阳性对照,15min 后出现比对照大 5mm 的风疹则判为阳性。

确定或高度怀疑是硅胶或特定材料过敏之后,可以考虑定制耳蜗,或者选用陶瓷封壳的植入体。通常一期取出植入体并保留电极,至少在 6 周之后二期行同侧再植入。

(三)胆脂瘤形成

有学者发现,耳蜗植入术后儿童与听力正常儿童具有类似的胆脂瘤发生率,但前者的处理无疑是更为困难,最终可能不得不取出耳蜗。

完壁式鼓室成形术是最常用的清除病灶的方法,具体的处理措施取决于胆脂瘤的范围、以及是否累及电极。如果病变局限、电极没有受累,可采用软骨片鼓室成形的完壁式手术。不做耳道封闭,术后通过观察鼓膜可以评估是否复发。如果电极受累,则需要考虑取出耳蜗,以免上皮组织沿着电极生长至耳蜗内。但这个决定无疑很难,取出电极之后的管腔极可能闭合,使得再植入困难、甚至失败。

外耳道胆脂瘤、耵聍的压迫导致外耳道皮肤及骨质缺损,使电极向外耳道脱出,尤其高发于鼓环后上部区域。电极脱出可诱发中耳感染、术耳流脓,但也可能长时间内没有临床症状,结果在发现时外耳道后壁已广泛缺损,甚至乳突腔内巨大胆脂瘤球形成。骨质缺损或电极脱出较为局限时,可在内耳镜下彻底清除移行上皮、回纳电极,以软骨修复重建耳道后壁及鼓膜。如果缺损广泛,则需要行乳突切除并自体脂肪填塞术腔,封闭外耳道。

(四)电极脱出耳蜗

电极脱出耳蜗指电极错位植入,或者是电极滑脱出耳蜗。此种情况在我国发生率并不高,这可能与我国植入手术结束前通常进行 X 线透视确认,以及强调开窗处及面隐窝软组织填塞有关。电极滑脱耳蜗通常是个缓慢的过程,患儿表现为进行性言语辨别能力下降,或者是缺乏相应的听力及言语进步。调机时能发现神经反射消失,电极阻抗增加。该并发症容易发生在耳蜗发育不全、骨化等未能全植入的患者,或者是原本乳突腔较小的婴幼儿。电极的弹性舒展力量,或者是乳突骨质再生的牵拉力量,均可能将电极拖出隧道。本症容易被误诊为设备故障,通过 CT 可以清晰鉴别。需要注意的是,远端隧道可能逐步闭锁,RCI 并非易事。

(五)面神经激惹

面神经激惹的发生率为 1%~15%,在部分病例可通过降低输出电流强度,或者关闭特定的电极得以改善。形成该并发症的确切原因不明,可能是电流直接刺激面神经迷路段所致,也可能是面神经水平端距离耳蜗外壁太近所致。对于迟发性的面神经激惹,潜在原因还包括电极与神经之间骨质的导电性发生了改变。理论上而言,抱轴电极以及 C 形电极片的使用能够减少电流被传导至耳蜗外壁,从而避免面神经激惹。如果通过调机不能控制面神经激惹,加之患者使用的是全环电极,则可以考虑更换为抱轴或 C 形电极的设备。

二、设备相关因素

对于言语能力尚未完全建立的患儿,可能会难以及时表述设备故障。听觉信号丧失可以表现为突发,也可以是近几个月反常耳鸣、时好时坏的信号输入、阻抗波动、电击感、开放电极数量减少、线路断路等。设备性能状态需要生产商主导评估,但临床工作者也要能够辨识设备性能不良或异常,告知患方 RCI 的益处。尤其是处于听觉及言语康复的关键时期,延误进行 RCI 将带来显而易见的不良后果。

需要判断设备故障是软件问题、还是硬件问题。首先需要听力师更换体外机并重新设置程序。如果还有问题,则需要评估听觉、言语康复的进展程度,摄片评估电极的位置。如果是彻底没有声音输入,或者神经遥测无法连接系统,则可确定是植入体的硬件问题。一旦出现体外机与植入体失联,意味着需要考虑 RCI。

第二节　再次人工耳蜗植入术的手术要点

一、皮瓣受损病例的手术

通常一期取出植入体,同时保留耳蜗段电极,避免耳蜗隧道闭锁。手术时,尽量先从清洁切口完成乳突区域的操作,再进行植入体感染区域的操作,应避免两处区域切开连通。植入体去除之后,感染通常能够较快控制,二期同侧耳蜗植入通常需要在 6 周之后。皮瓣因感染而薄弱之处,可在 RCI 时使用带蒂的颞肌筋膜转位加固(图 13-4)。

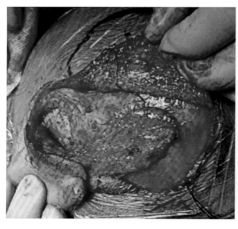
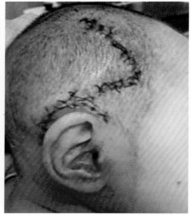

图 13-4　带蒂颞肌筋膜瓣转移覆盖植入体

二、设备原因的手术

过半数的 RCI 因设备故障而实施。在力争电极植入成功的基础上尽量地减少手术创伤，是手术的关键点。在所有的 RCI 中，可以使用双极电凝，但不建议使用传统电刀。

（一）手术切口及植入体取出

总体原则是沿着原切口进入，以保障美容需要。当然，最早期的人工耳蜗植入通常采用 L 形大切口。此时，需要根据植入体的位置，以及新旧设备的植入床需求，设计合理的切口。在某些特殊病例，还存在植入体外侧增生骨质包绕的可能性，在磨除骨质时需要较大的暴露视野及切口（图 13-5）。

避免切口走行于植入体表面，以及避免皮肤切口与肌筋膜瓣切口贯通，也是 RCI 需要遵循的重要原则，因美观需要而倡导的"原切口原则"则退居其后。与首次手术不同的是，RCI 经常遇到植入体凸出而导致的局部皮瓣菲薄，需要对此高度关注，避免术后皮瓣破溃。不得不在皮瓣

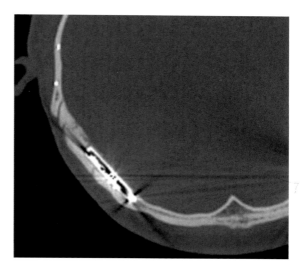

图 13-5 植入体表面被骨质所包绕的 CT 表现

菲薄区域做切口时，可以事先在皮下注射生理盐水将组织变厚，用刀片对其进行削层，待超越菲薄区域之后，再做肌筋膜 - 骨膜切口。也可以提前设计，如何利用带蒂的转位颞肌筋膜，对薄弱处进行垫衬加固。

是否保留原植入体与电极的完整性，是一个有争议的话题。鉴于设备故障分析过程中并不需要电极的存在、开放乳突腔等操作可能牵扯电极等因素，笔者倾向于剪断电极。之后，术者与器械护士更换站位侧别，将更利于操作。沿着骨膜下向植入体分离，显露其外侧缘，以尖刀片或组织剪锐性分离边缘，切开范围以能够无牵扯地取出即可。尝试再次放回植入体，判断是否有阻碍。

切口封闭依然遵循"三重错位缝合"原则，即肌骨膜瓣、皮下、皮肤的三层缝合。

（二）乳突腔处理

首次手术之后，乳突腔的外侧壁通常都是骨性缺损的。但半年之后乳突外侧壁即可再生恢复，当然也有一部分患者在多年之后依然未能完全骨性闭合。沿着乳突骨面向前分离肌骨膜瓣时，骨性缺损区域可以作为进入乳突腔的切入口。通过阅读术前 CT 检查，可以清晰把握乳突腔外侧壁的状态（图 13-6）。

也有少数患者骨质再生显著,乳突腔呈现"实心化",尤其是先天硬脑膜低位、乙状窦前置的乳突发育不良患者(图 13-7)。电极穿行于厚厚的再生骨质中,可能只在鼓窦附近存在气化。再生骨质的硬度、镜下通透度通常不如正常骨质,对观察钻头切割面之下的结构存在不利影响。粗砂钻能有效切除再生骨质,对深部电极也不会有牵拉作用;而切割钻碰到电极时,钻头的齿锋很容易将电极自深部拔出、打飞,因此最好避免使用钻头。

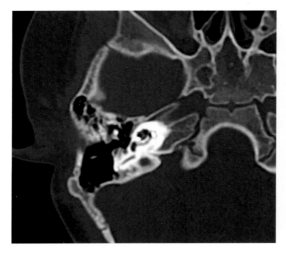

图 13-6　CT 可见乳突外侧壁骨质基本再生修复,未愈合处可作为探查切入点　　图 13-7　再生骨质包绕电极、充填乳突腔的 CT 表现

在大多数的病例中,乳突腔通常呈现空腔状态,通过切除部分乳突腔外侧壁,即可直视面隐窝结构。考虑到肌骨膜瓣的血供毕竟不如首次手术患者,笔者倾向于术野满足面隐窝操作需求即可,不必切除太多的乳突外侧壁。先将乳突外侧壁局限性地打开,供伸入眼科剪锐性剪开乳突腔内的再生膜性结构,寻找到面隐窝并在其外侧剪断电极,取出乳突腔内的电极,之后再进行乳突外侧壁的扩大切开。此步骤应避免钩针分离膜性组织,以免扯出电极。

(三)面隐窝及后鼓室处理

首次电极植入后,或多或少都会存在软组织堵塞、面隐窝骨窗缩小的情况。用锋利的镰状刀沿着面隐窝周缘的骨面分离软组织,再用显微剪刀去除阻碍视野的软组织。锐性分离非常重要,尤其是在靠近鼓索及鼓环区域,可能存在与鼓索、鼓膜粘连的情况,锐性分离可避免撕扯带来的远端损伤。清除之后,多数病例可以通过面隐窝观察到耳蜗开窗处。如果面隐窝存在骨性狭窄或闭锁,则需要重新进行开窗,并保持旧电极依然在位。包绕电极的后鼓室软组织并不一定需要完全游离与清除,此时沿着电极长轴方向进行镰状刀切开,直至开窗处的外侧 2mm 左右。保持开窗处封圈软组织的完整,电极再植入之后则不需要肌肉填塞。

（四）电极植入

直视下清晰可见耳蜗开窗处后，准备拔出电极。此时，需要先以电极上的某个标记物为参照，了解电极插入的深浅程度，在全植入的前提之下维持原有植入深度。当然，通常由于蜗管末端纤维化及骨化的原因，超越原有深度也是比较困难的。将新耳蜗放入植入床之后，以专用电极镊夹持面隐窝的电极断端，拔除1~2mm评估一下阻力。由于电极末端通常有膨大的"stop"或者夹持部，最初会有较大阻力，然后是松脱感。这时保持旧电极位置不变，以双手操作，操作方法为右手夹持新电极，左手夹持旧电极，在拔出后者的瞬间稳妥插入新电极。此时，要密切观察新电极进入开窗，还是滑入鼓室腔。

总体而言，二次植入是安全有效的。超过90%病例可以实现原位植入，但也有困难病例。例如首次前庭阶植入，手术所致耳蜗严重骨化、纤维化等情况下，可能是部分植入，甚至不能植入。由于现有的术前检查并不能精细判断耳蜗状况，因此需要在术前与患儿监护人充分沟通再植入失败的风险，并针对对侧耳的具体状况做好预案和知情同意，包括在再植入失败的情况下是否同期行对侧植入。

专家点评

1. 再次人工耳蜗植入术是指部分患者植入后由于种种原因需要重新再次实施人工耳蜗植入的手术操作。随着人工耳蜗用户数量的累积，替换或翻修耳蜗植入已经成为一项重要的手术。约13%的人工耳蜗植入患儿需要再次人工耳蜗植入。

2. 再次耳蜗植入的原因可分为设备相关因素和非设备相关因素两大类。前者主要包括设备故障、面神经刺激、设备升级等；后者主要包括感染、过敏反应、胆脂瘤形成、电极异位或脱出等。

3. 再次人工耳蜗植入手术在力争电极植入成功的基础上尽量地减少手术的创伤，可以使用双极电凝，不建议使用传统电刀，再次植入电极时要密切观察新电极是否准确进入开窗，避免滑入鼓室腔。

参考文献

[1] MARLOWE A L, CHINNICI J E, RIVAS A, et al. Revision cochlear implant surgery in children: the Johns Hopkins experience. Otol Neurotol, 2010, 31 (1): 74-82.

［2］HOCHMAIR-DESOYER I,BURIAN K. Reimplantation of a molded scala tympani electrode:impact on psychophysical and speech discrimination abilities. Ann Otol Rhinol Laryngol,1985,94(1 Pt 1):65-70.

［3］BATUK M O,CINAR B C,YARALI M,et al. Twenty years of experience in revision cochlear implant surgery:signs that indicate the need for revision surgery to audiologists. J Laryngol Otol,2019,16:1-5.

［4］RIVAS A,WANNA G B,HAYNES D S. Revision cochlear implantation in children. Otolaryngol Clin North Am,2012,45(1):205-219.

［5］HOUSE W F,LUXFORD W M,COURTNEY B. Otitis media in children following the cochlear implant. Ear Hear,1985,6(3 Suppl):24S-26S.

［6］ROLAND J T,HUANG T C,COHEN N L. Revision cochlear implantation. Otolaryngologic Clinics of North America,2006,39(4):833-839.

［7］ZEITLER D M,BUDENZ C L,ROLAND J T. Iconography:Revision cochlear implantation. Current Opinion in Otolaryngology & Head & Neck Surgery,2009,17 (5):334-338.

［8］WIJAYA C,SIMÕES-FRANKLIN C,GLYNN F,et al. Revision cochlear implantation: The Irish experience. Cochlear Implants Int,2019,1:1-7.

第十四章

人工耳蜗植入术中电生理学监测

经过 20 多年的发展，人工耳蜗植入术把我国越来越多的重到极重度听力损失的患者带回到有声世界。第二次全国残疾人抽样调查结果显示，我国现有听力残疾人口数为 2 780 万，其中 300 万为重度听力损失患者。随着影像学、听力学和分子基因学等技术越来越成熟，对内耳结构了解和认识越来越深，逐渐发现越来越多内耳发育畸形 / 不良和听神经发育不全 / 不良，以及听神经病的患者，对于这些患者术前的神经功能完整性不好评价，本章节内容将会描述人工耳蜗植入术中应用电诱发听觉脑干反应技术来评价听神经功能完整性，以及介绍耳蜗电图在人工耳蜗植入术中的应用进展。

第一节　电诱发听觉脑干反应在人工耳蜗植入术中的临床应用

一、EABR 的概念

听觉脑干反应（auditory brainstem responses，ABR）是客观评价听神经完整性和功能状态的重要方法。然而对于重度和极重度感音神经性听力损失的患者，短声或短音的声刺激往往不足以诱发听神经的电活动，导致ABR 在最大刺激强度时仍未有听觉脑干反应记录。电诱发听觉脑干反应（electrically evoked auditory brainstem responses，EABR）是通过电刺激听神经末梢螺旋神经节,诱发出听神经和脑干产生的电位活动。EABR 波形特点和起源与 ABR 相同,但其省略了声音在外耳、中耳的传导和内耳的感音过程,直接电刺激螺旋神经节,对于听力下降程度较重患者仍能得到有意义的结果。

有报道指出 Chouard 等人在 1979 年在人的蜗窗记录到 EABR 波形,尽管波形特征和重复性不是很理想,但其研究结果表明了 EABR 可在耳蜗外记录到反应。Starr 和 Brackmann 于 1979 年首次报道对多通道人工耳蜗植入患者进行 EABR 测定,随后,Meyer 等人(1984)研究发现 EABR 是个评价外周听觉传导通路非常有价值的指标。进入 20 世纪 90 年代,越来越多的学者都展开了 EABR 在人工耳蜗植入术中的临床应用。

2002 年,我国学者许政敏报道了术中电诱发听觉脑干反应测试在听力损失儿童耳蜗植入中的应用,方法是对两例人工耳蜗植入的患者编号为 15、13、10、7 和 4 的电极进行了刺激,用专用计算机记录电诱发听觉脑干反应,结果在术中 EABR 波形图中可很清楚分辨出Ⅲ和Ⅴ波,术后测得行为听阈值和术中预测效果基本相一致。随后,我国学者先后把 EABR 技术应用到不同类型的人工耳蜗植入术中。

美国学者 Kileny 认为电诱发听觉脑干反应可以适用如下对象:①明确存在颞骨发育不良;②由于年龄或发育状况问题导致术前获得不确定听阈;③听阈超出测听最大限度声强;④诊断为听神经病或听神经发育不良。

我国王宇认为电诱发听觉脑干反应具有如下临床应用作用:①对残余螺旋神经节及听神经具有评估价值;②对听神经通路完整性和功能状态进行评价;③可以用于对人工耳蜗植入及听觉脑干植入进行监测作用;④可以指导人工耳蜗植入术后的开机和调试;⑤ EABR 对术后言语功能康复具有预测价值。

二、EABR 的分类

EABR 测试分为人工耳蜗植入前测试与植入后测试,前者对于植入前评估患者听觉传导通路完整性具有一定参考价值。植入前测试又分为术前和术中植入前两种情况,术前测试可通过鼓膜穿刺将刺激针电极置于鼓岬表面,术中植入前测试是在术中开放面隐窝后,将刺激电极置于蜗窗龛进行。植入后测试则直接通过人工耳蜗植入电极给予电刺激。

国外学者 EABR 检测研究,Kileny 采用自制电刺激器(图 14-1),该刺激器可以持续发放一种恒定直流电流,通过针式电极交替发放,刺激部位选择通过鼓岬进行,通过听性觉诱发电位仪获得良好 EABR 波形(图 14-2)。

我国学者最初采用的电刺激仪则是是由改装科利耳 Nucleus 24M 人工耳蜗(刺激电流符合人体安全规范),应用 Nucleus NRT3.1.1 软件,通过便携式编程系统(portable programming system,PPS)经声音处理器耦合线圈耦合连接改装的 Cochlear Nucleus 24M 人工耳蜗,将

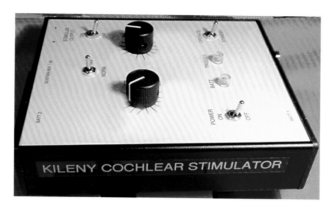

图 14-1 美国学者 Paul Kileny 自制电刺激器

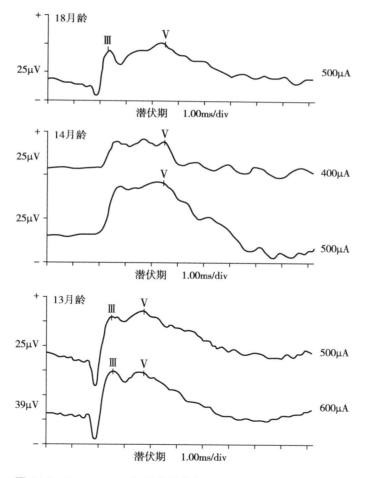

图 14-2 Paul Kileny 自制电刺激器在 18 月龄、14 月龄和 13 月龄(由上往下)感音神经性听力损失儿童人工耳蜗植入术前经穿鼓膜方式记录到 EABR 曲线

1~22 号电极任何一个桥接引出连接刺激电极 1,MPI 桥接引出连接刺激电极 2,通过听性诱发电位仪获得 EABR 波形。

鉴于上两种电刺激器均存在产品专利因素,自 2015 年下半年开始,国内学者寻找到新的商用电刺激器,该电刺激器与进行记录的听性诱发电位仪实现整合(图 14-3),通过第三方探针给予刺激,同时进行记录,也可以获得良好 EABR 波形(图 14-4)。

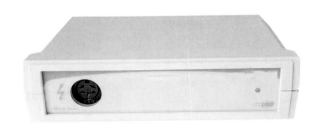

图 14-3　国内学者选用新的电刺激器

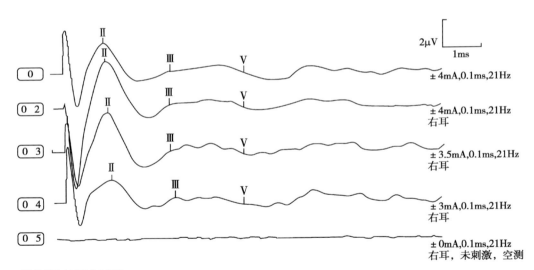

潜伏期与波幅（右耳）

编号	II 潜伏期/ms	III 潜伏期/ms	V 潜伏期/ms	II~III 潜伏期/ms	III~V 潜伏期/ms	II~V 潜伏期/ms	V~Va 波幅/μV
0	2.04	4.52	6.54	2.49	2.01	4.50	
0 2	2.09	4.52	6.54	2.43	2.01	4.45	
0 4	2.17	4.58	6.61	2.41	2.04	4.45	

图 14-4　一例感音神经性听力损失儿童人工耳蜗植入术中记录到的 EABR 曲线

三、EABR 术中监测步骤

为了能够顺利完成 EABR 检测工作,有必要在患者麻醉后手术前完成如下准备工作:

1. 与麻醉师沟通 应正常使用肌松剂,尽量避免肌电反应干扰。

2. 处理皮肤并粘贴记录电极 麻醉后消毒铺巾前,用皮肤清洁膏处理皮肤并粘贴好记录电极,位置如下:

(1) 活动电极(正极):前额中线发际处。

(2) 接地电极(公用):眉心。

(3) 手术侧参考电极(负极):耳垂下颞颌关节处。

(4) 非术侧参考电极(负极):乳突(预留,也可作为电刺激的负极)。

(5) 应确保皮肤阻抗小于 $5k\Omega$,EEG 监测信号应小于 $20\mu V$,在未开启高频电刀、耳科电钻和面神经监护仪时,应无杂波出现(图 14-5)。

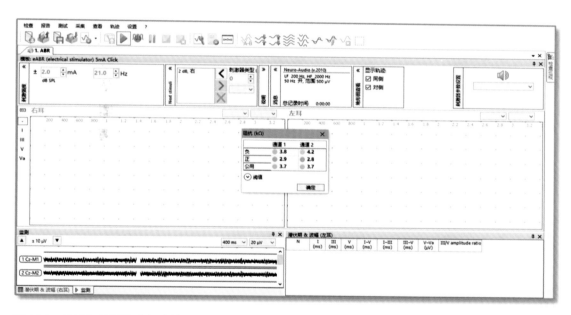

图 14-5 EABR 检测仪电极连接后显示的初始状态

3. 连接眼轮匝肌电极 如术中需使用面神经监护仪,还应连接口轮匝肌电极。

4. 电极表面粘贴薄膜 确认无误后,在各电极表面粘贴薄膜保护,以防消毒液浸湿影响电极接触。

5. 设备连接

(1) USB 集线器 D 形接口→ USB 电缆→笔记本电脑。

(2) 听性诱发电位仪主机→ USB 电缆→ USB 集线器 USB 接口。

（3）电刺激器→USB 电缆→USB 集线器 USB 接口。

（4）电刺激器电缆圆形接口→电刺激器。

6. 设备摆放位置

（1）电极电缆应顺向非手术侧，并用扎带简单固定在手术床边。

（2）为确保电极电缆能够正常连接到主机，主机可置于非手术侧床下圆凳上。

（3）主机应尽量远离各类干扰源。

（4）电刺激模块也不要放在主机附近，摆放位置应如图 14-6A 所示，图 14-6B 为面神经刺激探针。

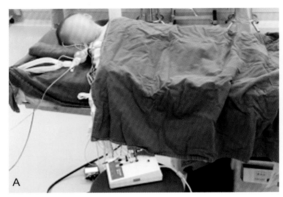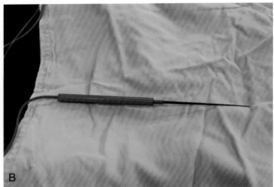

图 14-6 电刺激模块放置部位和面神经刺激探针
A. 电刺激模块放置部位；B. 面神经刺激探针。

四、EABR 的推荐检测参数

1. 美国学者 Kileny 推荐 EABR 刺激参数如表 14-1 所示。

表 14-1 美国学者 Kileny 推荐的 EABR 刺激参数

项目	描述
刺激信号	双相脉冲方波
刺激强度单位	μA
刺激强度范围 /μA	1~1 000
刺激类型	连续
信号时程 / ms	5（2.5ms/ 相）
电极类型和放置位置	针式电极，鼓岬
刺激速率 / Hz	16
叠加次数 / 次	1 000~2 000

2. 国内学者推荐的 EABR 刺激参数如表 14-2 所示。

表 14-2　国内学者推荐的 EABR 刺激参数

项目	描述	备注
刺激信号	双相脉冲	
刺激强度单位	CL	
刺激强度范围 /CL	1~255CL	换算函数：电流 A（μA）= $10.2 \times 1.020\,462\,382\,(CL) - 1$
刺激类型	交替	
信号时程（脉宽）/μS	50~200	
电极类型和放置位置	自制球形电极或手持式刺激探针，鼓岬、蜗窗龛 / 蜗窗膜或鼓阶	
刺激速率 /Hz	13~48	
叠加次数 / 次	1 000~2 000	

3. 2015 年后，由于有了新的电刺激器可供选择使用，国内学者采用了新的 EABR 刺激参数进行相关研究，推荐刺激参数如表 14-3、图 14-7 所示。

表 14-3　2015 年后国内学者采用的新的 EABR 刺激参数

项目	描述
刺激信号	click 或双相脉冲方波（可自定义）
刺激强度单位	mA
刺激强度范围 / mA	0~10
刺激类型	交替
信号时程（脉宽）/μS	100（可自定义）
电极类型和放置位置	自制球形电极或手持式刺激探针，鼓岬、蜗窗龛 / 蜗窗膜
刺激速率 / Hz	5~21（可自定义）
叠加次数 / 次	500~1 000（可自定义）

五、EABR 的波形、各波潜伏期及振幅正常参考值

美国学者 Starr 和 Brackmann 于 1979 年首次在三位极重度听力损失成人行人工耳蜗植入后而进行的 EABR 测试，并比较了不同刺激率对于 EABR 测试的影响，其中一位患者 EABR 曲线可见Ⅱ波、Ⅲ波和Ⅴ波分化，一位只有Ⅲ波和Ⅴ波，还有一位只有一个Ⅴ波，其中Ⅱ波波峰和波谷潜伏期分别在 1.4ms 和 1.6ms，Ⅲ波波峰和波谷分别在 2.0ms 和 2.4ms，Ⅴ波波峰和波谷潜伏期分别在 3.8ms、3.9ms、4.0ms 和 4.5ms、4.6ms（表 14-4）。

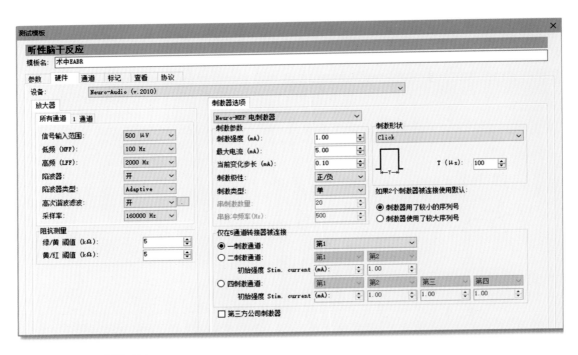

图 14-7　EABR 刺激参数

表 14-4　EABR 测试潜伏期结果信息　　　　　　　　　　　　　　　　　　　　　　　　　　　单位：ms

患者编号	I波		II波		III波		IV波		V波	
	波峰	波谷	波峰	波谷	波峰	波谷	波峰	波谷	波峰	波谷
1	未引出	未引出	1.4	1.6	2.0	2.4	3.0	3.4	3.8	4.5
2	未引出	未引出	未引出	未引出	1.9	2.4	3.0	未引出	4.0	4.6
3	未引出	未引出	未引出	未引出	未引出	3.0	未引出	未引出	3.9	4.6

　　此外,笔者在比较不同刺激率对 EABR 测试影响时,发现最佳的刺激率是 10 次 /s(10Hz),所得结果包括波引出率和潜伏期,均是最佳结果(表 14-5)。

表 14-5　采用不同刺激率 EABR 测试潜伏期结果信息　　　　　　　　　　　　　　　　　　　单位：ms

刺激率	II波		III波		IV波		V波	
	波峰	波谷	波峰	波谷	波峰	波谷	波峰	波谷
1 次 /s	1.3	1.6	2.0	2.3	3.1	未引出	3.6	4.5
10 次 /s	1.4	1.6	2.0	2.4	2.8	未引出	4.0	4.5
50 次 /s	未引出	1.9	2.1	2.5	未引出	未引出	4.0	4.8
100 次 /s	未引出	未引出	2.2	2.5	未引出	未引出	4.0	4.6
200 次 /s	未引出	未引出	未引出	未引出	未引出	未引出	未引出	未引出

自这之后,世界各国专家学者针对常规感音神经性听力损失患者进行了大量电诱发听觉脑干反应研究,不同学者检测所得 EABR 波形形态各有不同(图 14-8~ 图 14-12),各波正常参考值信息和结果虽然各有不同,但相近(表 14-6)。

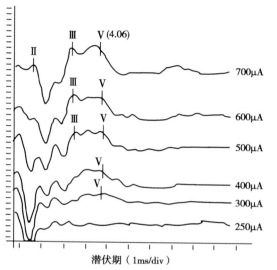

图 14-8 美国 Kileny 所得 EABR 波形

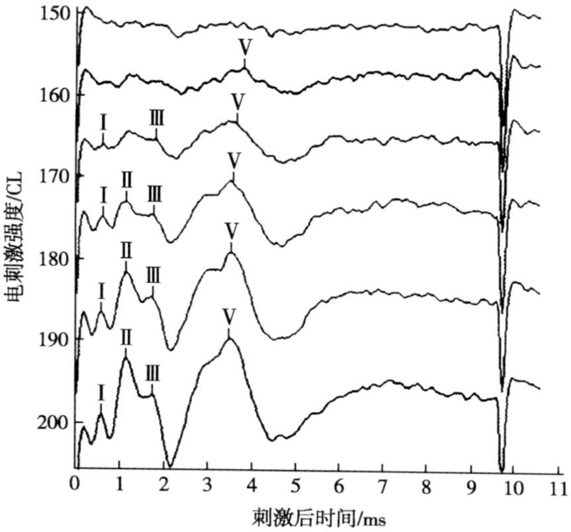

图 14-9 我国学者王宇研究所得 EABR 波形 I~V 波分化好,阈值为 160CL

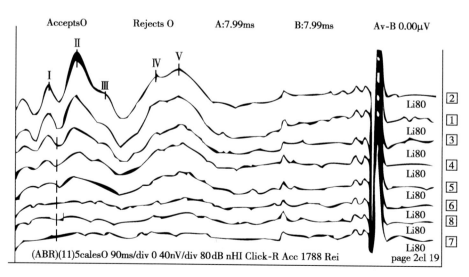

图 14-10 我国学者张道行研究所得 EABR 波形

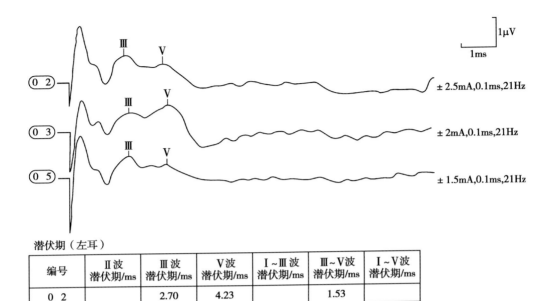

潜伏期（左耳）

编号	II波 潜伏期/ms	III波 潜伏期/ms	V波 潜伏期/ms	I～III波 潜伏期/ms	III～V波 潜伏期/ms	I～V波 潜伏期/ms
0 2		2.70	4.23		1.53	
0 3		2.88	4.42		1.53	
0 5		2.86	4.39		1.53	

图 14-11　我国学者陈扬等在极重度感音神经性听力损失儿童术中记录到 EABR 波形

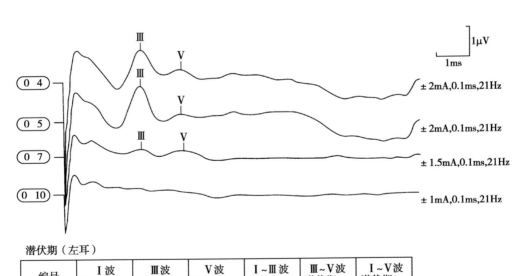

潜伏期（左耳）

编号	I波 潜伏期/ms	III波 潜伏期/ms	V波 潜伏期/ms	I～III波 潜伏期/ms	III～V波 潜伏期/ms	I～V波 潜伏期/ms
0 4		3.61	5.24		1.63	
0 5		3.61	5.24		1.63	
0 7		3.63	5.34		1.71	

图 14-12　我国学者陈扬等在 1 岁 7 月龄的 Mondini 畸形患儿术中记录到 EABR 波形

表 14-6　国内外学者进行 EABR 监测研究的相关参考信息和结果

作者/年份	病例数	e II波潜伏期/ms	e III波潜伏期/ms	e V波潜伏期/ms	患者基本信息	测试类型
KILENY/1992	12	—	—	(4.69±0.57)~(4.85±0.55)	1. 年龄为19~75岁,均是双侧感音神经性听力损失; 2. 术前听觉剥夺时间从1~5年不等; 3. 12例患者均是语后聋,具有正常耳蜗解剖结构	术前(穿鼓膜鼓岬电刺激)
KILENY/1994	43	—	—	(4.69±0.57)~(4.85±0.55)	1. 年龄为2.5~14.5岁,均是双侧感音神经性听力损失; 2. 术前听觉剥夺时间从9个月到14.5年不等; 3. 33例患者具有正常耳蜗解剖结构,10例患者有脑膜炎,3例患者有双侧 Mondini 畸形	术前(穿鼓膜鼓岬电刺激)
HODGES/1994	10	1.38±0.24	1.93±0.25	3.90±0.31	1. 年龄37~67岁,均是双侧感音神经性听力损失; 2. 术前听觉剥夺时间从1~12年不等; 3. 10例患者均是语后聋,具有正常耳蜗解剖结构,外伤1人,脑膜炎1人,病因不明进行性听力损失3人,遗传性进行性听力损失1人,耳毒性药物听力损失1人,病因不明者3人	术后(耳蜗内电刺激)
TRUY/1998	7	(1.28±0.18)ms	2.06±0.19	3.9±0.27	1. 年龄36~69岁,均是感音神经性听力损失; 2. 11例患者均是语后聋,具有正常耳蜗解剖结构	术后(耳蜗内电刺激)
KUBO/2001	25	1.35ms	2.17	4.08	1. 年龄40~70岁,均是感音神经性听力损失; 2. 患者均是语后聋,平均听力损失时间10.1年,病因不明20人,迷路炎2人,中毒性聋1人,突发性聋2人	术后(耳蜗内电刺激)
FIRSZT/2002	11	(1.30±0.09)ms(行为动态范围为100%)	2.09±0.17(行为动态范围为100%)	3.71±0.17(行为动态范围为100%)	1. 年龄29~75岁,均是感音神经性听力损失; 2. 7例成人患者均是语后聋,2例儿童为先天性听力损失,突发性聋1人,外伤2人,遗传性退行性听力损失1人,耳硬化症1人,病因不明2人,先天性病因不明听力损失2人	术后(耳蜗内电刺激)
LUNDIN/2015	74	(1.42ms±0.17)ms	2.17±0.21	3.99±0.36	1. 年龄为18~87岁,均是双侧感音神经性听力损失; 2. 患者均是语后聋,具有正常耳蜗解剖结构	术后(耳蜗内电刺激)

续表

作者/年份	病例数	eⅡ波潜伏期/ms	eⅢ波潜伏期/ms	eⅤ波潜伏期/ms	患者基本信息	测试类型
张道行/2004	6	—	耳蜗底转:(1.83±0.19) 耳蜗中转:(1.80±0.18) 耳蜗顶部:(1.68±0.23)	耳蜗底转:3.90±0.16 耳蜗中转:3.74±0.18 耳蜗顶部:3.62±0.24	1. 年龄为14月龄到22岁,语前聋5例,语后聋1例 2. 原因不明的先天性听力损失4人,药物性聋1人,双耳大前庭导水管综合征1人	术后(耳蜗内电刺激)
张道行/2005	39	—	1.75±0.6	3.57±0.24	1. 年龄为6~51岁,语前聋32例,语后聋7例 2. 原因不明先天性听力损失32人,药物性损失5人,特发性聋2人	术后(耳蜗内电刺激)
程靖宁/2008	2	—	病例1:2.37 病例2:2.21	病例1:4.21 病例2:4.50	年龄分别是21岁女性成人、26岁男性成人自幼不会说话,男性成人8岁外伤性致听力损失	术中(植入前,鼓阶内电刺激)
张志利/2009	20	—	—	4.70±0.58	1. 年龄11月龄~53岁,语前聋10例,语后聋6例,语期聋4例 2. 原因不明结构正常先天性听力损失6人,药物性聋1人,Mondini畸形伴有大前庭水管综合征1人,内耳道狭窄1人,耳蜗正常伴有大前庭水管综合征1人,脑白质病变1人,听神经瘤行伽玛刀切除治疗后1人,中耳炎乳突根治术后1人,外伤性听力损失1人	术前(植入前,鼓岬或蜗窗龛电刺激)
	19	—	—	4.65±0.67		术后(耳蜗内电刺激)
王宇/2013	23	—	2.93±0.18	4.80±0.28	1. 年龄为1.5~10岁,语前聋20例,语后聋3例 2. 20例影像学检查结果正常且无明显明确病因,1例听神经病,1例脑白质病变,1例大前庭水管综合征患儿	术后(耳蜗内电刺激)
陈扬/2019	14	—	2.43±0.28	4.55±0.29	1. 年龄为10月龄~7岁,全部是语前聋 2. 影像学结构正常但病因不明的先天性听力损失4人,内耳道狭窄2人,IP-I型1人,听神经病4人,CHARGE综合征2人,Waardenburg综合征1人	术中(植入前,蜗窗龛电刺激)

六、EABR 检测技术评分机制及其与言语感知能力相关性

澳大利亚学者 Walton 等人提出一种评价 EABR 波形评分机制和标准,该研究在澳大利亚悉尼人工耳蜗植入中心进行和完成,研究对象都是听神经病患者,对这些患者在植入人工耳蜗后行 1~22 通道电极均进行术后 EABR 检测,每条电极最高得分为 3 分来计算,因此,每个患者最高得分可为 66 分,相关 EABR 波形评分标准如表 14-7 和表 14-8 所示。

表 14-7　EABR 波形评分标准

评分标准	所出现波形成分			V 波振幅
	eⅡ波	eⅢ波	eⅣ~ V 波	
3	出现	出现	出现	>0.5μV
2	出现,但振幅降低	出现,但振幅降低	出现	<0.5μV
1	无	无	出现	<0.5μV
0	无	无	无	0

表 14-8　澳大利亚墨尔本言语感知能力评价工具分类说明

分类	说明
1	仅仅能够察觉言语声
2	在 1 类基础上具有言语节律分辨能力
3	在 1 和 2 类基础上具有元音分辨与识别能力
4	在 1~3 类基础上具有辅音分辨与识别能力
5	在 1~4 类基础上具有最小开放式言语感知能力(音素或句子得分小于 20%)
6	具有开放式言语感知能力(音素得分在 20%~50%)
7	具有较好的开放式言语感知能力(音素得分大于 50%)

EABR 波形得分值与澳大利亚墨尔本言语感知能力(Melbourne speech perception score, MSPS)相关性(病例数为 245,年龄均大于 15 岁的听神经病患者):如果 EABR 得分超过 55~66 时(平均 60.28,评定为正常 EABR),在进行开放式言语能力评价(评价工具为澳大利亚墨尔本言语感知能力 MSPS)时,得分都会大于等于 4 分;如果 EABR 得分小于等于 55 时(平均 51.85,评定为异常 EABR),MSPS 得分都会小于 4 分(表 14-9)。

表 14-9　245 例澳大利亚墨尔本言语感知能力评分

墨尔本言语感知能力	EABR 评分(平均)	标准差	95% 置信区间	样本数量
<4	51.854	1.340 1	49.214-54.494	96
≥4	60.281	1.075 7	58.163-62.401	149

七、EABR 在人工耳蜗植入术中应用发展过程

在过去几十年间,国内外学者展开了 EABR 在人工耳蜗植入术中的临床应用,从结构正常感音神经性听力损失的患者,到耳蜗畸形、内耳道狭窄、脑白质异常、大前庭水管综合征、听神经病等,均有涉及,简述如下:

1979 年 Chouard 等通过在人的蜗窗记录到 EABR 的波形,尽管波形特征和重复性不是很理想,但作者的结果表明了 EABR 是可以在耳蜗外记录到的。

1979 年 Starr 和 Brackmann 首次报道对多通道人工耳蜗植入患者进行了 EABR 测定。

1984 年 Meyer 等人研究发现 EABR 是评价外周听觉传导通路非常有价值的指标。

进入 20 世纪 90 年代,EABR 在人工耳蜗植入术中的临床应用在世界各地蓬勃发展。

2002 年,我国学者许政敏报道了术中 EABR 在听力损失儿童人工耳蜗植入中的应用,方法是对两例植入人工耳蜗的患者编号为 15、13、10、7 和 4 的电极进行刺激,由专用计算机记录听觉脑干诱发电位波形图。结果术中 EABR 波形图中可很清楚分辨出Ⅲ波和Ⅴ波,术后测得行为听阈值和术中预测的效果基本相一致。

2005 年至 2014 年期间,张道行、程靖宇、张志利、王斌、王宇、蒋昌灿和王林娥等学者把 EABR 技术应用到不同类型的人工耳蜗植入术中。

2019 年,陈扬和付勇等人通过蜗窗刺激方式,分别在耳蜗发育不全、听神经病、CHARGE 综合征和常规感音神经性耳蜗患者耳蜗植入术中记录到术中 EABR,其波形分化良好和典型,潜伏期均在正常参考范围内。

第二节 耳蜗电图技术在人工耳蜗植入术中应用

自从首次被 Fromm、Bylen 和 Zotterman 等于 1935 年在人体上记录到微音器电位后,耳蜗电图技术已经在临床上应用了超过 80 多年历史,分别应用于研究、诊断、评价和监测内耳和听神经功能障碍,在过去几十年间,该技术均主要用来辅助识别梅尼埃病,此外,也有若干报道用于如下几个方面:①术中监测内耳听神经功能;②加强Ⅰ波;③诊断隐匿性听力损失;④诊断听神经病;⑤人工耳蜗植入术中残余听力评估。

与过往耳蜗电图临床应用大多数都是从耳蜗蜗外进行记录所不同,有学者采用人工耳蜗电极在耳蜗蜗内也能够记录到耳蜗电图(electrocochleography,ECochG)。Calloway 等人于 2014 年已经证明对于植入了 CI 的极重度 SNHL 患者,可以通过蜗内 CI 电极记录到通过声诱发产生的 ECochG。同时,在过去的十余年间,Buchman、Adunka 等开展了应用耳蜗电图技术在人工耳蜗植入术中监测 CI 电极对耳蜗功能创伤的影响研究。

2010 年，Adunka 等人在沙鼠上证明，CM 和 AP 可以作为电极与基底膜接触的生理标记，并可能为外科医师提供预警，避免神经功能永久性丧失或组织学损伤。

2018 年，Koka 等人报道了在 CI 电极插入过程中监测受试者的 ECochG，以估计电极位置和保护残余听力。在响应 110dB SPL 短纯音刺激时，从顶端电极（最靠近低频处）记录到 ECochG 的 CM。根据基于振幅和相位的实用算法，通过 ECochG 的改变，在 32 名受试者中，有 26 名（82%）正确识别出电极阵列位置（鼓阶 vs. 前庭阶）的变化，而 6 名（18%）电极被错误识别为移位（敏感性 =100%，特异性 =77%；阳性预测值 =54%，阴性预测值 =100%）。当电极第一次接触基底膜时，可观察到 ECochG 的变化，为从鼓阶转移至前庭阶时提供了预警。

ECochG 在人工耳蜗植入术中具有如下几个方面重要应用价值：①评价 CI 电极排列位置（鼓阶还是前庭阶）；②评价个体接触音调位置和残余低频听力耳蜗边界位置；③识别 CI 电极插入蜗内创伤的实时提醒（永久性损伤与基底膜的相互作用）；④判断术后听阈水平；⑤辅助开发微创电极和优化电极插入技术；⑥辅助神经功能性保存技术外科训练。

人工耳蜗植入术中的 ECochG 技术应用，通过保护功能性神经结构、残余听力和平衡功能来提高人工耳蜗植入术后康复效果。

专家点评

1. 电诱发听觉脑干反应是通过电刺激听神经末梢螺旋神经节，诱发出听神经和脑干产生的电位活动来评价听神经功能完整性。国内外学者展开了 EABR 在人工耳蜗植入术中的临床应用，除了感音神经性听力损失的患者，还涉及耳蜗畸形、内耳道狭窄、脑白质病变、大前庭水管综合征、听神经病等多种疾病的患者，并取得了一定成果；

2. 耳蜗电图技术在人工耳蜗植入术中的应用，主要通过保护功能性神经结构、残余听力和平衡功能来提高 CI 术后康复效果。

参考文献

［1］STARR A，BRACKMANN D E. Brain stem potentials evoked by electrical stimulation of the cochlea in human subjects. The Annals of otology, rhinology, and laryngology, 1979, 88（4）:550-556.

［2］CHOUARD C H，MEYER B，DONADIEU F. Auditory brainstem potentials in man evoked by electrical stimulation of the round window. Acta Oto-Laryngologica, 1979, 87:3-6, 287-293.

［3］KILENY P R，ZWOLAN T A，ZIMMERMAN-PHILLIPS S，et al. Electrically evoked auditory brain-stem response in pediatric patients with cochlear implants. Arch Otolaryngology Head Neck Surg, 1994, 120(10): 1083-1090.

［4］HODGES A V, RUTH R A, LAMBERT P R, et al. Electric auditory brain stem responses in Nucleus multichannel cochlear implant users. Arch Otolaryngology Head Neck Surg, 1994, 120(10): 1093-1099.

［5］TRUY E, STÉPHANE GALLEGO M S C, CHANAL J M, et al. Correlation between electrical auditory brainstem response and perceptual thresholds in digisonic cochlear implant users. Laryngoscope, 1998, 108(4): 554-559.

［6］FIRSZT J B, CHAMBERS R D, KRAUS N. Neurophysiology of cochlear implant users II: comparison among speech perception, dynamic range and physiological measures. Ear & Earing, 2002, 23: 516-531.

［7］KUBO T, YAMAMOTO K, IWAKI T, et al. Significance of auditory evoked responses (EABR and P300) in cochlear implant subjects. Acta Otolaryngologica, 2001, 121: 257-318.

［8］张岩昆, 张道行, 田昊, 等. 人工耳蜗植入者电听觉脑干反应测试. 听力学及言语疾病杂志, 2004, 12(4): 223-226.

［9］张道行, 张岩昆, 田昊, 等. 人工耳蜗植入者EABR、NRT与ESR检测. 听力学及言语疾病杂志, 2005(5): 310-313.

［10］王宇, 潘滔, 周娜, 等. 电诱发听觉脑干反应的电生理特征及其在人工耳蜗植入中的评估价值. 临床耳鼻咽喉头颈外科杂志, 2013, 27(1): 8-12.

［11］程靖宁, 曹克利. 人工耳蜗植入前电诱发听觉脑干反应测试的临床应用. 听力学及言语疾病杂志, 2008(3): 193-196.

［12］程靖宁, 曹克利, 魏朝刚, 等. 术中经蜗窗龛电刺激记录听觉脑干反应方法的建立及初步应用. 中华耳鼻咽喉头颈外科杂志, 2008, 43(9): 653-659.

［13］张志利. 电诱发听觉脑干反应在人工耳蜗植入的研究及临床应用. 北京: 中国协和医科大学, 2009.

［14］GIBSON W, SANLI H. The role of round window electrophysiological techniques in the selection of children for cochlear implants. Adv Otorhinolaryngol, 2000, 57: 148-151.

［15］PAU H. Trans-tympanic electric auditory brainstem response (TT-EABR): the importance of the positioning of the stimulating electrode. Cochlear Implants International, 2006, 7(4): 183-187.

［16］王宇. 电诱发听觉脑干反应在人工耳蜗植入中的应用进展. 中华耳科学杂志, 2015(3): 469-475.

［17］PAUL K. Pre-perioperative, trans-tympanic electrically evoked auditory braintem response in Children. International Journal of Audiology, 2004(suppl1), 43: S16-S21.

［18］NIKOLOPOULOS T P, MASON S M, GIBBIN K P, et al. The prognostic value of promontory electric auditory brain stem response in pediatric cochlear implantation. Ear and Hearing, 2000, 21(3): 236-241.

［19］KILENY P R, KIM A H, WIET R M, et al. The predictive value of transtympanic promontory EABR in congenital temporal bone malformations. Cochlear implants international, 2010, 11(Suppl1): 181-186.

［20］陈扬, 付勇, 戴继任, 等. 电诱发听觉脑干反应在人工耳蜗植入中的应用. 中国耳鼻咽喉颅底外科杂志, 2019, 25(5): 482-486.

［21］CALLOWAY N H, FITZPATRICK D C, CAMPBELL A P, et al. Intracochlear electrocochleography during cochlear implantation. Otology & Neurotology, 2014, 35(8): 1451-1457.

[22] ADUNKA O F, MLOT S, SUBERMAN T A, et al. Intracochlear recordings of electrophysiological parameters indicating cochlear damage. Otology & Neurotology, 2010, 31(8): 1233-1241.

[23] HARRIS M S, RIGGS W J, GIARDINA C K, et al. Patterns seen during electrode insertion using intracochlear electrocochleography obtained directly through a cochlear implant. Otology & Neurotology, 2017, 38(10): 1415-1420.

[24] KOKA K, RIGGS W J, DWYER R, et al. Intra-cochlear electrocochleography during cochear implant electrode insertion is predictive of final scalar location. Otology & Neurotology, 2018, 39(8): e654-e659.

[25] FERRARO J A, KILENY P R, GRASEL S S. Electrocochleography: new uses for an old test and normative values. American Journal of Audiology, 2019, 28(3S): 783-795.

[26] WALTON J, GIBSON W P R, SANLI H, et al. Predicting cochlear implant outcomes in children with auditory neuropathy. Otology & Neurotology, 2008, 29(3): 302-309.

[27] BROWN C J, ABBAS P J, FRYAUF-BERTSCHY H, et al. Intraoperative and postoperative electrically evoked auditory brain stem responses in nucleus cochlear implant users. Ear & Hearing, 1994, 15(2): 168-176.

第十五章

儿童人工耳蜗植入术后并发症及其处理

儿童人工耳蜗植入术在我国已开展 20 多年。基于我国巨大的人口基数,发病者数量大,国家和社会对聋儿听觉和言语康复的重视,以及前期人工耳蜗植入术在听觉言语康复方面取得的良好效果,人工耳蜗植入技术得到患者和家长的广泛认可,我国人工耳蜗植入数量近年来得到飞速增长,其中儿童病例占大多数。随着临床需求的增加,越来越多的医疗单位已经或正准备开展这一技术。

20 多年来,随着手术技术的成熟、经验的积累、围手术期规范化治疗和产品性能的改进,人工耳蜗植入术的并发症发生率大大降低,一些传统的发生率较高的并发症逐渐减少。早期对手术适应证控制较严格,近年来一些病情较复杂,如合并有全身情况不良、较严重的内耳畸形等情况的患儿接受人工耳蜗植入术的病例逐渐增加,使得新的并发症的发生也相应增多。

人工耳蜗植入术的并发症是指围手术期或手术后远期出现的与手术相关的异常事件,主要包括全身并发症和手术相关并发症两大类。全身并发症主要与儿童体质相关,如发育营养不良、低体重儿、合并全身其他系统的疾病和综合征等,这些情况导致患儿麻醉耐受性差,出现麻醉并发症的风险增大,在选择手术时机时需慎重。对一些超低龄儿童植入人工耳蜗的术前评估尤为重要。手术相关并发症一部分是与手术直接相关的,另一部分可能是与植入体相关的。本章主要对与手术相关的并发症进行讨论。

目前国内外统计人工耳蜗植入术后出现并发症的总体发生率在 7%~9%。手术相关的并发症种类很多,严重的并发症可能导致植入失败,或者需要重新植入,甚至失去植入耳蜗的机会。较轻的并发症多数通过适当处理能够解决,不需要重新植入。

严重并发症主要包括脑脊液漏、脑膜炎、严重面瘫、皮瓣感染和坏死、植入体或电极外露、植入体严重移位、术中无法植入电极或电极植入位置异常、硬膜外血肿、植入体严重过敏等。一般并发症有电极植入不全、暂时性面瘫、面肌抽搐、鼓索损伤、头皮下血肿、术后胆脂瘤形成、植入体轻度过敏、植入体位置不当、体外机吸力不够、术后眩晕或耳鸣等。

第一节　头皮下血肿及其处理

头皮下血肿是人工耳蜗植入术后常见的并发症之一,可于术后数天内出现,也可于术后数年发生。血肿可能导致继发感染,也影响植入体与体外线圈的连接而致耳蜗无法正常使用,应予及时处理。术后数天内即出现的血肿多与术中止血不彻底或术后迟发性血管扩张出血有关。术中须注意仔细止血,尤其是分离移植床皮瓣时可能导致从颅骨穿出的导血管破裂,此时无法直视下处理出血部位,应采取电凝或骨蜡填塞等有效措施止血。在放置植入体前,最好全面检查一遍术野有无出血,因为一旦植入体放置体内后,不能使用电凝,给止血带来困难。术后发现血肿时,一般采取穿刺抽出积血再加压包扎的办法。应判断出血可能发生的部位,给予有效压迫。大多数情况下经过一、二次穿刺抽血和加压包扎后血肿即可消除,但在出血量较大的情况下,可能需反复多次穿刺抽出积血。应统计每次抽出积血的量,失血量较大时需要输血治疗,因儿童血容量少,超过 100mL 的失血就是大量出血。出血量大的血肿主要可能是术中损伤了导血管或静脉窦,未能妥善处理造成的。绝大多数情况下,头皮下血肿通过加压包扎均能止血,极少数情况下出血不能控制者需手术探查止血。

术后较长时间出现的血肿多与外伤有关,植入体及其邻近部位的外伤可导致皮下血管破裂,出血积存于植入体周边与头皮之间的间隙,导致局部隆起,触之有波动感。一旦确定有血肿,需及时穿刺抽出积血并加压包扎。少数情况下出现不明原因反复发作的植入体头皮下血肿,穿刺抽血和加压包扎后仍反复发生,导致人工耳蜗不能正常使用,处理较为棘手。

第二节　皮瓣相关并发症及其处理

人工耳蜗植入术需将植入体植入耳后头皮与颅骨之间。植入后因植入体具有一定的体积,可在头皮下形成一定的张力,这可能导致与皮瓣相关的并发症,包括切口愈合不良、皮瓣变薄、毛发脱落,严重者皮瓣坏死、植入体或电极外露,甚至需要取出植入体,待感染控制、皮肤正常愈合后再行二次植入手术。与皮瓣并发症相关的因素包括切口设计、头皮局部血运及营养状况、中耳乳突或切口周围局部感染情况等。近年来,在切口设计及植入体产品改进后,这类并发症的发生有下降趋势。

局部血供、静脉及淋巴回流受阻是导致皮瓣并发症的重要原因。切口设计与术中操作时,应注意避免植入体植入后造成皮肤张力过大,阻碍皮瓣的血供和淋巴回流,进而诱发皮瓣感染及缺血坏死的情况发生。过去经常使用的耳后 C 形切口皮瓣坏死的发生率较高,另外 S 形、倒 U 形和倒 J 形切口也曾被使用。现在小切口及微创人工耳蜗植入理念已广为接受,简化的弧形切口避免形成巨大的皮瓣,切口的设计改良使皮瓣坏死的发生率大大下降。选择耳后直或弧形微创切口,并分层切开皮肤 - 皮下组织及骨膜 - 颞肌筋膜 - 颞肌,形成上下两层不重叠的缝合口,可有效减少皮瓣并发症的发生。手术过程中,应尽量保证皮瓣的血供充足和淋巴回流通畅,确保植入体镶嵌在头皮与骨床之间的张力不能过大。磨制骨床时,对于颅骨较薄的幼龄儿童,应保证骨床适当的范围和深度。为避免植入体不能完全嵌合到骨床中,可以将骨床周边部分磨至硬脑膜暴露,而中间部分保留一薄层骨片,使骨床底部有一定的弹性,植入体能更好地嵌入到骨床中。另外,人工耳蜗制造商对产品的改进,使植入体的厚度和体积均有大幅度减小,也有助于解决皮瓣张力过大的问题。术中过度使用电凝刀会损坏皮肤血供,可能导致术后局部毛发脱落,皮肤变薄甚至坏死,因此在做切口、止血和分离过程中,不要过分使用电凝刀。线圈与接收器之间磁铁压力过大,也可能损害皮瓣的血供,应及时调整磁铁压力。

感染是导致皮瓣坏死另一主要原因,国内外各人工耳蜗中心报道术后皮瓣感染发生率为 0.28%~2.6%。一般来说,术后 3 个月之内出现的感染被认为与手术或护理直接有关。有人报道儿童人工耳蜗植入术后伤口感染最常见的原因是缝线脓肿,是因为术中使用了不可吸收的聚丙烯缝线。此外,术中过度牵拉、操作粗暴所致骨膜损伤也可能是术后感染的原因之一。远期出现的皮瓣感染可能因中耳乳突感染扩散形成,也可能因外伤、植入体的机械张力、皮瓣血运和营养差、过敏反应等因素而出现局部坏死,继发感染。细菌生物膜与异物反应可导致感染反复发作,经久不愈,甚至最终需取出植入体。铜绿假单胞菌引起的皮瓣感染是皮瓣坏死的高危因素,该病原菌可在植入体表面移植并诱导细菌生物膜形成。有报道耳蜗植入术后 12 个月,超过半数的植入体表面可检测出细菌生物膜,最常见为金黄色葡萄球菌,其次为铜绿假单胞菌和流感嗜血杆菌。有国外学者对 15 例因植入装置失灵而取出植入体的患者进行组织病理学检查,发现在植入人体内 3 个月 ~11 年后,所有植入体周围均形成假性包囊及慢性炎症反应,其中 7 例可见以多核异物巨细胞反应为特征的非感染性异物反应。虽然这些患者临床上并无明显炎症或感染的表现,但植入体对人体的异物反应是肯定存在的。严重的异物反应和过敏反应也可能出现明显的临床症状,严重时导致植入体外露,其症状与复发性感染类似,当出现局部肿胀、囊泡形成、流脓或植入体暴露时,也应考虑异物反应或过敏反应的可能性。

　　皮瓣问题尤其是出现植入体外露时应及时修复,越早积极处理效果越好,否则只能取出植入体。皮瓣修复多采取局部头皮瓣转移修复,一般的单纯皮瓣坏死,范围较小,无明显感染存在时,修复多可成功(图 15-1、图 15-2)。当植入体与线圈接触的表面皮肤变得非常菲薄,为防止皮肤破溃感染,亦可及早进行皮瓣修复(图 15-3)。合并严重感染,植入体周围明显积脓,炎性肉芽增生,或者局部大量积液,导致植入体与周边组织明显分离,皮瓣修复多效果不佳。此时应及早手术取出植入体,局部彻底清创,以使病灶尽早清除,创面尽快愈合,并尽可能保留局部正常皮肤和软组织,为二期手术植入耳蜗保持较好的条件(图 15-4)。

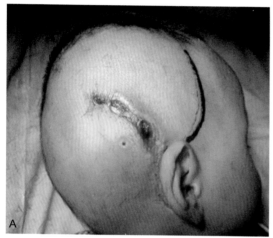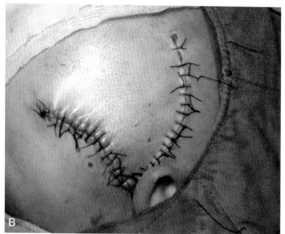

图 15-1　转移皮瓣修复切口不愈
A. 切口设计;B. 转移皮瓣修复后。

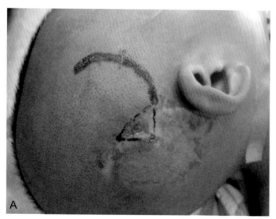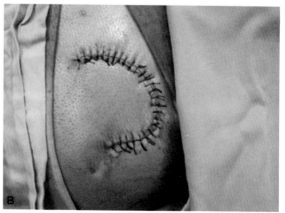

图 15-2　皮瓣坏死植入体外露时转移皮瓣修复
A. 皮瓣坏死后的转移皮瓣切口设计;B. 皮瓣修复后。

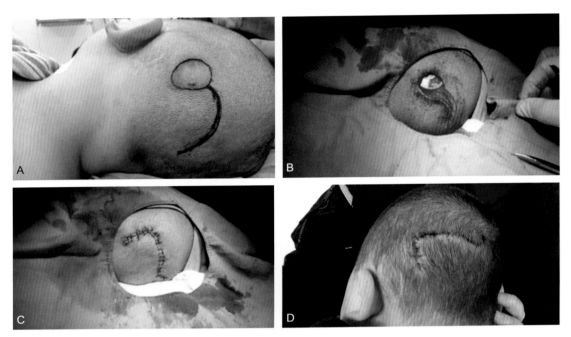

图 15-3 植入体表面皮肤菲薄时皮瓣修复过程
A. 切口设计；B. 分离皮瓣；C. 修复术后所见；D. 术后 1 个月所见。

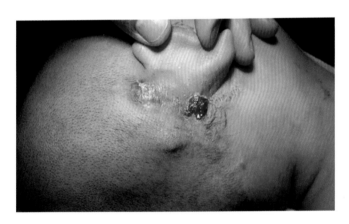

图 15-4 合并严重感染的皮瓣坏死

皮瓣修复时，应根据创面大小和部位、切除坏死皮肤的范围来设计供皮瓣，要考虑供皮瓣的血供和缝合张力，避免皮瓣供血不足导致皮瓣坏死，修复失败。根据头皮血管供血方向，较大的皮瓣应将蒂部设计在下方，或者做较大范围的皮瓣转移，避免影响皮瓣的血供。

值得注意的是，在乳突感染的早期，当刚出现局部红肿和局限性脓肿时，及时手术引流，清除感染组织能增加挽救植入体的机会。保守治疗使感染沿电极蔓延至植入体，由于细菌在植入体表面形成生物膜，这时感染往往难以控制，植入体取出不可避免。

第三节　面瘫和面神经刺激征及其处理

一、面瘫及其处理

人工耳蜗植入术常规采用面隐窝进路,术中从面神经垂直段前方磨开面隐窝进入后鼓室,手术在面神经邻近区域进行,有导致面神经麻痹的风险,尤其是在面神经走行异常时。面神经骨管可为面神经提供良好的保护,保持面神经骨管完整通常可避免面神经损伤。术中持续冲水降温是避免热力导致面神经损伤最为重要的措施。如不慎将面神经骨管打开,面神经鞘膜暴露,应更加小心操作,避免对面神经施加压迫和热灼伤。在有严重内耳和中耳畸形的病例中,术中面神经监测可为保护面神经免受损伤提供重要帮助。国内有专家提出,在面神经前置、蜗窗明显后移的病例,可选择从面神经后方开放进入后鼓室,暴露蜗窗,这需要术前详细的影像评估和面神经走行的精准定位。

目前国内开展人工耳蜗植入的手术者都有多年中耳乳突手术经验,人工耳蜗植入术中很少出现面神经直接挫裂或离断,因此全瘫较少见,多数为部分瘫和暂时性面瘫。经过术后皮质类固醇治疗和密切观察,多可恢复。保守治疗恢复不理想者,需再次手术行面神经探查减压。

二、面神经刺激征及其处理

面神经刺激征又称面肌抽搐,是指人工耳蜗植入术后因电极形成的电场刺激周围面神经导致其分布区域的不适感,主要表现为开机后患儿出现面神经支配区域的肌肉抽搐或震动感,常见于内耳畸形、耳蜗骨化、晚期耳硬化症等患者,主要原因可能是耳蜗骨化后局部电流阻抗降低,以及内耳畸形时面神经走行异常,还有些患者由于内耳畸形或蜗神经发育不良而听觉反应欠佳,调机时过度加大刺激量,也可能导致面神经刺激症状出现。在面肌抽搐时,调低刺激量,或通过调机找到引起面肌抽搐的部分电极予以关闭,可减轻或消除面神经的刺激症状。有学者认为,因明显的面神经刺激症状而需要行再次植入时,建议将直电极改为弯电极。弯电极的抱轴特性使其更接近蜗轴而远离面神经骨管,还可降低刺激的电流强度。此外,面神经刺激征在人工耳蜗再植入或修正手术中的发生率较高。因此,在再次植入手术前应详细评估影像资料,充分了解第一次手术情况,应特别注意有无面神经走行异常,前次手术是否有面神经裸露。

第四节　中耳乳突感染及其处理

化脓性中耳乳突感染是儿童多发病,人工耳蜗植入术后儿童发生中耳乳突感染也很常见,尤其是术前有化脓性中耳乳突炎病史者,术后更易并发急性中耳乳突炎。由于人工耳蜗植入术造成了中耳乳突的结构改变,乳突外侧骨壁缺损、面隐窝开放,使感染播散的途径和方式也发生改变,表现与普通的急性中耳炎有些不同。例如,急性化脓性中耳炎时,人工耳蜗植入的患儿感染更易向乳突区扩散,形成耳后脓肿,这在普通儿童是不常见的。感染还可进一步沿电极向植入体扩散,细菌在植入体表面定植,在植入体周围形成脓腔。因此,对于人工耳蜗植入术后出现的中耳乳突感染应予重视,如处理不当,感染扩散,会导致植入体取出的严重后果。

接受人工耳蜗植入的患儿,一旦中耳乳突感染发生,需尽早全身使用抗生素。如积极应用抗生素未能有效控制感染,进行外科干预是一个必要的选择。此时应尽早局部清创引流,以避免感染累及植入体,因植入体细菌生物膜形成而导致反复感染,难以控制。如不能及时控制感染,继续进展,则可能不得不取出植入体。即使再次植入,感染潜伏的风险仍大,感染给再次手术带来的困难也会明显增加,甚至可能只能选择对侧植入。

通常在大剂量抗生素治疗下,鼓室和乳突腔内感染较易得到控制,而乳突区软组织内感染可能导致脓肿形成,或迁延不愈,破溃流脓或肉芽增生。因此,在大剂量抗生素治疗时,仍出现耳后红肿,应及时手术干预,术中彻底清创,大量冲洗,去除肉芽,建议切口一期缝合,避免继发感染。术中可放置小号引流管,术后2~3天即可拔除(图15-5)。

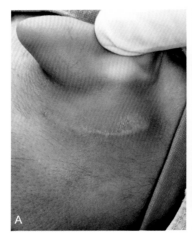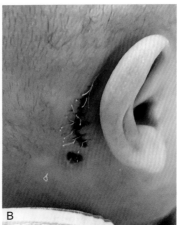

图 15-5　急性中耳乳突感染的手术治疗
该病例因全身体质原因有反复上呼吸道感染史,并多次出现败血症,细菌培养为抗药性金黄色葡萄球菌,在使用敏感抗生素治疗的情况下,及时进行手术清创和引流,术后恢复良好。
A. 乳突区红肿;B. 术后 1 周

在某些慢性感染的病例，如果病灶较局限，未累及到植入体，可在彻底清除的同时，进行皮瓣修复，可获成功（图 15-6）。病灶范围广泛，累及植入体者，感染很难根治，皮瓣修复多数难以成功，最终需取出植入体。

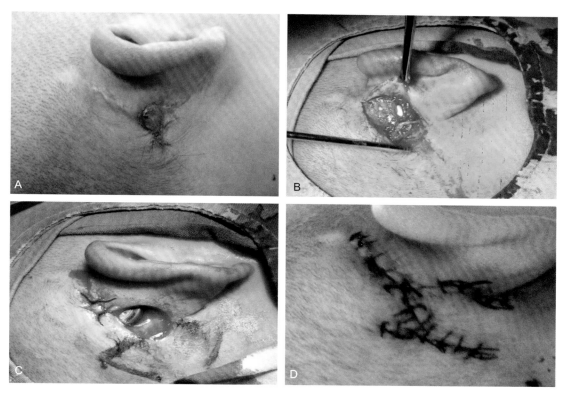

图 15-6　慢性中耳乳突感染致耳后瘘管形成时转移皮瓣修复
A. 耳后瘘管形成，病灶未累及植入体；B. 手术清创；C. 标记皮瓣设计；D. 修复后所见。

第五节　术后眩晕和耳鸣及其处理

人工耳蜗植入术后会有不同程度的眩晕，取决于患儿前庭功能残余的程度。有一定的残余听力的患者，残存的前庭功能也相对较好，术后出现眩晕反应的概率也更大，程度更重。一般大前庭水管综合征的患儿，较易出现眩晕及出汗、恶心、呕吐等前庭症状，除这些患儿具有较好的残余前庭功能外，也可能与其外淋巴间隙压力不稳定有关。大多数情况下，前庭功能会在 3~5 天内代偿，眩晕症状也相应消失。年龄较大者和成人患者代偿的时间更长一些，眩晕也可能持续更长的时间。出现慢性眩晕发作和平衡障碍的情况较为少见。

耳鸣是一种主观感觉，在人工耳蜗植入术后的患者中较为常见。低龄儿童无法述说他们的耳鸣感受,年龄较大的儿童和成人患者可能主诉耳鸣,甚至对其生活造成困扰。适当调整电极的刺激量和方式对消除耳鸣可能有一定帮助。另一方面,在语后聋合并有耳鸣的患者,大多数主诉在接受人工耳蜗植入后耳鸣消失了,这可能与重新获取的声音产生的掩蔽作用使原来的异常放电得到抑制有关。

第六节　脑脊液漏及其处理

人工耳蜗植入术必须开放内耳,不论是鼓岬开窗还是蜗窗入路,均会有外淋巴溢出。一般电极植入到位以后,电极上设计的膨大部分会将开窗口封闭,不会有外淋巴漏出。有时开窗过大,在电极与开窗之间存在间隙,可取小片筋膜组织封闭,防止持续性外淋巴漏。

正常情况下内耳外淋巴腔与颅内脑脊液之间有骨性和膜性间隔,即使开放耳蜗,也不会形成脑脊液漏。某些内耳畸形,如大前庭水管综合征,在耳蜗开窗或蜗窗开放后,可见到外淋巴搏动性缓慢溢出,这也不属于脑脊液漏。但存在严重内耳畸形的病例,如内耳道底骨质缺损、耳蜗不完全分隔,导致内耳与内耳道直接相通,术中开放耳蜗时会有大量脑脊液从开窗处快速涌出,称为"井喷"。据统计,在人工耳蜗植入手术患者中,术中出现脑脊液漏的发生率可达 5%。另有作者报道,在前庭水管扩大的患者中有 12.5% 出现脑脊液"井喷",而在耳蜗水管扩大的患者中脑脊液"井喷"的发生率高达 84%,可能耳蜗水管扩大与脑脊液"井喷"的发生有关。

严重内耳畸形可伴有中耳结构和面神经走行异常,增加蜗窗定位的难度,影响开窗和电极的精准植入。术中处理不当,可能出现术后脑脊液漏,甚至并发脑膜炎,严重者可能危及生命。在内耳畸形中,Mondini 畸形和不完全分隔Ⅲ型脑脊液漏的发生率高。术前全面而详细的影像学评估对于预判术中发生脑脊液漏的可能性,做好处理预案十分重要。

在发生脑脊液"井喷"的病例中,术中需对脑脊液漏进行妥善修补。手术中内耳开窗后,如出现脑脊液井喷,待脑脊液压力减至较低时植入电极。耳蜗开窗时应避免将开窗过大。在存在内耳畸形的情况下,有脑脊液漏的可能性,不宜采取经蜗窗径路。电极植入后,在电极四周用自体筋膜组织紧密填塞电极与开窗口之间的裂隙,通常电极膨大部分的弹性可将筋膜组织压紧,使脑脊液漏停止(图 15-7)。填塞筋膜组织的大小要合适,太小的组织片不易紧密封闭,且易进入耳蜗内部,组织片太大也难以塞紧。还有学者建议,在筋膜片中央开一个小洞,将筋膜片套在电极上,电极植入后,将筋膜片推送到开窗口进行填塞,也是一个可行的方法。脑脊液漏停止后,建议至少观察 10min 以上,完全无脑脊液外渗方可关腔。填塞后,一般不需要使用生物胶等材料封固,因为这些材料胶着于鼓室内,给后续处理带来很大困难。

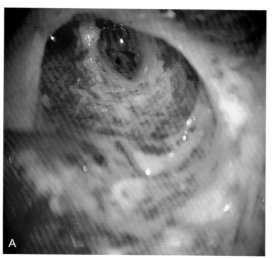
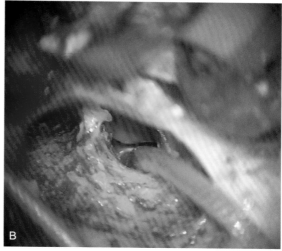

图 15-7　脑脊液漏的术中处理
A. 脑脊液"井喷"；B. 电极植入及筋膜填塞后脑脊液漏停止。

　　在内耳畸形的患者中,可能在内耳两窗或其他部位存在解剖薄弱点,甚至潜存自发性脑脊液漏的风险。在人工耳蜗植入术时,开窗和电极植入的操作均可能对内耳造成干扰,使这些薄弱部位受损,导致脑脊液漏。如果耳蜗开窗口脑脊液漏妥善修补后,仍可见脑脊液漏出,应仔细寻找其他来源,主要在镫骨足板和前庭窗周围或蜗窗处,找到漏出部位后予以相应处理。可同样使用筋膜组织填塞,必要时可将镫骨切除,取自体组织行前庭窗填塞(图 15-8)。

　　在磨制植入体骨床时,有时由于颅骨太薄,意外损伤硬脑膜,导致脑脊液漏出,应及时发现和处理。对儿童患者,在骨床制备时,应避免使用切削钻头,用粗砂金刚砂钻头较好,磨骨时保留骨床底部硬脑膜表面一薄层骨质,可避免对硬脑膜造成损伤。

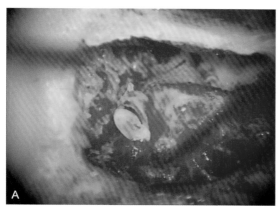
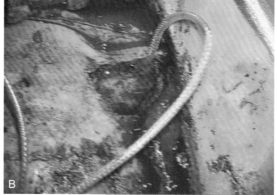

图 15-8　脑脊液"井喷"合并前庭窗漏时的处理
A. 镫骨切除；B. 耳蜗填塞。

术后出现脑脊液漏者,在年幼儿童较难早期发现。因为鼓膜完整,脑脊液不会从外耳道溢出,而是通过咽鼓管从鼻咽部流出,表现为鼻溢或口咽部渗液。术后出现不明原因鼻漏和咽部渗液时,应予警惕,尤其存在内耳畸形和脑脊液耳漏高风险时。由于儿童脑脊液耳漏较难发现,长期存在脑脊液漏时,感染可循此途径进入颅内,导致颅内感染。对有颅内感染尤其多次脑膜炎发作病史时,要注意有无脑脊液漏的可能。

术后发生脑脊液漏时,多需要二次手术修补。也有对于脑脊液漏量不大,通过降低颅内压、抗感染、严密观察下保守治疗成功的报道。二次手术修补时,首先应探查电极植入区域,其次还应注意前庭窗和蜗窗等脑脊液漏好发部位。术中尽量避免过度干扰电极。但在某些严重病例,不将电极取出无法妥善修补漏口,这时可取出电极,修补漏口后,再次植入或行对侧植入。

第七节　脑膜炎及其处理

由于内耳外淋巴间隙与内耳道蛛网膜下腔的脑脊液存在潜在的通道,人工耳蜗植入术需要开放内耳,理论上人工耳蜗植入术为中耳乳突感染向颅内扩散增加了一个通道。尤其是在内耳道底部缺乏骨性间隔的严重内耳畸形,内耳与内耳道直接相通,更增加感染向颅内扩散的机会。

脑膜炎是人工耳蜗植入术最严重的并发症之一,因为颅内感染有致命风险。据报道,在接受人工耳蜗植入术的患者中,脑膜炎的发生率约为0.1%,在术后并发症中约占24%。

人工耳蜗植入术后发生脑膜炎的主要因素包括中耳腔感染灶的存在及儿童全身免疫力两个方面。慢性中耳炎如果在没有控制感染的情况下进行内耳开窗,有可能引起严重的迷路炎和继发性脑膜炎。化脓性中耳炎未得到完全控制时,是人工耳蜗植入术的禁忌证,这一点已成为共识。值得注意的是,分泌性中耳炎是儿童常见病,很多需要人工耳蜗植入的儿童合并有分泌性中耳炎存在。大量研究表明,分泌性中耳炎的中耳积液中可能有低度致病性细菌存在。因此,对于存在分泌性中耳炎的患者,人工耳蜗植入术的时机抉择值得考虑。在需要人工耳蜗植入而又合并分泌性中耳炎的儿童,手术前一段时间必须没有上呼吸道感染病史,同时存在鼻窦炎和腺样体肥大者,最好先做处理,待患儿上呼吸道健康、全身状况较好时再安排耳蜗植入手术。手术中对乳突和鼓室病变进行恰当处理,乳突有肉芽组织者需彻底清除,术腔轮廓化。一般中耳腔存在少量积液,不影响耳蜗植入。如果鼓室内大量肉芽组织存在,黏膜病变严重,最好不要行内耳开窗,先处理好中耳病变,二期再行人工耳蜗植入为妥。

儿童全身状况和免疫功能是影响人工耳蜗植入术后脑膜炎发作的另一个重要因素。儿童免疫力较差、反复发作上呼吸道感染,尤其是存在内耳畸形的情况下,人工耳蜗植入术后脑膜炎发作的风险增加。疫苗接种对于预防上呼吸道感染继发脑膜炎有重要价值。国外学者建议对人工耳蜗植入患者应及时接种肺炎球菌疫苗。英国学者 Andrew 认为,人工耳蜗植入术后感染脑膜炎最常见的原因是未能在 2 岁之后及时接种肺炎球菌疫苗,建议在 2 岁之内接种 3 次 13 价肺炎球菌多糖结合疫苗,2 岁之后再接种一次 23 价肺炎球菌多糖疫苗,可以显著降低人工耳蜗植入术后脑膜炎的发生率。目前我国常规免疫规划未将脑膜炎球菌疫苗纳入,对于人工耳蜗植入患儿,可以考虑进行该类疫苗预防接种。

人工耳蜗植入术后发生的脑膜炎治疗与普通脑膜炎的处理方式类似,只是由于植入体和电极作为异物存在,导致细菌感染难以根除,治疗更为困难。需要使用大剂量高效抗生素,以及降低颅内压等对症支持治疗。对于感染难以控制,必须手术取出植入体。对于有反复发作的脑膜炎病史者,需注意有无脑脊液漏存在,及时采取手术修补措施。

第八节　电极植入相关问题及其处理

人工耳蜗植入术的关键步骤是电极植入,当前微创而精准的电极植入是手术医师所追求的目标。经蜗窗或扩大蜗窗入路能减少对内耳的扰动,避免外淋巴过多流失,保存残余听力,为越来越多的手术医师所采用。但是,由于中耳结构发育的变异,面神经位置的畸形,可能使蜗窗的暴露存在困难,有些病例甚至存在蜗窗闭锁,经鼓岬耳蜗底转开窗仍是电极植入的选择途径。在某些内耳畸形的病例,如共同腔畸形,可能需要经前庭植入电极。不管何种开窗径路,电极完全而准确植入到位是手术要达到的目的。与电极植入相关的问题有电极不全植入,电极损坏,电极植入前庭和半规管、内耳道或迷路周围气房等。

电极植入不全是指部分电极植入耳蜗,而部分电极位于蜗外。电极植入不全可能导致术后效果不好,如果半数以上电极不能植入耳蜗,手术是无效的。如果电极未能完全植入到位,术后电极更易于脱出。导致电极不能完全植入的原因与耳蜗的发育情况、耳蜗骨化与纤维化、电极选择以及术者的经验有关。各家耳蜗制造商设计了各种不同类型的电极,以满足不同需要。这些电极长短粗细不一,植入方式有异,需要手术者熟练掌握不同的植入技术。例如 MED-EL 的标准电极长达 31.5mm,在某些内耳畸形或耳蜗发育不全时,耳蜗圈数和长度不够,不能完全植入,应根据耳蜗发育情况选用短电极。

除了耳蜗发育和电极选择外,导致电极不全植入的另一个重要原因是耳蜗骨化或纤维化。耳蜗骨化或纤维化多见于迷路感染后,或者前次耳蜗手术造成。化脓性脑膜炎患者,由于炎性细胞通过外淋巴进入耳蜗和前庭,可进一步诱发组织纤维化和骨化,严重者侵袭内耳毛细胞和螺旋神经节细胞。因此,对有化脓性脑膜炎病史的耳聋患者,应在脑膜炎控制后尽快进行人工耳蜗植入,以赶在耳蜗完全骨化前成功完成人工耳蜗植入。

耳蜗按骨化程度可分为部分骨化和完全骨化。部分骨化多数开始于耳蜗底转,可根据影像学评估确定耳蜗骨化和纤维化情况。CT 检查可判断骨化的范围,MRI 对判断耳蜗的通畅性十分重要,术前应做好充分评估。在耳蜗部分骨化或纤维化时,多数可成功植入电极,取得良好效果。手术时可采取从蜗窗龛入路开始暴露耳蜗底转,沿耳蜗鼓阶走行方向向前内方暴露,找到鼓阶腔后,可用试探电极进行试插,如电极能顺利进入,手术可按预定计划进行。电极植入困难时,可用婴儿动脉穿刺针头前端的软管部分作为"耳蜗探针"进行试探,该"探针"直径 0.7mm,长度 19mm,正好适合耳蜗鼓阶的大小,能进入到耳蜗第二转起始部,可起到扩张耳蜗内纤维组织的作用,有助于电极成功植入(图 15-9)。

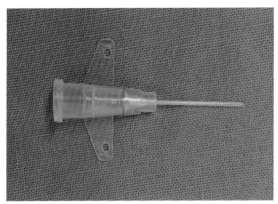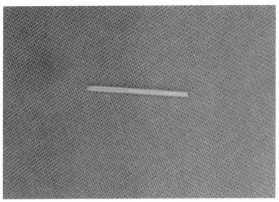

图 15-9 "耳蜗探针"
利用婴儿动脉穿刺针头套管部分制作,规格 0.7mm×19mm。

术中电极损坏是人为因素,如不恰当地对电极进行弯曲、折叠、过度摩擦等,操作时应十分注意,避免对电极造成损伤。

电极植入前庭和半规管的可能原因是:①可能存在内耳畸形;②操作不当。在耳蜗发育正常时,操作粗暴和电极方向偏移也可能使电极突破耳蜗分隔,推送至前庭和半规管,这种情况多见于带有导丝的硬电极和使用推送器植入电极时。在电极植入后,如果术中神经遥测反应不良,应仔细检查电极的植入位置和方向,如怀疑电极植入异常,应及时取出重新植入。术中 C 臂 X 射线仪或 CT 检查对判断电极位置有重要价值,术中及时发现电极植入异常可避免二次手术给医师和患者带来的压力和困扰(图 15-10)。

电极进入内耳道往往见于存在内听道底骨壁缺损的内耳畸形,如不完全分隔Ⅲ型(IP-Ⅲ)。该类畸形由于内耳道与耳蜗底转之间缺乏分隔,术中往往出现严重的脑脊液"井喷"。手术时避免选用弯电极,在电极植入时,电极从靠近耳蜗开窗口底壁向前下送入,可能有助

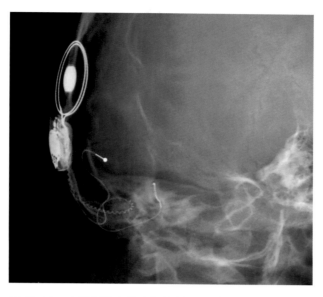

图 15-10　电极误植入前半规管的 X 线表现

于将电极植入耳蜗。如有怀疑,可术中使用 X 线或 CT 确定电极植入位置。

　　中耳或内耳畸形甚至蜗窗闭锁,或者下鼓室过度气化导致耳蜗变位,蜗窗暴露困难,在经鼓岬行耳蜗开窗时,有时会将迷路下气房误认为耳蜗鼓阶,导致电极植入迷路周围气房。在神经遥测反应异常时,应仔细检查电极植入情况,术中及时发现电极植入异常,避免二次手术。这种情况下可通过前庭窗的相对位置来进行耳蜗底转的定位。

　　耳蜗植入后电极移位或脱出也非罕见。人工耳蜗电极表面光滑,在术中固定不充分时易于脱出。弯电极的抱轴特性使其不易移位,直电极通常在电极装置上设计了一个膨大的结构,电极完全植入到位时,这外硅胶材料的膨大部分可与耳蜗开窗或蜗窗骨壁形成紧密接触,将电极固定而不易脱出。如果术中未能完全将电极固定到位,应采取有效措施防止电极移位。早期手术时用金属夹将电极固定于面隐窝骨壁,因可能导致电极慢性损伤已弃用。有学者建议,取自体结缔组织块填塞面隐窝开窗处,使电极固定,有助于防止电极脱出。患儿术后头颅和乳突生长发育产生的牵拉、剧烈运动时的碰撞、瘢痕组织生长时形成的牵扯、皮肤感染导致切口愈合不良等均是导致电极移位和脱出的因素。在电极移位影响到耳蜗的正常使用时,应及时进行 X 线或 CT 扫描,明确电极位置。确定电极移位或脱出后,需行二次手术将电极重新植入。

　　电极还有可能从外耳道突出,这种情况多出现在外耳道骨壁磨除过多,导致骨性外耳道后壁不完整,盘绕于乳突腔内的一段电极正好放置在紧靠外耳道后壁的位置,电极穿破外耳道后壁皮肤,突向外耳道。为防止这种情况发生,术中避免将外耳道后壁骨质磨除过多造成外耳道后壁缺损,另外将电极盘绕于乳突不要放置在紧靠外耳道后壁的位置。发现电极向外耳道突出,应再次手术将其回纳至乳突腔内,并加固外耳道后壁缺损处。亦可用耳内镜经外耳道进行手术。

第九节　植入体相关并发症及其处理

一、植入体移位及其处理

植入体移位多发生在人工耳蜗植入术后6个月内。由于骨床磨制过浅或过小,植入体嵌入骨床部分未能完全嵌合,植入体在头皮和骨面之间存在活动空间,植入体可随着运动和重力作用向前下方移位,甚至达耳郭后方,严重时明显突出于皮下。为避免发生植入体移位,在磨制骨床时应注意适当的大小和深度,使植入体嵌合紧密。在头颅形状异常时,应选择相对平整的部分放置植入体,避免植入体形成明显突起。另外,用可吸收缝线将植入体妥善固定也是防止植入体移位的重要措施。一般在术后6个月后,围绕植入体周边的骨膜反应形成完整的包膜将植入体紧紧包裹,发生移位的概率大大减少。耳蜗产品设计的改进,新的型号的植入体更薄,外形与颅骨贴合更好,发生植入体移位的情况也更少见。

另一种情况是植入体磁铁移位,即耳蜗植入体内磁铁位置发生改变,多见于人工耳蜗植入患者进行MRI检查时,因磁力作用使植入体内磁铁移位,伴发疼痛,严重时可诱发感染。早期的人工耳蜗产品在植入术后不能接受MRI检查,检查前需手术将磁铁取出,检查后再重新放入。随着科技的发展,目前各家制造商的大部分产品可接受1.5T的MRI检查,但需要在头部固定特制的绷带,以降低磁铁移位的发生率。最近,国外人工耳蜗制造商相继推出了可接受1.5T和3.0T的MRI检查的产品,检查时不需要额外使用绷带固定,不会导致磁铁移动和疼痛等不良反应。这将为人工耳蜗植入患者在必须做MRI检查时提供很大便利。

二、植入体过敏及其处理

人工耳蜗植入材料具有良好的组织相容性,通常过敏反应发生率较低。部分人工耳蜗植入术后患者存在切口迁延不愈,在植入体周边形成积液,植入体脱出,可能与对产品的过敏反应有关。这些情况往往对抗生素治疗无效,多考虑为患者存在特殊的过敏体质,主要是对封固植入体的硅胶过敏。各家耳蜗供应商采用的材料成分各不相同,因此每家均备有各自的过敏原检查试剂盒,包括硅胶和外露的金属材料均可供检测。一般采用皮肤斑贴试验的方法进行检查,以帮助寻找致敏成分。确定过敏原后,可取出植入体,换用不含该种过敏原的植入体进行重新植入。

第十节　其他并发症及其处理

一、硬脑膜外血肿及其处理

硬脑膜外血肿在人工耳蜗植入术中的发生率极低,但一旦发生便有生命危险,应予重视,需要立即处理。在术中磨制骨床时,颅骨血管损伤使血液流入硬脑膜外区域,即使少量的血液流入也可形成硬脑膜外血肿,其中以板障静脉和脑膜中动脉分支血管损伤较多见,此种情况常见于低龄婴幼儿。因为低龄婴幼儿无法表述,术后出现不明原因烦躁,哭吵不安,并有呕吐等症状时,应警惕硬脑膜外血肿的发生。CT 检查有助于硬脑膜外血肿的诊断。确诊后立即手术探查,清除血肿,妥善止血。临床上人工耳蜗植入术后常规使用无菌纱布或棉垫覆盖伤口,并加压包扎,对于预防硬脑膜外血肿的产生有较好作用。

二、胆脂瘤及其处理

人工耳蜗植入术后中耳胆脂瘤的发生较少见。胆脂瘤形成的主要原因是术中损伤外耳道后上骨壁或鼓膜,导致外耳道或鼓膜的鳞状上皮向鼓室、鼓窦和乳突腔内陷,形成继发性胆脂瘤。术中保留外耳道后壁骨质的连续性,避免鼓膜损伤,是防止术后胆脂瘤形成的关键。手术中磨除外耳道后壁骨质和面隐窝开窗时,应注意不要过分向前操作造成外耳道后壁穿孔,或者损伤鼓环、鼓膜紧张部和鼓索。万一发生上述部位的损伤,应及时进行修补,一般采取自体肌筋膜组织修补破损处,效果良好。

胆脂瘤形成后,一旦确诊,应及时处理,以免胆脂瘤扩展,影响植入体。范围较局限的胆脂瘤,如未累及电极,可采取完璧式乳突根治术,保留外耳道完整性,避免干扰电极。如胆脂瘤已扩散到较大范围,累及电极,应取出植入体,彻底清除病灶后再二期植入,如不能确定病灶是否清除彻底,应考虑对侧植入。

专家点评

1. 目前国内外统计人工耳蜗植入术后出现并发症的总体发生率在 7%~9%。手术相关的并发症种类很多,严重的并发症可能导致植入失败,或者需要重新植入,甚至失去植入耳蜗的机会。较轻的并发症多数通过适当处理能够解决,不需要重新植入。

2. 严重并发症主要包括脑脊液漏、脑膜炎、严重面瘫、皮瓣感染和坏死、植入体或电极外露、植入体严重移位、术中无法植入电极或电极植入位置异常、硬脑膜外血肿、植入体严重过敏等。

3. 轻微并发症有电极植入不全、暂时性面瘫、面肌抽搐、鼓索损伤、头皮下血肿、术后胆脂瘤形成、植入体轻度过敏、植入体位置不当、体外机吸力不够、术后眩晕或耳鸣等。

4. 随着人工耳蜗植入术的不断成熟，术后相关并发症的发生率已在逐渐降低。我国人工耳蜗植入国家项目的资助逐渐增多，手术台数大大增加，使术者积累更多预防手术并发症的临床经验。

参考文献

［1］TERRY B, KELT R E, JEYAKUMAR A. Delayed complications after cochlear implantation. JAMA Otolaryngology-Head & Neck Surgery, 2015, 141 (11): 1012-1017.

［2］LIN YS. Management of otitis media-related disease in children with a cochlear implant. Acta Oto-Laryngologica, 2009, 129 (3): 254-260.

［3］QIU J, CHEN Y, TAN P, et al. Complications and clinical analysis of 416 consecutive cochlear implantations. Pediatr Otorhinolaryngol, 2011, 75 (9): 1143-1146.

［4］TARKAN Ö, TUNCER Ü, ÖZDEMIR S, et al. Surgical and medical management for complications in 475 consecutive pediatric cochlear implantations. Pediatr Otorhinolaryngol 2013, 77 (4): 473-479.

［5］CATLI T, OLGUN Y, CELIK C, et al. Swelling around the implant body: A late complication of cochlear implantation. How to deal? Cochlear Implants International, 2015, 16 (1): 47-50.

［6］KANAAN N, WINKEL A, STUMPP N, et al. Bacterial growth on cochlear implants as a potential origin of complications. Otol Neurotol, 2013, 34 (3): 539-543.

［7］LASSIG A A, ZWOLAN T A, TELIAN S A. Cochlear implant failures and revision. Otology & neurotology, 2005, 26 (4): 624-634.

［8］FOGGIA MJ, QUEVEDO R V, HANSEN M R. Intracochlear fibrosis and the foreign body response to cochlear implant biomaterials. Laryngoscope Investig Otolaryngol, 2019, 4 (6): 678-683.

［9］THEUNISSE H J, PENNING R J E, HUNST H P M, et al. Risk factors for complications in cochlear implant surgery. European Arch Oto-Rhino-Laryngol, 2018, 275 (4): 805-903.

［10］BRIAN W, NORTON S, PHILIPS G, et al. Comparision of MRI in pediatric cochlear implant recipients with and without retained magnet. Int J Pediatr Otorhinolaryngol, 2018, 109: 44-49.

［11］李万鑫, 刘军, 武文明, 等. 人工耳蜗植入术中脑脊液井喷的原因分析及处理. 中华耳科学杂志, 2017, 15: 436-440.

［12］吴俊, 邱建新. 人工耳蜗植入术的并发症及对症处理. 中国耳鼻咽喉头颈外科,

2014,21(10):525-527.

[13] 顾晰,吴小波,林有辉.人工耳蜗植入术后皮瓣相关并发症的临床特点及处理方法分析.中华耳科学杂志,2018,16:765-771.

[14] 陈希杭,陈曦,张榕.人工耳蜗植入术后感染的因素及其生物学特点研究.临床耳鼻咽喉头颈外科杂志,2012,26:439-442.

[15] 刘勇智,曹克利,王轶,等.人工耳蜗植入后由植入体引发的局部反应.中华耳鼻咽喉头颈外科杂志,2008,43:409-413.

[16] 王宇,潘滔,柯嘉,等.人工耳蜗植入手术远期并发症的临床处理.中华耳科学杂志,2017,15:431-435.

[17] 张宏征,郭梦和,姜雯频.人工耳蜗植入术后炎性反应的临床分析.临床耳鼻咽喉头颈外科杂志,2014,28:1201-1204.

[18] 李玉洁,张道行.1396例人工耳蜗植入围手术期并发症讨论.临床耳鼻咽喉头颈外科杂志,2010,24:433-435.

[19] 魏薇,马秀岚.人工耳蜗再植入原因分析.中华耳科学杂志,2019,17:968-972.

[20] 静媛媛,余力生,夏瑞明.再次人工耳蜗植入术相关情况分析.中华耳科学杂志,2013,11:209-211.

第十六章
人工耳蜗助听器双模式干预

在当前人工听觉技术的临床应用中,用来补偿或重建听觉的刺激模式主要有两种形式:①声刺激,即以空气或骨传导方式将经过放大的声信号传至内耳;②电刺激,即将输入的声信号转换为电信号,并传输至相应部位的神经末梢或核团,如人工耳蜗电极刺激听神经末梢,或脑干植入系统刺激耳蜗核。两种刺激模式可以不同方式组合起来共同作用于听觉系统。在同一侧耳进行组合刺激的方式一般称为电-声联合刺激(electro-acoustic stimulation,EAS);而一侧耳采用电刺激,具备残余听力的对侧耳采用声刺激的联合刺激方式,一般称为双模式干预(bimodal)。这个概念最早由 Clark 教授提出并定义。根据非植入耳残余听力的情况可分为传统双模式干预和非传统双模式干预。

在最初的人工耳蜗植入者的候选标准中,听力学筛选基本标准为双耳极重度感音神经性听力损失或全聋,佩戴合适的大功率助听器后的助听听阈仍不理想,且开放式言语识别能力差,所以此类患者在对侧佩戴助听器的补偿效果也是非常有限的。但是对于术前曾经佩戴助听器且术后尚有残余听力的患者来说,双模式佩戴是一种自然而然的选择,而且只要对侧耳具备少许残余听力,总体效果即可得到改善,此类患者的双模式佩戴已经成为标准干预方案。我们将这种双侧重度或极重度听力损失患者,在一侧进行人工耳蜗植入,在具备残余听力的对侧耳佩戴助听器的模式,称为传统双模式干预。

近年来随着人工耳蜗植入者适应证的扩大,听敏度不再作为人工耳蜗植入候选患者筛选的唯一标准,同时开始关注患者在实际生活场景中的功能性听力。对于非对称性听力损失患者,由于他们一侧耳残余听力较好,佩戴助听器可获得较好的言语识别能力,而另一侧耳使用助听器效果甚微或没有言语识别能力,不能得到很好的双耳效果,所以他们希望通过人工耳蜗植入建立平衡的双耳听觉,提高环境声音的感知能力,改善复杂聆听环境下的言语识别能力。因此我们将这部分非对称性听力损失患者,在听力较差耳进行人工耳蜗植入,听力较好耳继续使用助听器的模式,称为非传统双模式干预。

由于传统双模式干预和非传统双模式干预方案所涉及的非植入耳听觉功能、植入耳的预期电刺激效果和二者共同作用机制等方面存在较大的区别,因此将在本章中根据情况分别论述。双模式干预的助益效果在传统双模式干预方案中是指相对于单侧人工耳蜗植入的效果提高;而在非传统双模式干预中是指相对于术前单耳或双耳佩戴助听器的效果提高。这种区分能够更准确地显示不同干预方案获得的显著性的效果差异。

本章节首先介绍双模式干预的优势及其相关的作用机制,然后分别介绍传统双模式干预和非传统双模式干预方案的建立及其效果影响因素,最后还将探讨双模式干预中两种刺激信号的匹配,以及助听器针对双模式干预的调试方法。由于儿童双模式干预的评估和测试相对于成人存在诸多困难,当前研究数量较少且研究方法和结果差异较大,本文将借鉴某些成人双模式干预的研究结果来协助对儿童双模式干预相关问题进行探讨。

第一节　双模式干预的优势与机制

双模式干预的优势主要体现在:①提高言语分辨能力,尤其是噪声中的言语分辨;②改善声源定位能力;③增加音乐中音调和旋律的识别;④提高声调语言的识别能力;⑤提高环境中声音的察知能力;⑥改善听声音质,提高生活质量;⑦避免非植入耳单侧迟发性听觉剥夺效应,保护双侧听觉通路的对称性。双模式干预之所以会有以上的优势,主要与低频声信息和双耳听觉效应有关,下面我们来具体阐述。

一、低频声信息的作用

在早期的人工耳蜗植入患者中,即使非植入耳仅在低频区有较少的残余听力,声刺激所提供的信息有限,单纯依靠助听器甚至没有任何言语识别的能力,但是同人工耳蜗电刺激结合之后,仍然可在言语识别和定位方面获得显著改善。在这种传统双模式干预中,人工耳蜗植入后的电刺激一侧作为主要声音信息来源,而对侧助听器的声刺激作为补充声音信息来源。

通常人工耳蜗在声音处理过程中采用基于时域包络处理的方法,在低频区的时域精细结构方面普遍出现缺失,而低频的频谱分辨率受到独立识别通道数目的限制。在电极释放电刺激时,通道间的电场干扰造成频谱叠加(尤其是在蜗轴顶部),加重了从背景噪声中提取目标信号的困难。当前人工耳蜗植入的儿童在安静条件下的言语识别能力接近正常听力人群,但是在复杂环境中的言语识别,乐音音高和旋律等方面仍然同听力正常人存在很大差距。即使双侧植入在这些方面也尚未获得有效进展。

在重度至极重度听力损失的儿童中,佩戴助听器一侧的低频残余听力通过有效放大可获得语音的基频(F_0)成分,如果同电刺激有效结合,即可形成互补效应(complementarity)。即使非植入耳低频残余听力有限,单独依靠助听器不能在安静条件下识别言语,但在双模式干预中,此优势便可发挥出来。这种互补作用能够帮助患者进行元音区分,提供辅音发音位置和发音方式的线索,从而显著改善噪声中的言语识别能力。

助听器放大提供的声信号中包含言语基频(F_0),当目标言语和掩蔽噪声的基频信息存在较大差异时,声刺激包含的精细结构和电刺激提供的时域包络信息结合在一起,使双模式干预佩戴者从竞争背景噪声中有选择地听取目标言语信号。基频信息除了准确传达嗓音音调、发音位置和方式外,还包含连贯言语的声学特征标志,协助区分语义。所以,在多人混谈背景噪声中,即存在所谓的"鸡尾酒会效应"(cocktail party effect)时,能够分流不同信号的能力,这是识别言语的重要因素。在双模式干预中结合低频的自然听觉,从而获得竞争噪声中识别言语的优势。在一项双模效果研究中,单独一侧使用助听器,没有任何言语识别能力,当和对侧人工耳蜗同时使用形成双模式干预后,噪声中言语识别能力可提高20%~30%。因此有效的双模式干预结合形成的互补作用,在波动性或复杂的背景噪声中可提高言语识别能力。

由于年龄较小的儿童双模式干预佩戴者的言语测听,尤其是在噪声条件下的测试存在困难,相关研究结果较少。而双模式干预下的言语识别结果往往是不同机制共同作用的结果。低频声刺激同人工耳蜗电刺激的互补作用也体现在双耳总和效应中。因此,在后面双耳听觉效应及其效果的论述中将涉及双模式干预儿童佩戴者的言语识别效果的改善。

使用声调语言的语前聋人工耳蜗植入儿童中,同正常听力相比,平均的声调识别能力较低,但是个体间存在较大的差异,其中一部分的植入者可接近正常水平。说明人工耳蜗虽然在音调分辨率上受到限制,但是在儿童植入者中仍然可以有较高的声调识别能力。这是因为影响声调识别的因素除了基频外,还有信号时长,包络轮廓和发音质量等。而且儿童声调识别和发声的能力还受到植入年龄和人工耳蜗使用经验等较多因素的影响。

研究者们认为由于双模式干预加入低频信息,提高了嗓音音调波动的识别能力,在声调语言上具备优势,但是双模式干预儿童在声调识别上是否能获得实际帮助还没有较为明确的结果,某些小样本研究中仅得出个别患者在声调识别上的显著改善。可能因为单独使用人工耳蜗获得的声调识别结果,其天花板效应限制了双模式干预效果的显现。有研究者得出双模式干预在噪声条件下可提高声调识别效果,但是无法区分此效果是否因借助了双模式干预在噪声中的言语识别优势而获得。在一项儿童双模式干预研究中,仅在头影效应测试中显示出安静条件下声调识别结果的显著提高,而双耳优势并不是双模式干预所独有的,这种结果无法归因于双模式干预中基频信息的增加。

如前所述,当前人工耳蜗声音处理在低频精细结构信息上存在不足,再加上较低的频域和时域分辨率,造成音乐的音高和旋律识别效果仍然较自然听力差。Crew 等人的研究发现旋律轮廓识别(melodic contour identification,MCI)的平均识别效果在只佩戴助听器的受试者中最佳,双模式干预效果略差;虽然不是显著性差异,但是也表明人工耳蜗对双模式干预配置中的旋律音高识别贡献很少,在某些案例中,甚至会对 MCI 识别产生负面影响。

而同单侧植入相比较,双模式干预佩戴者利用两种刺激模式的互补信息来提高音高,旋律和音色的识别能力。有研究显示对侧使用助听器较长的语前聋儿童在音高识别上能得到更好的结果。双模式干预在音高间隔升高 5 个半音和间隔降低 5 个半音的识别能力上都得到显著提高。一项研究对 35 名双模式干预儿童的音乐旋律轮廓识别能力进行了测试,结果显著优于单侧植入儿童。Shirvani 等人认为儿童双模式干预佩戴者对分辨音乐中蕴含情感的能力有帮助,并强调了音乐在儿童神经生物学发育,语言能力发展和社交互动能力方面的重要性。Giannantonio 等人对儿童双模式干预在音乐情感判断上的研究也得出了相似的结果。

Yuksel 等人对 9~13 岁的单侧人工耳蜗植入儿童进行了音乐感知评估系统(clinical assessment of music perception,CAMP)等项目的测试。其中研究对象的音调变化方向辨识结果[0.81 个半音(semitone)]同正常听力的对照组相似,在旋律识别上高于以往人工耳蜗植入者的音乐研究结果,而音色识别结果同以往研究结果差别较小。结果显示两种模式结合产生的更宽频率感知范围能够提高儿童人工耳蜗植入者的临床效果。虽然双模式干预佩戴的儿童在音乐特征识别的准确度和判断反应速度上均优于仅使用人工耳蜗的效果,但是个体差异仍然很大,与正常听力儿童相比仍然存在较大的差距,音乐感知效果会受到助听器侧残余听力、人工耳蜗植入侧术前的听觉经验、人工耳蜗植入侧的效果以及测试方法和受试者反应能力等诸多因素的影响。当前仍然需要较为统一的测试方法,在更大样本的儿童双模式干预佩戴者中开展音乐识别能力方面的研究。

二、双耳听觉效应

双耳听觉效应的优势一部分来自头颅和双耳收听位置形成的物理现象,即头影效应;另一部分来自中枢对双耳信息进行整合的神经处理功能,包括双耳总和效应和双耳静噪效应。这些双耳机制依靠双耳提供的信息差别,即耳间时间差和耳间强度差来获得。只具备单侧听力的儿童如果尽早建立有效的双耳听觉,可增加聆听自然度,提高听力轻松度,改善生活质量;其在噪声中的言语识别、声源定位和日常交流方面都会获得助益。

（一）头影效应

头影效应即利用声音的绕射作用,使头颅成为声音传播过程中的障碍物,当目标信号和掩蔽噪声处于不同位置时,在两耳产生耳间强度差和不同的信噪比(signal noise ratio,SNR),聆听者可选择性专注于信噪比较好的一侧。头影效应是一种物理声学现象,可归入一种简单的双侧听音方式,而不需要听觉中枢的处理。在所有头颅两侧均可接收声音的助听设备中,如双侧助听器配戴、双侧人工耳蜗植入、一侧助听器配戴或人工耳蜗植入加上对侧单侧信号对传线路(contralateral routing of offside signals,CROS)均可获得此效应。相对于双耳静噪和双耳冗余效应,头影效应在绝大多数相关研究中均得出最显著和最一致的结果。当言语和噪声位于空间不同位置时,双模式干预显示出的双耳优势主要归因于头影效应带来的一侧较高的信噪比。

由于在双模式干预佩戴儿童中进行的头影效应研究的测试存在困难,目前得到的研究结果很少。几项研究获得的信噪比平均可改善 2~3dB,但是存在较大个体差异。由于受试者样本数量较少,助听器和人工耳蜗效果个体差异较大,各研究中所设置的噪声源和信号源位置分布存在差异,所以目前还很难对双模式干预儿童的头影效应的助益做出明确的结论。

（二）总和效应

双耳总和效应是指两耳的能量输入相互叠加可提高总体听敏度和响度,另外双耳总和效应也可增加言语冗余信息的处理能力,提高信号细微差别的侦测。当言语和噪声来自同一方位时,较小的双耳优势来自双耳总和的冗余效应,可将信噪比提高 1~2dB。虽然有研究显示双模式干预的双耳冗余效应显著超出双侧植入效果,但是儿童双模式干预的调查研究尚未显示一致的双耳冗余效应结果。

（三）静噪效应

双耳静噪效应是听觉处理空间去掩蔽(spatial release from masking,SRM)的一种方式。当言语和噪声来自不同方位时,听觉系统能够借助两耳时间差、强度差和频率线索来分离目标信号和掩蔽噪声,使目标信号或言语更清晰可辨,信噪比(SNR)在正常听觉中平均可改善2~3dB,当信号和噪声来自不同方位时,空间去掩蔽效应最大能使言语识别阈改善 12dB。利用双耳时间差,听力正常成人和儿童在噪声中的句子识别阈平均可提高 3dB。但是,使用双侧植入或双模式干预的成人和儿童很难利用双耳时间差线索。研究显示成人双模式干预利用双耳静噪效应可获得安静和噪声条件下的言语识别阈显著改善,各研究结果的平均助益为 2.9dB,而个体结果差异很大,有些患者未能获得任何双耳静噪效应的助益。他们近期的研究显示儿童双模式干预利用双耳静噪效应可获得的助益为 1.42dB,但是某些受试者并未能获得任何助益。

（四）声源定位

水平面空间中的声源定位主要依赖耳间时间差和强度差信息。如前所述,当前人工耳蜗技术中的耳间时间差(interaural time difference,ITD)通常在信号包络中缺失,加上助听器和人工耳蜗两种设备发送的刺激在延迟时间上存在较大差距,在双模式干预中只能依靠耳间强度差(interaural level difference,ILD)来获得水平方向定位能力和在实际生活场景中不同音源的功能性识别能力。在较早双模式干预效果的回顾中,研究总结了残余听力的纯音平均听阈(pure-tone average,PTA)(0.5kHz、1kHz 和 2kHz)≥ 90dB HL 的儿童双模式干预佩戴者中有 62% 获得定位能力的改善。近期研究显示儿童双模式干预佩戴者的助听器侧残余听力和补偿效果越好,声源定位能力越好,但会明显受到助听器佩戴和双耳聆听经验的影响。年龄较小的儿童还受到定位测试中反应能力的影响,因此在研究中的个体差异较大。两侧设备间的信号匹配和双模式干预调试的改善将有助于声源定位能力的提高。有研究者认为可通过延迟人工耳蜗刺激提供的时间来提高定位准确度。

三、主观评价结果

音质是指频谱和幅度包络随时间变化时的感知效果。由于人工耳蜗在声音处理上的频域和时域分辨率较低,电刺激所提供的音质同助听器声刺激提供的音质差距较大,人工耳蜗植入者对声音音质的主观满意度普遍较低。双模式干预因加入助听器的声刺激后,总体音质将获得显著提高。各研究中受试者报告同单独使用人工耳蜗相比,双模式干预更容易辨别不同说话人的声音,对于环境声音的音质感觉更自然更清晰。

在双模式干预的效果研究中,因言语识别与声源定位的测试结果同实际生活场景中的真实效果存在不一致的现象,如果引入主观评价与问卷量表,可协助在临床中提供更全面的效果咨询和评估。对于双模式干预效果,较为常用的成人问卷及量表包括言语空间听觉质量量表(speech,spatial and qualities of hearing scale,SSQ)、Nijmegen 人工耳蜗植入量表(Nijmegen cochlear implant questionnaire,NCIQ)、健康工具指数量表(health utilities index,HUI)等。青少年植入者可借助成人问卷、量表进行评估。言语空间听觉质量量表 - 父母版(SSQ-P)可以更加详细地评估低龄儿童患者日常生活中各种环境下的听觉能力。研究结果显示双模式干预儿童患者在言语感知(安静或噪声)、空间听力(定位或距离)、其他听力特性(声音质量或声音辨别)等各个方面均得到显著提高。

四、客观测试结果

近几年儿童双模式干预研究开始借助客观测试方法,如电诱发听觉脑干反应(electrically evoked auditory brainstem responses,EABR)、听觉皮层诱发电位(cortical auditory evoked potential,

CAEP)、事件相关电位(event-related potentials,ERP)等。研究结果表明事件相关电位适合用于评估双耳和双模式干预效果,其得出的 P_{300} 潜伏期结果与言语识别结果比较一致。P_{300} 测试结果显示,在双模式干预下反应幅度更高,潜伏期更短。同时借助 EABR 等测试方法研究双模式干预刺激对脑干双侧对称性的保护作用,并尝试研究双耳听觉发育和干预的敏感期。

第二节　双模式干预的建立

一、传统双模式干预

当前儿童人工耳蜗植入的主流听力学筛选标准为双耳重度至极重度感音神经性听力损失,而且尽早双侧植入已经成为首选干预方案。在不同国家和地区,针对不同年龄段,临床指导和筛选标准存在差异。尤其对重度至极重度听力损失的婴幼儿患者来说,听力损失病因和听力损失程度是考虑是否双侧同期植入人工耳蜗的重要因素,目的是尽早为聋儿建立对称的双耳听觉。对于听力损失病因未知、内耳畸形、蜗神经发育不良或伴有多重障碍的患者,当无法预测人工耳蜗植入后能否达到预期效果时,可以选择先进行单侧植入,并在对侧尝试佩戴助听器。

除了自身医学评估结果限制对侧人工耳蜗植入外,患者及其监护人需要考虑对侧植入带来的费用和手术风险,也会担忧由于植入电极会影响未来新治疗方案的应用,如毛细胞再生,干细胞治疗等。虽然保护内耳结构的人工耳蜗产品设计和更为精细的手术方法使相当一部分患者植入后的残余听力得到一定程度的保留。但在当前电极插入鼓阶释放电刺激的基本架构下,无论是短期还是长期来看,残余听力的丧失风险仍然是非常突出的问题。对于单侧植入的患者,只要对侧低频区还存在残余听力,目前临床一致的建议是继续佩戴助听器,或者在开机前开始佩戴助听器并进行康复训练,使儿童患者尽早建立双耳听觉。

在这种传统双模式干预方案中,预期人工耳蜗植入一侧成为主要的信息接收和处理来源,对侧助听器提供的部分带宽放大信号作为辅助,获得信息互补和双耳听觉优势。当前普遍选择听力较好的一侧使用助听器,在听力较差耳植入人工耳蜗。但是在听力较差耳植入需要考虑风险因素,如听力较差耳的长期听觉剥夺、听神经发育状况、耳蜗鼓阶开放程度等因素会影响单独人工耳蜗的术后效果,或者需要较长时间进行康复训练。在某些习惯佩戴助听器的患者中还可在术后短期内出现依赖听力较好耳的现象,造成人工耳蜗效果发挥比较缓慢。

一些特殊情况下,为了保证人工耳蜗植入的效果,可能会根据患者具体情况选择植入侧别为听力较好耳。此时需要仔细评估如在听力较好耳植入人工耳蜗后,能否带来相对更好的植入效果。由于未植入的听力较差耳可能会因听力损失程度较重,残余听力较少,听力损失持续时间较长等因素造成助听器无法提供补偿等问题。

因此我们需要将双模式干预作为一个整体系统来考察患者哪一侧更适合植入人工耳蜗,而不是单独考虑一种模式的术后预期效果。在进行全面的医学和听力学评估之后,选择保留哪一侧的残余听力,主要考虑利用原有的助听能力和低频自然听觉,然后植入侧引入中高频信息,再将二者结合在一起,尽可能获得双模式干预的最好效果。其中涉及的因素并不一定和单纯人工耳蜗植入方案相同。目前大样本调查尚未显示在听力较好耳或较差耳植入人工耳蜗的术后效果差异,需要根据个人情况进行谨慎评估。

二、非传统双模式干预

对于一侧残余听力较好,听力损失程度尚未纳入人工耳蜗入选标准的患者,如果在符合植入标准的较差一侧耳植入人工耳蜗,形成双模式干预佩戴方案,可称为非传统双模式干预。这种非对称性听力损失(asymmetric hearing loss,AHL)较为常见,近年来开始在儿童患者中采用人工耳蜗进行尽早干预,形成双耳听觉。但是当前对非对称性听力损失尚未形成统一的定义。Vincent 等学者将其定义为双耳四个频率(0.5kHz、1kHz、2kHz 和 4kHz)平均纯音听阈差值≥30dB HL,听力较差耳为重度至极重度感音神经性听力损失,同时建议听力较好耳的平均听阈为 >30dB HL 且 <60dB HL。另外,在 Durakovic 等人近期有关非对称性听力损失定义的回顾性研究中,建议两个相邻频率的耳间差异均≥20dB HL,或者 2 000~8 000Hz 之间的任意两个频率耳间差≥15dB HL,而且不建议仅凭言语识别率来定义非对称性听力损失。

在成人非对称性听力损失患者中会出现交流障碍,音质降低,实际生活聆听环境中,如在嘈杂,存在回响及多人交谈或远距离音源的场景下言语理解困难等问题。这些患者的声源定位和噪声下言语识别能力相对于双耳听力正常水平差,生活质量下降,容易产生社交疏离感,导致幸福感降低。其中主要原因来自双耳输入的缺失或不平衡导致双耳优势降低或丧失。研究显示成人非对称性听力损失在差耳植入耳蜗是有效的方案,术后 6 个月在可听度、言语识别能力、声源定位和自我交流能力上均有显著改善,且患者能够成功整合电刺激和对侧声刺激。在具备回响和回响加噪声的环境中辅音识别优于单独佩戴助听器。

儿童非对称性听力损失在年幼时期通常比较难发现,出现的问题也容易被忽视。儿童早期发育期间的非对称听力会扰乱听觉通路,来自听力较好耳的神经活动会异常扩展至两侧听觉皮层,在对侧扩散并有更高的侵占程度。这种异常听觉发育会引起非对称性的言语感知,在噪声条件下声音感知和言语识别较为困难,声源定位能力异常,影响双耳听觉优势的正常发挥,并进一步影响在社交和教育方面的成效。异常听觉输入经验会导致双耳频谱整合异常。

如果能使双耳听觉干预的间隔尽量缩短的话,则皮层的异常重组有望在儿童期避免。针对人类听觉系统的双耳输入关键期还没有形成统一说法。对于非对称性听力损失的儿童,为了避免单侧听力带来的皮层异常重组,应当尽早通过平衡的双模式干预方案来恢复听觉的对称性。

对于听力较好耳为高频陡降型听力损失的患者,即使平均听阈好于 60dB HL,但高频区仅靠助听器很难获得满意的言语识别效果。言语包含的低频信息一般用来协助分辨响度差别和发音方式,高频信息则负责识别频谱。如果高频残余听力较少,信息出现缺失,辅音识别能力受到影响,导致单词识别结果显著下降。这些患者如果在听力较差耳植入人工耳蜗,直接引入高频信息,则可在形成双耳听觉的同时,获得言语识别效果的快速提高。

近些年来越来越多的非对称性听力损失的儿童开始在听力较差耳植入人工耳蜗,并已经获得显著效果。一项英国的研究将 47 名非对称性听力损失儿童按照听力较好耳听阈分为 50~70dB 和 70~90dB 两组,听觉行为分级(categories of auditory performance,CAP)评估结果显示听觉理解得到显著改善,并由此建议根据单侧耳来重新评估儿童人工耳蜗植入的入选标准(包括听力损失程度更轻和术前言语识别阈测试结果更好),使他们获得双侧助听器无法提供的双耳听觉。目前非对称性听力损失儿童的人工耳蜗植入仍然需要大样本效果,使临床医师达成较为一致的看法,从而制订较为统一的筛选标准和决策流程。

第三节　双模式干预的匹配和调试

由于人工耳蜗和助听器两种助听装置在工作原理、放大方式、声音压缩方式、声音传输时间等都还不能做到同步,所以如何让他们发挥最大作用,又同时相互补充、协同,更好地整合声音,这就需要对两种助听装置进行匹配和调试,以期达到最佳双模式干预效果。

研究表明大部分患者在联合使用后言语分辨率都有显著的增加,特别是在噪声环境下。虽然有部分患者在使用人工耳蜗加助听器后言语识别率得分与单侧使用人工耳蜗相比增加不明显或不增加,但始终没有减少的报道。有些患者感觉对侧耳佩戴助听器后,听到的声音变得不自然,音量也忽大忽小。有学者认为这可能由于人工耳蜗是电信号产生的声音,而助听器是将声音直接放大后的声音,二者之间可能会有相互影响。也有学者则认为出现这种情况可能是由于助听器未进行相应的调试或未精细调试造成的。

有研究显示成人和儿童患者佩戴的助听器经过精细调整后与人工耳蜗联合使用在噪声环境下的言语识别、声源定位和日常交流与只使用人工耳蜗或与未经过精细调试的助听器联合使用的患者相比得到了明显改善。

　　那么如何进行双模式干预调试,如何对助听器进行精细调试呢? 首先,在双模式干预调试中,针对助听器的调试,有以下几个问题需要考虑:

（一）频率响应

　　关于助听器放大的频率范围,目前研究的热点在于是否使用全频率范围放大,还是限制高频区域的放大,即减少高频区的增益。一些研究显示,全频率区的放大和限制高频区的放大比较,双模式干预在安静和噪声下的言语分辨上没有显著的区别,且全频率的放大在声源定位效果上要优于限制高频区的放大。一些成人的主观报告也认为全频率放大的效果好于限制高频区的放大效果。在一项研究中,对患者进行了耳蜗死区的测试,在确认有耳蜗死区的频率,进行放大限制,结果显示言语识别好于全频率区的放大。总之,目前的多数研究表明,双模式干预下全频率区放大的效果好于或者等于限制高频区的放大。所以建议只有在特殊情况下才考虑使用限制高频区的放大,如助听器产生啸叫;助听器使用者抱怨声音质量不好;确认有耳蜗死区存在。

（二）助听器选配公式

　　在国外一项多中心调查中发现,在双模式干预使用者中助听器的选配公式,多采用 National Acoustic Laboratories（NAL）,Desired Sensation Level（DSL）或者助听器厂家自定义的公式。其中 60%~80% 使用 NAL 公式,包括 NAL-NL1,NAL-NL2,NAL-RP。一项关于双模式干预患者在使用 NAL-NL2 和 APDB（adaptive phonak digital bimodal）公式的比较,虽然两种公式在输出和压缩比上的设置区别明显,但是使用不同的公式,对于双模式干预的效果没有发现差异。有研究显示,当双模式干预调试使用 NAL-NL2 公式时,大部分患者不需要进一步调整,或者只需要很小的调整,即可达到最佳效果。当有经验的双模式干预使用者将公式转换至 NAL-NL2 后,可提升言语识别和实际生活场景中的听觉能力。在主观问卷调查中,一些成人和儿童双模式干预使用者更倾向使用 NAL 公式。因此,建议最初的选配公式使用 NAL 公式,可以适合更多的双模式干预使用者。

（三）降频技术

　　目前已有的降频技术（frequency lowering technology）主要有:基于声码器的降频技术（vocoding）、慢回放（slow playback）、移频（frequency transposition）和频率压缩（frequency compression）。多数品牌的助听器使用移频或频率压缩技术,主要适用于高频听力损失较重者,帮助他们更好地感知高频信息。其原理是将无残余听力或高频听力损失较重者,无法通过一般放大听到的高频声转移或压缩至有一定残余听力的中低频区域并进行放大,使之回归到可听范围内。频率压缩可分为线性频率压缩（linear frequency compression,LFC）和非线性频率压缩（nonlinear frequency compression,NLFC）。

　　目前针对降频技术对于双模式干预使用者的有效性研究,主要集中在双侧言语识别和水平方向的定位。多项研究显示在安静和噪声下的言语识别能力与使用降频技术后的效果相比,没有提高或者效果更差。对于水平方向的定位,部分患者使用降频技术定位能力提高较少或者没有改善。只有在一项研究中,发现降频可以得到更好的效果。总之,多数研究表明没有证据支持降频技术对于双模式干预使用者会带来更多益处。

(四)动态压缩

人工耳蜗和助听器具有不同的自动增益(automatic gain control,AGC)特性,包括不同的压缩阈,压缩比,启动/释放时间。因此一个声音信号经过双耳不同放大装置处理后,双耳感知到的声音会有差别。如何能将人工耳蜗和助听器进行 AGC 的匹配,以使声音信号更加同步,更加完整地传入双耳是目前研究的热点。一项针对 15 位成人双模式干预使用者的研究内容为:将助听器的 AGC 的设置尽量与人工耳蜗 AGC 的设置接近,将二者的 AGC 特性进行匹配,测试结果显示在安静环境下匹配的 AGC 与未匹配 AGC 的双模式干预言语识别无差别。当噪声为单人言语声时,且噪声源在助听器侧 90° 时,匹配 AGC 的双模式干预的言语识别效果好于未匹配的。其中 9 人主观报告更喜欢使用匹配 AGC 的双模式干预效果。

(五)响度平衡

响度平衡的目的是使人工耳蜗和助听器对于输出的声音信号,听起来响度达到一致。在多数研究中,双耳达到响度平衡对于双模式干预的效果是有益的。达到响度平衡时,对于助听器需要的增益,通常会在助听器基本调试后所需的增益基础上下浮动 3~5dB,对于没有使用过助听器或助听器经验很少的患者,助听器的增益需要比基本调试后所需的增益降低 7dB。有一项针对儿童的研究显示,当儿童的助听器和人工耳蜗达到响度平衡时,其双模式干预声源定位能力明显改善。临床上大多数双模式干预使用者更倾向于助听器和人工耳蜗的响度一致或助听器略低于人工耳蜗的响度。

目前国际上尚缺乏双模式干预调试及助听器精细调试的统一流程及规范,国外的多中心调查显示,成人术后双模式干预佩戴率较高,其中有 12% 的患者术后没有调试过助听器。53% 的中心会对 50% 的患者使用真耳测试;而 16% 的中心从不进行真耳测试。

助听器的优化和调整要根据个人的需要和反应来进行。在做精细调整之前要确保患者使用的人工耳蜗的程序图已经比较稳定(至少开机后 6 个月以上),同时需要对侧耳连续使用 2~4 周助听器并且每天要连续使用 3~6 个小时。对于助听器的精细调整,主要从频率响应和响度平衡进行调整。

1. 调整频率响应 该步骤的目的是调整助听器的频率响应使患者尽可能多地理解语言,并感觉舒适。首先录制一段或几段故事,再让患者面对扬声器距离 1 米。将助听器与电脑和编程器相连,先根据 NAL-NL1 公式自动计算出频响曲线(A),在此基础上,从 250~2 000Hz 每一倍频程增加 6dB 得出一条频响曲线(B)。然后在声场下用 65dBSPL 播放录制的故事,同时让患者比较是在 A 还是 B 的情况下听得清楚,选择其一。再在 A 的基础上,从 250~2 000Hz 每一倍频程减少 6dB 得出一条频响曲线(C),用同样的方法让患者比较 C 和刚才选择的频响曲线,最后确定用哪一条频响曲线听得最清楚,之后调整助听器的增益,以使患者感觉声音大小最舒适。需要注意的是在该项测试中人工耳蜗始终处于关闭状态。

2. 调整响度　该步骤的目的是使助听器和人工耳蜗在言语及声音信号输入时响度上达到一致。首先让患者使用上一步骤调整好的助听器听一段预先录制的故事,然后同时使用人工耳蜗,比较双耳听到的言语声音是否一样大。如果不一样则增加或减小助听器的增益,直到双耳的响度一致,达到平衡为止。由于非线性助听器对于不同强度的声音处理不同,所以在做该项测试时要使用不同强度的声音输入信号,在声场下分别使用 50dB SPL、65dB SPL 和 80dB SPL 的强度来播放故事,使患者在三种情况下双耳都要达到响度平衡。必要时也可以通过调整助听器的压缩来实现。

在条件允许的情况下,以上两个步骤都要进行;如果条件受限,只需做好第二部分。因为根据以往的经验发现多数患者是由于双耳响度不一致而放弃了助听器的使用。

近几年随着对耳蜗死区的研究和真耳分析的普遍应用,有学者提出在精细调整助听器之前,首先采用噪声下阈值对比测试(threshold equalizing noise test,TEN)来确认耳蜗死区,之后再通过真耳分析测试对助听器的频率响应曲线进行调整,建议使用 NAL-NL2 公式。同时根据 TEN 测试结果和个人对声音的喜好进行调整。最后再进行响度平衡的调整。对于成人患者建议可以开启音量控制,使佩戴者能够在实际使用环境中自己调整响度平衡。建议佩戴者每六个月进行一次程序调整,同时进行安静和噪声下的言语测试,并结合主观报告和问卷量表,评估双模式干预使用效果,再有针对性地进行参数调整及设置,如是否使用频率放大限制、降频技术、AGC 的匹配等设置,各项参数的调整都需要进行个性化设置。

由于目前推荐的调试方法更适合成人或可配合测试的大龄儿童、青少年,对于无法配合以上测试的婴幼儿,可以使用真耳 - 耦合腔差值(real ear to coupler difference,RECD)测试,进行助听器的基本验配,再结合相关评估及家长问卷等组合测试结果,进行有针对性的调整。

根据以往经验,建议"一个患者,一个听力师"的原则(one patient,one audiologist approach),即对于双模式干预患者,人工耳蜗和助听器均由一个听力师负责调试,这样既能了解患者的反应,也可以更好地对两种助听装置进行匹配。同时也可以减少患者往返不同中心进行不同装置调试所花费的时间和费用,这是更有利于患者达到较好效果的建议。如果不能在同一中心由同一听力师进行调试的话,建议不同中心的听力师对患者的情况进行密切沟通,以达到更好的双模式干预效果。

第四节 双模式干预效果的影响因素及随访评估

在讨论影响双模式干预刺激效果的因素时,重点在于各因素对二者的互补或结合所产生的作用,而不是影响任何单独一侧声刺激或电刺激效果的因素。影响联合效果和单独效果的因素虽然有所重叠,但是影响单独一侧效果的因素并不一定对二者结合的效果产生等同的作用。两种模式结合产生的效果,很难从单独一侧耳的测试结果来预测。

在传统双模式干预中,由于佩戴助听器一侧主要起到低频信息对电刺激的补偿作用,非植入耳低频残余听力的程度和频率范围成为主要的影响因素。较早的研究认为低频平均残余听力和听力损失持续时间对双模式干预下言语效果的影响不显著,原因可能是早期双模式干预研究中受试者的低频残余听力非常有限。也有研究者认为双模式干预助益同助听器侧的言语接受阈(speech reception threshold,SRT)相关。

随着近年研究逐渐纳入残余听力更好的受试者,诸多结果显示双模式干预效果主要依赖于500Hz以下的低频残余听力。若低频平均残余听力大于60dB HL,则能达到较好的效果,尤其是噪声中言语识别效果。即使低频残余听力仅存在于125Hz或250Hz以下,也可获得双模式干预的助益,而当残余听力频率范围增加至1 000~1 500Hz,双模式干预助益可进一步提高,尤其是噪声条件下的言语识别率。双模式干预中电刺激和声放大的频率范围及相互叠加的作用对双模式干预效果的影响尚需更多研究数据,其结果将有助于双模式干预的临床调试,确定是否维持使用对侧助听器,是否需要进一步优化声放大参数,还是需要开始考虑对侧植入。

对于低频残余听力损失的上限,有研究者认为非植入耳的听力损失好于80dB HL,才能获得显著的双模式干预的助益。即使是相同的低频听力损失,双模式干预获得的助益在个体之间仍然存在无法解释的差异。有研究认为250~500Hz裸耳平均听阈好于90dBHL 的语前聋儿童更倾向于双模式干预佩戴。具有较好的残余听力儿童的父母会对助听器的满意度更高。在与父母咨询时可以采用这些结果来协助决定采用双模式干预还是双侧同期植入。

传统双模式干预的初期跟踪评估在于患者能否在非人工耳蜗植入耳坚持佩戴助听器。在对接受双模式干预者的跟踪研究发现,在植入后一年,助听器维持佩戴的比率为64%。鉴于主要影响因素包括非人工耳蜗植入耳的残余听力和言语识别水平,及与植入侧的效果差距,因此也是跟踪评估的重点。在随后双模式干预的使用过程中,需要根据患者非植入耳的听力变化和个人听力需求,特别是实际生活场景中言语识别和交流的需求,定期评估何时在效果欠佳的助听器侧开始考虑人工耳蜗植入,以便维持双耳听觉优势,并及时阻止幼儿听觉系统的发育异常。

在非传统双模式干预中,由于佩戴助听器的一侧通常已经具备较好的听觉功能,人工耳蜗植入一般选择差耳,因此在术后短期甚至较长一段时间内,双模式干预助益的显现主要依赖于植入侧电刺激引入后的双耳的融合情况。两种刺激模式独立言语识别效果之间的差异将显著影响双模式干预效果。研究者认为差异越小则双模式干预的助益越显著,双耳的整合也更容易实现。如果非对称性听力损失患者的非人工耳蜗植入耳在佩戴助听器时具备较好的言语识别能力,则很难单独通过言语识别阈来预测听力较差耳植入后形成的双模式干预的助益。因此对于非对称性听力损失的患者,如何选择合适的评估方法和材料非常重要。因为不同测试可能得出相反趋势的结果,需要采用对双模式干预助益较为敏感的组合式测试方法。

如果听力较差耳的听觉输入处理能力降低,植入后如果仍维持较低能力,可能会对听力较好耳产生干扰。尤其是对于非对称性听力损失患者,如果一侧残余听力和助听器效果较好,而对侧未使用过助听器,或使用助听效果甚微的助听器,若在听力较差耳植入,则会产生"好耳依赖"。非对称输入时间越长,依赖效应越强。此时,植入侧术后的言语识别阈测试结果成为主要考查双模式干预助益的因素。此类双模式干预佩戴者在术后短期甚至较长一段时间内,有可能维持助听器侧的"好耳依赖"效应,甚至会出现排斥耳蜗的情况。所以对于此类患者,在开机后患者和家长需要投入精力和时间,对植入侧进行单独的听觉言语康复训练,可借助音频直连或无线技术,使植入侧单独听到声音,避免助听器侧在训练期间的依赖作用。

当前评估双模式干预的方法尚无统一标准和指南可遵循。双侧植入的筛选标准也只是参照单侧人工耳蜗的标准,并未将双耳协同作用纳入评估范围。临床需要制订标准的组合测试评估方法,测试方案应包含生活质量报告,声源定位,空间分隔噪声和言语信号的自适应言语测听。言语识别阈测试的结果并不一定反映实际听觉交流中存在的困难,因此问卷量表可针对听觉交流方面的困难提供有用的补充信息,并且能评估与听觉能力相关的心理因素。双耳听功能的测试包括声源定位测试(4岁以上),聆听轻松度测试,对于青少年患者还可考虑开展空间中噪声和言语信号在不同位置的测试。由于人工耳蜗植入者年龄低龄化的趋势,当前非常需要临床上适合低龄婴幼儿的组合听力测试工具,并制订统一的评价标准,以便及早发现听功能的变化,并评估何时需要应用进一步的干预方案。

非对称性听力损失的儿童患者植入人工耳蜗后,则需要较为长期的助益效果的跟踪评估,评估工具首先应包含如言语空间听觉质量量表-家长版(SSQ-P)或其他普遍采用并经过验证的问卷量表,评价复杂场景中言语识别,声源定位以及生活质量等实际生活中的助益;其次尽可能采用噪声下言语测听,还可采用当前助听器或人工耳蜗声音处理器的数据日志功能来记录设备每日持续使用时间和所处的听音环境。另外还需要监测听力较好耳的听力变化、植入人工耳蜗侧的助听效果等，由于婴幼儿在行为反应测听方面存在困难，如有条件也可同客观测试进行相互参照，如 ABR、ASSR、EABR、CAEP。其中 CAEP 对于婴幼儿是一种可靠的测试方法，可采用短纯音或言语信号，裸耳和助听条件下均可进行，研究显示测得 P_1 潜伏期电位与正常听力者存在差异，而有效的助听或者人工耳蜗植入可逐渐减小差异。

在双模式干预使用者的持续随访过程中，我们的目的是及时发现患者自身听力状况和听力需求的变化，如果不能达到双模式干预的预期效果，则考虑确定助听器侧的人工耳蜗植入时间，而且需要预估双侧植入能否超过双模式干预的效果，或者能否满足患者新的听力需求。

随着人工耳蜗技术的发展和植入适应证的扩展，双模式干预佩戴成为重建双耳听觉的主要干预方案。在幼儿期如果能及早提供更为精细的言语信号和更平衡的双耳输入，将使听觉系统的发育和言语语言能力获得更接近正常听力的水平。当儿童逐渐进入更复杂的听音和交流场景时，也将利用双模式干预带来的双耳听觉优势应对更高的听力需求，在学习能力和生活质量方面都将获得更有效的帮助。同时我们需要意识到，关于双模式干预方面的研究，还需要使用统一的方法来收集更多的数据，同时更有效地利用独立研究结果，才能利于同其他治疗方案一起进行综合评估和比较，以便根据个体情况制订最佳的干预方案。

听力设备研发者应当继续改进技术，利于双模式干预刺激的匹配和调试，使助听器和人工耳蜗两种设备的信号实现同步，从而使二者的结合互补作用更为有效地发挥。临床上还需要定期评估非对称性听力损失患者的听力言语康复方案，提高单独佩戴人工耳蜗的言语识别能力，并进一步提高双模式干预在日常生活中的助益效果。在设计和扩大治疗方案时，国际多学科医疗专家的合作，可帮助指导和推动长期跟踪和效果评价，密切关注适应证的演化。相信随着双模式干预技术的进步和研究的深入，会有越来越多的患者从双模式干预中获益。

专家点评

1. 双模式干预的定义为一侧耳采用电刺激，有残余听力的对侧耳采用声刺激的联合刺激方式。根据非植入耳残余听力的情况可分为传统双模式干预和非传统双模式干预。

2. 双模式干预的优势主要体现在：①提高言语分辨能力，尤其是噪声下言语识别阈；②改善声源定位能力；③增加音乐中音调和旋律的识别；④提高声调语言的识别能力；⑤提高环境中声音的察知能力；⑥改善听声音质，提高生活质量；⑦避免非植入耳单侧迟发性听觉剥夺效应，保护双侧听觉通路的对称性。

3. 需要对人工耳蜗和助听器两种装置进行匹配和精细调试,各项参数的设置和调整都需要依据个体的评估结果和主观反应进行个性化设置,以期达到最佳双模式干预效果。

4. 对双模式干预使用者要进行持续随访和评估,及时发现患者自身听力状况和听力需求的变化,适时调整干预方案。

参考文献

[1] CHANG Y P,CHANG R Y,LIN C Y,et al. Mandarin Tone and Vowel Recognition in Cochlear Implant Users:Effects of Talker Variability and Bimodal Hearing. Ear Hear,2016,37(3):271.

[2] CHENG X,LIU Y,WANG B,et al. The benefits of residual hair cell function for speech and music perception in pediatric bimodal cochlear implant listeners. Neural Plasticity,2018,15:1-10.

[3] DINCER D'ALESSANDRO H,BALLANTYNE D,BOYLE P J,et al. Temporal fine structure processing,pitch,and speech perception in adult cochlear implant recipients. Ear and Hearing,2017,39(4):679-686

[4] DORMAN M F,LOISELLE L H,COOK S J,et al. Sound source localization by normal-hearing listeners,hearing-impaired listeners and cochlear implant listeners. Audiology and Neurotology,2016,21(3):127-131.

[5] DURAKOVIC N,VALENTE M,GOEBEL J A,et al. What defines asymmetric sensorineural hearing loss. Laryngoscope,2019,129(5):1023-1024.

[6] ENGLISH R,PLANT K,MACIEJCZYK M,et al. Fitting recommendations and clinical benefit associated with use of the NAL-NL2 hearing-aid prescription in Nucleus cochlear implant recipients. International Journal of Audiology,2016,55 Suppl 2:S45-50.

[7] GIFFORD,RENÉ H. Bimodal hearing:how to optimize bimodal fitting. The Hearing Journal,2019,72(2):10-13.

[8] GORDON K,HENKIN Y,KRAL A. Asymmetric hearing during development:the aural preference syndrome and treatment options. Pediatrics,2015,136(1):141-153.

[9] LOTFI Y,HASANALIFARD M,MOOSSAVI A,et al. Binaural hearing advantages for children with bimodal fitting. International Journal of Pediatric Otorhinolaryngology,2019,121:58-63.

[10] MOK M,HOLT C M,LEE K Y S,et al. Cantonese tone perception for children who use a hearing aid and a cochlear implant in opposite ears. Ear and Hearing, 2017:38(6):e359-e368.

[11] POLONENKO M J,GIANNANTONIO S,PAPSIN B C,et al. Music perception improves in children with bilateral cochlear implants or bimodal devices. Journal of the Acoustical Society of America,2017,141(6):4494-4507.

[12] POLONENKO M J,PAPSIN B C,GORDON K A,et al. Limiting asymmetric

hearing improves benefits of bilateral hearing in children using cochlear implants. Scientific Reports, 2018, 8 (1): 13201. doi: 10.1038/s41598-018-31546-8.

[13] POLONENKO M J, PAPSIN B C, GORDON K A, et al. Cortical plasticity with bimodal hearing in children with asymmetric hearing loss. Hearing Research, 2018, 372: 88-98.

[14] SCORPECCI A, GIANNANTONIO S, PACIFICO C, et al. Bimodal Stimulation in Prelingually Deaf Children Lessons from a Cross-sectional Survey. Otolaryngology-Head and Neck Surgery, 2016, 155 (6): 1028-1033.

[15] SPIRROV D, VAN EECKHOUTTE M, VAN DEUN L, et al. Real-time loudness normalisation with combined cochlear implant and hearing aid stimulation. PLoS ONE, 2018, 13 (4).

[16] TANG P, YUEN I, RATTANASONE N X, et al. The acquisition of mandarin tonal processes by children with cochlear implants. Journal of Speech Language and Hearing Research, 2019, 62 (5): 1309-1325.

[17] VAN YPER L, DHOOGE I J, VERMEIRE K, et al. The P300 auditory event-related potential as a method to assess the benefit of contralateral hearing aid use in bimodal listeners: a proof-of-concept. International Journal of Audiology, 2020, 59 (1): 1-8.

[18] WARREN S, DUNBAR M. Bimodal hearing in individuals with severe-to-profound hearing loss: benefits, challenges, and management. Seminars in Hearing, 2018, 39 (4): 405-413.

[19] YAWN R J, OCONNELL B P, DWYER R T, et al. Bilateral cochlear implantation versus bimodal hearing in patients with functional residual hearing: a within-subjects comparison of audiologic performance and quality of life. Otology & Neurotology, 2018, 39 (4): 422-427.

第十七章

儿童人工耳蜗植入术后调试与评估

目前国际上开展多通道人工耳蜗植入手术近40年,我国开展人工耳蜗植入手术也已经经历了20余年。人工耳蜗可以帮助重度-极重度听力损失儿童重建听力,但人工耳蜗装置只是电子装置,声音信号属于电子信号,不能完全模拟人体耳蜗功能,而且人工耳蜗电极频率特异性以及电声听觉的差异导致听力损失儿童对声学信号的聆听质量和全面性有限。人工耳蜗对听觉功能的重建,是建立在早期手术、评估设置人工耳蜗最佳调试参数以及言语语言康复训练的基础之上。

第一节 人工耳蜗的评估调试与验证

重度-极重度听力损失儿童植入人工耳蜗后,对人工耳蜗参数进行精准评估与调试,即将耳蜗内电刺激所产生的心理响度和音调与大脑听觉中枢相应区域做出映射匹配从而得以识别的过程,是人工耳蜗听觉功能重建的关键。人工耳蜗植入后,对参数的设定与验证的值统称为调图,为受试者寻找并编程最优值通常被称为拟合行为。患者需要在开机后适应电信号刺激建立全新的听觉言语功能,因此精准的术后开机以及定期评估调试是保障聆听效果的关键,也是术后保障听觉康复效果的关键。

一、调试类型

人工耳蜗的调试分为开机调试和随访调试两种类型。

开机调试是指人工耳蜗术后听力师将植入体内体外设备物理性连接,并检查植入体状态和设置、测试和保存程序、发出刺激、植入开始到听到声音的过程。开机调试的时间一般在植入后 12~30 天,国际上也有在植入后 2~3 天开机的情况。准备工作需要首先确认植入者皮瓣正常、切口愈合良好、无眩晕等身体不适;术后 X 线头部侧位片或 HRCT 了解电极位置;听力师要充分了解植入者对植入效果的期望值并帮助其建立合理期望值,需要逐步适应并配合后续调机。将人工耳蜗处理器与编程器通过编程导线相连,将外传输线圈(也称头件)与头皮下内传输线圈通过磁铁相吸附物理连接(注意不能过松或过紧,佩戴后如有红肿与不适要及时反馈),打开调试软件建立植入者档案,测试植入体阻抗,选择言语编码策略(通常为默认值),设定刺激参数以及 T 和 M/C 值,保存程序评估微调后将适应程序存入处理器。

随访调试是指开机后特定时间对植入体进行检测和程序调整,以及咨询、评估、解决植入者的聆听问题,确保持续保持在最佳聆听状态的过程。由于在手术后 T 值、M/C 值会因为阻抗改变而改变,电极阻抗变化可间接反映耳蜗内组织对电极的排异进程和手术后耳蜗内理化环境的变化情况,因此需要定期对耳蜗参数进行调整。随访调试工作流程大致与开机调试相同,主要区别在于随访调试都是基于开机或前一次调机的数据,根据使用者反馈和听力评估结果进行进一步修改调整。随访调试通常在开机后 1 个月、3 个月,6 个月及 12 个月进行,之后建议使用者每年调机一次或根据使用情况调机。每次随访均要对 T 值和 M/C 值进行精准复测,T 值如果太低,患者对细小声音的感知变差;过高则环境杂音和电听觉动态范围变窄,增加失真度。

二、人工耳蜗的调机评估及验证方法

在人工耳蜗开机调试时最重要是对阈值水平(threshold level,THR)和最舒适响度级(most comfortable loudness level,MCL)的设置,简称 T 值和 M/C 值,这两个值是对响度的心理物理判断,构成了植入者的电听觉动态范围。一般临床上以主观心理物理测试(行为测听)为首选,但对小龄婴幼儿难以开展可靠的测试,因此需要客观检查包括电刺激听神经复合动作电位(electrically evoked compound action potentials,ECAP)、电诱发听觉脑干反应(electrically evoked auditory brainstem responses,EABR)、电诱发镫骨肌反射阈值(electrically evoked stapedius reflex threshold,ESRT)等。

(一)主观评估及调试

适合 6 岁以下的儿童行为测听通常使用行为观察测听(behavioral observation audiometry,BOA),视觉强化测听技术(visual reinforcement audiometry,VRA)和游戏测听技术(play audiometry,PA)。

打开人工耳蜗调机软件,编程器与人工耳蜗声音处理器连接,先进行人工耳蜗植入体的电极阻抗测试。设定人工耳蜗调试通道给出电刺激,刺激强度由小至大,直至引起患儿响度感受,患儿听到声音后马上给予行为强化,如 VRA\PA,反复多次建立稳定的条件反射,"降十升五"法在每个刺激通道上改变电刺激量得到最小能引起听觉感受的刺激量作为行为测听的阈值并设定为 T 值。每次测试每位患儿测得 1、5、11、17、22 号电极的 VRA 阈值。

C 值设定为缓慢增加电刺激强度,直至患者感受刺激声音大且舒适超过某个刺激量值就会引起不舒适,但如果有非听觉反应如眼睛、嘴角的抽搐也应该停止。对于儿童来说可能难以配合此项响度测试,需要使用 ECAP 或 ESRT 客观检测结果来预估。

行为测听技术结合人工耳蜗调试的测试对听力师的水平和经验要求较高,具备丰富的临床经验保证测试结果真实、准确,并且在儿童注意力较短的集中时间内完成测试。

(二)客观评估及调试

临床上常用的客观检测技术包括电刺激听神经复合动作电位(ECAP)、电诱发听觉脑干反应(EABR)、电诱发镫骨肌反射(ESRT),其中神经反应遥测和电诱发镫骨肌反射也会用于人工耳蜗植入术中监测。这些技术的检测结果对于检验人工耳蜗设备工作情况、设定人工耳蜗调机的参数以及预估术后听力康复效果都具有重要的意义。

1. 电刺激听神经复合动作电位　ECAP 检测螺旋神经节细胞是否对电流刺激产生生物电反应。检测时计算机发出的信号声经体外声音处理器处理,通过线圈传输至植入体的刺激电极对其附近的听神经纤维进行电刺激,然后记录到的听神经纤维复合动作电位就是 ECAP。由于 ECAP 是近场记录的电位,检测速度快,波形重复性好,只需要 100~200 次叠加就可以得到一条稳定的 ECAP 曲线,不需要外接其他测试设备,检测快速、方便。测试 ECAP 的阈值还可以用来确定调机时所需要评估的 C 值和 T 值。年龄较小的幼儿无法配合主观测试测得 C 值和 T 值,研究认为 T 值设定在 ECAP 阈值减去 25~30CL,C 值设定为 ECAP 阈值增加 10~15CL。

2. 电诱发听觉脑干反应　对于 ECAP 未引出或者存在耳蜗畸形、听神经病、听神经细小等情况时,建议外接 ABR 设备,进行 EABR 测试,即通过电刺激听神经纤维产生记录到的听觉脑干反应,其波形与声诱发 ABR 的波形基本相同,但由于刺激伪迹会把Ⅰ波遮盖,不容易辨识,各波的起源也与 ABR 基本相同,但潜伏期均提前 2ms 左右。EABR 的阈值也可以用于预估植入者的主观听阈;EABR 与行为测听与人工耳蜗调机时的 T 值相关性较好,一般 EABR 阈值结果减 10~15CL 设定为 T 值。

3. 电诱发镫骨肌反射　ESRT 是通过电刺激听神经纤维记录到的镫骨肌反射,反映脑干以下水平听觉通路的状态,在术中通过升高电流强度肉眼观察是否出现镫骨肌反射,然后降低电流强度直至镫骨肌反射消失。目前 ESRT 与主观 C 值的相关性强,但是由于镫骨肌反射只有在较高强度下才被引出,所以在首次开机时所设置的 C 值低于 ESRT 阈值约

5~10CL,以免产生过度刺激。但是镫骨肌反射检查的检出率不高,中耳功能的异常会导致镫骨肌反射引不出,有 6%~10% 的正常耳也不存在镫骨肌反射现象。所以 ESRT 未引出并不能说明受试者听神经或脑干水平存在异常,需要结合 EABR 结果进行分析。对于某些刺激速率较快的编码策略可直接将 T 值设置在 0 或 M 值的 10%。

除了以上参数外还可以对如脉宽、刺激速率、输入动态范围、麦克风的音量、灵敏度、自动增益控制压缩、T 值、增益以及噪声抑制等进行设置。因此,随着目前人工耳蜗手术技术日趋成熟,术后开机精准评估、精准调试人工耳蜗参数是确保人工耳蜗康复效果达到最佳聆听状态的最重要环节。

第二节　人工耳蜗效果验证方法与评价

评价人工耳蜗术后康复效果的指标主要分为短期效果指标,中期效果指标和长期康复效果指标。短期康复指标包括听力学评估,听力言语语言能力评估及认知评估;中期康复指标主要为人工耳蜗植入儿童的入普幼率、入普小率;长期效果评估指标应该是指人工耳蜗植入者应具备的心理能力、社会适应能力、就业能力等方面。短期康复效果是目前研究的重点。

一、声场助听听阈测试

人工耳蜗的助听听阈评估为声场下的行为听阈测定。患者植入人工耳蜗后坐在标准声场中,人工耳蜗的声音处理器调至日常所用的音量,按照国家标准规定的声场测听方法分别测试 125Hz、250Hz、500Hz、1 000Hz、2 000Hz、4 000Hz 和 8 000Hz 的助听听阈测试。声场测听为消除驻波效应,故使用啭音作为刺激声。助听听阈的测试结果与长时平均言语频谱图(long-term average speech spectrum,LTASS)——"香蕉图"进行比较,若各频率的反应阈值都落在"香蕉图"内,且助听听阈在 30~40dB HL 表示可听度较好。但声场测听仅能代表受试者在安静环境下的听力,不能反映植入者在日常噪声环境中的真实听力。

二、皮层听觉诱发电位

皮层听觉诱发电位(cortical auditory evoked potential,CAEP)是大脑听觉皮层对声信号进行感觉、认知和记忆过程中产生的电位。通过对听觉皮层电位的分析,可以客观评估人工耳蜗植入者的听觉言语感知能力,亦可跟踪评价人工耳蜗植入后听觉中枢的重塑和发育情况。P_1-N_1-P_2 属于 CAEP 的外源性成分,与听觉感知密切相关,而且几乎所有的言语信号声都可以引出 P_1-N_1-P_2 反应,特别适用于无法主观配合言语测听的婴幼儿人群。

CAEP 检查在声场环境下使用扬声器给声,主要观察 P_1-N_1-P_2 各波引出率和潜伏期,特

别是 P_1 波的潜伏期。随着年龄的增长，P_1 波的潜伏期不断缩短，可作为听觉中枢发育情况的生物学指标，早期植入的聋儿随着听觉中枢受到刺激不断发育，P_1 波潜伏期可逐渐与同龄正常听力的儿童一致，这类植入者可获得良好的听觉言语康复效果，对于过晚植入或存在其他病变的儿童，CAEP 波形可能消失或者潜伏期持续异常，表示听觉中枢发育迟缓，听觉言语水平往往较差。

研究者通过对不同年龄植入者的 P_1 潜伏期的分析对比发现，42 月龄是人工耳蜗植入的关键期，42 月龄前植入人工耳蜗的儿童 P_1 潜伏期可迅速缩短至年龄相当的正常范围，进入正常范围的比例明显高于 42 月龄之后植入者，说明在 42 月龄前进行人工耳蜗植入，听觉中枢有更大概率达到正常的发育水平。

三、听觉能力评估——言语测听

由于儿童的认知水平和词汇量有限，不宜使用成人的言语评估材料，国内外研究者均研发了许多适合不同年龄段儿童的评估工具。儿童言语测听材料应选择儿童易理解的词汇，语句不应过长，避免由于理解不足引起的言语识别能力偏低的地板效应。另外，为保证儿童的配合，儿童言语测听多使用听声指物的闭合式测试方法，可借助多媒体技术增加测试的趣味性。中西方文化的差异以及汉语特有的声调表意特性，决定了中文言语测听不能单纯地翻译国外已有的言语测听，必须根据中国汉语的特点编制适合中国人的言语测听。

四川大学华西医院与美国 House 耳科研究所合作研发了普通话版的早期言语感知测试（MESP）和普通话儿童言语能力测试。MESP 测试主要用于评估安静环境下儿童的言语分辨能力，包含儿童的言语声察觉、音节数的分辨、扬扬格词的分辨、韵母的分辨、声母的分辨、声调的分辨六种测试项。MESP 适用于 2~5 岁儿童，对于不能配合 MESP 的儿童可以使用简易版 MESP（LV-MESP），LV-MESP 使用人声进行测试，选择的词汇为实物玩具，可有效提高孩子的兴趣和参与度；MPSI 测试用于评估安静条件和噪声下听力损失儿童对简单句子的言语分辨能力，适用于听觉年龄为 3~6 岁的儿童。对于具备一定表达能力的儿童，可采取开放项测试，即要求孩子重复所听到的内容。中国人民解放军总医院开发的 MBKB-SIN 测试的短句选自 3~5 岁孩子的口语库，将测试短句划分为 3~4 个关键词，按受试者重复的关键词正确个数得分，计分简便，临床易于操作，能同时适用于儿童及成人人工耳蜗植入者的噪声下语句辨识能力评估。1993 年中国聋儿康复研究中心孙喜斌研发的聋儿听觉言语康复评估词表是目前聋儿康复系统中使用较多的一套听觉 - 言语测听集，该词表主要用于听力损失儿童的听力训练及言语异常评估和矫治方案的制定。

比较快速简便对言语察觉能力进行评估的方法"林氏六音"与在此基础上改进的"普通话七音"是听力损失儿童的家长、听力师及康复教师必须掌握的技能。林氏六音（m、u、ɑ、i、 sh、s),覆盖言语频率范围为 250~8 000Hz;普通话七音(m、u、a、i、sh、x、s)是在普通话版"林氏六音"的基础上发展而来的,s 的频率最高,m 频率最低;一般助听器的频谱响应限制不超过 8 000Hz,佩戴助听器的患儿可能对于 s 的感知不太敏感;增加 x 测试音能够早期评估助听器的干预效果,提示是否选择人工耳蜗植入。注意辅音发音 m 不能发成 mo、sh、s 等高频音发成清音声带不能振动。

四、问卷评估

年龄太小的婴幼儿往往不能较好地配合主观测听,对聋儿家长和康复教师进行问卷调查也可以对孩子的听力言语的发展情况进行评估。常用的问卷调查包括:诺丁汉大学制定的听觉行为分级量表(categories of auditory performance,CAP)(表 17-1)和言语可懂度分级量表(speech intelligibility rating,SIR)(表 17-2),以及 Robbins 等开发有意义听觉整合量表(meaningful auditory integration scale,MAIS)(表 17-3)和 Zimmerman-Phillips 修订的婴幼儿有意义听觉整合量表(infant - toddler meaningful auditory integration scale,IT-MAIS)(表 17-4)。

表 17-1　听觉行为分级评分标准

编号	问题内容
7	能和熟悉的人电话交流
6	不借助唇读可与人交流
5	不借助唇读可理解日常短语
4	不借助唇读可辨别一些言语声
3	能辨认环境声音
2	能对言语声作出反应
1	能感知环境声音
0	不能感知环境声音

表 17-2　言语可懂度分级评分标准

编号	问题内容
5	连贯言语可被所有人听懂,在日常语境中儿童可被轻易听懂
4	连贯言语可被具备聆听聋人言语经验的人听懂
3	连贯言语可在集中注意力并结合唇读时被听懂
2	连贯言语不可懂,只能辨认个别词语并结合语境和唇读才能理解其言语
1	连贯言语不可懂,口语中的词语只有术前可懂的词语被识别,主要交流方式为手势

表 17-3 有意义听觉整合量表

编号	问题内容
1	A. 孩子是否愿意每天（醒着的时候）佩戴助听装置？（<5 岁）
	B. 孩子是否会要求佩戴助听装置，或不经提示自己主动戴上？（>5 岁）
2	如果助听装置因为任何原因不工作时，孩子是否表现出沮丧或者不高兴？
3	在安静环境中，孩子能否只依靠听觉对别人叫他 / 她名字有自发反应？
4	在噪声环境中，孩子能否只依靠听觉对别人叫他 / 她名字有自发反应？
5	孩子能否不需要提示而对熟悉的环境声音有自发反应？
6	孩子能否不需要提示而对新环境中的环境声有自发反应？
7	孩子能否只依靠听觉区分日常生活中的各种声音？
8	孩子能否只依靠听觉区分出两个人的说话声音？
9	孩子能否只依靠听觉区分语言声与非语言声？
10	孩子能否只依靠听觉，根据说话人的语调就分辨出语义（愤怒 / 兴奋 / 焦虑）？

表 17-4 婴幼儿有意义听觉整合量表

编号	问题内容
1	A.（如是正常人）孩子是否有发音的表现
	B.（如是听力障碍者）孩子戴上助听装置后，他 / 她的发音表现有变化吗？
2	孩子能否说出可认为是语言的完整音节或音节系列（如 mamama 或 dadada）？
3	在安静环境中，孩子能否只依靠听觉对别人叫他 / 她名字有自发反应？
4	在噪声环境中，孩子能否只依靠听觉对别人叫他 / 她名字有自发反应？
5	孩子能否不需要提示而对熟悉的环境声音有自发反应？
6	孩子能否不需要提示而对新环境中的新环境声有自发反应？
7	孩子能否只依靠听觉区分入场生活中的各种声音？
8	孩子能否只依靠听觉区分出两个人的说话声音？
9	孩子能否只依靠听觉区分语言声与非语言声？
10	孩子能否只依靠听觉，根据说话人的语调就分辨出语义（愤怒 / 兴奋 / 焦虑）？

五、生活质量评估

尽管言语识别能力是人工耳蜗效果评估的一个重要指标，但是单纯利用临床测试包括听觉能力测试和言语识别能力测试已不能全面评估人工耳蜗效果，因此，生活质量评估越来越受到人们注意，在生活质量评估中主观感受的许多内容不能被直接观察或测量，要通过问卷调查这种很贴近被调查者生活状态的评价方式来获得结果。

世界卫生组织将生活质量赋予了包括个体的生理健康、心理状态、独立能力、社会关系、个人信仰等内容,并且涵盖了上述内容与周围环境的关系。人工耳蜗植入量表(Nijmegen cochlear implant questionnaire,NCIQ)作为一种具有一定影响力的人工耳蜗植入者生活质量特异性量表,从生理、社会和心理功能三方面对植入者进行综合评价,能够全面地反映植入者的生活状况。适用于患者自己进行评价的问卷还有言语、空间和音质听觉量表(SSQ)是由 Gatehouse 和 Noble 在 2004 年研发出来,它是对言语理解、声音定位、声音质量三方面听觉能力的评价。在首都医科大学附属北京同仁医院陈雪清的主持下翻译并验证了中文版 SSQ 量表有较好的信度和效度,适合临床使用,但 SSQ 量表共有 49 个问题,评估花费的时间会较长。

儿童人工耳蜗植入者都需要在父母的监护下进行康复训练及家庭教育逐渐学习与他人交流,因此父母是最了解植入者具体生活质量的人。中文版人工耳蜗植入儿童家长观点调查问卷(Mandaren children with cochlear implants:Parenal Perspectives,MPP)和听力植入儿童的家庭生活质量(Children using hearing implants quality of life,CuHI-QOL)均是由父母或监护者来评估儿童家庭生活质量的量表。MPP 包含 8 个方面:交流、基本功能、自立能力、幸福感、社会关系、教育、人工耳蜗植入的效果和影响、对孩子的支持,该量表能全面真实地反映日常生活中使用人工耳蜗的效果;CuHI-QOL 是评估人工耳蜗植入术后患儿生活质量,父母的期望和对家庭的影响三大方面,其 25 个问题涵盖了自力更生、健康与幸福、社会功能、一般功能、父母压力、家庭凝聚力等六个方面。

第三节　人工耳蜗的维护与保养

一、外部设备的维护和保养

(一) 日常清洁

经常清洁人工耳蜗的体外机可防止头屑沙尘等污物堆积,以免影响信号传输。首先用小刷子清洁体外机表面的浮尘,尤其是处理器麦克风孔、旋钮、开关等部位。然后用棉签蘸上医用酒精,轻挤棉签,使棉签呈半干状态(避免酒精直接滴在体外机上),轻轻擦拭金属部位,麦克风、导线、电池仓和主机的连接处要做重点清洁,磁铁应该至少每半个月拧下一次,清洁螺旋中的污垢。擦拭的过程中不要过度用力,避免造成人为损坏。另外,在清洁结束后,应及时做一次加强干燥(如没有电子干燥盒可用电吹风的凉风吹干配件)。清洁频率建议冬季 15~30 天清洁一次;夏季 5~15 天清洁一次。平时使用粉剂、化妆品和头发定型剂时需要取下耳背机,以免损伤耳背机。

(二) 防潮

体外机的干燥工具可选择自制简易干燥盒或者电子干燥盒。在密封的盒子内放入变色硅胶干燥剂,上面铺一层纱布(或用浅色薄丝袜将干燥剂放入并打结),就做成了一个简易干燥盒。简易干燥盒可用于日常干燥,建议每天使用,当干燥剂变色时需要及时更换。阴雨天等空气潮湿的天气建议使用电子干燥盒干燥1个小时再放入简易干燥盒。将体外机拆分置于电子干燥盒中,1~2小时即可完成干燥。电池不宜进行干燥,注意干燥前将电池取出。洗澡或游泳时需要取下体外部件或者带上防水套。

（三）防静电

秋冬季节气候干燥,容易产生静电。静电放电会损坏植入系统的电子元件或扰乱声音处理器的程序,甚至会造成声音处理器的程序丢失,因此日常生活中应特别注意防止静电。

1. 应将导线放在衣服里面紧贴皮肤,以减少带静电物体对导线的吸引和影响。

2. 在佩戴耳机或声音处理器之前,请先触摸其表面,以使其与身体的带静电水平相平衡。

3. 在他人接触孩子的声音处理器或耳机之前,一定要先触摸孩子的手或手臂以平衡带静电水平。

4. 在玩滑梯等塑料游戏设施时,要先摘下声音处理器,不能单纯关机。游戏之后,先触摸他人的手、手臂或金属物体放掉静电,方可安全的佩戴耳机和声音处理器。

5. 尽量选择以纯棉和天然纤维材料制成的衣物,对衣物、地毯、汽车坐垫等使用衣物柔顺剂或抗静电喷雾剂处理。

6. 下汽车时,用手握住车框或车门把手直到脚接触到地为止,这样可以放掉静电。

避免将耳机和声音处理器与电视屏幕或电脑显示屏接触,在调机时,调试人员应在电脑屏幕前使用防静电屏。

（四）导线的维护

导线的保养过程中,应注意以下几点:

1. 选择合适的导线长度,过长或过短都会增加损坏概率。

2. 插拔导线时,应捏住导线末端轻插轻拔,不要左右晃动。

3. 从头上取下体外机和线圈时,不要拉扯导线。

4. 避免体外机一头悬空的情况,防止体外机的自重对导线产生坠拉引起内部金属断裂。

5. 存放导线时,导线应自然弯曲,勿随意弯折导线,以防接口处断裂。

6. 定期清洁干燥导线,避免导线生锈。

二、植入体的保护

人工耳蜗的植入体是不可取出的部分,一旦损坏需要手术取出重新进行手术植入,所以植入体的保护至关重要。人工耳蜗植入体的防护主要包括静电、高温、外力,磁场等。人工耳蜗植入者头颈部不可接受电疗、透热疗法及离子放射治疗。洗头时切勿用力摩擦手术切口位置。烫发时需要防止植入体部位过度受热。尽量避免接触强磁场,尤其是需要进行MRI 检查时,必须根据耳蜗的型号和特性选择适合的 MRI 强度。尽量选择非肢体冲撞的运动,避免头部植入体位置的撞击造成内部部件的损伤而出现故障。

专家点评

1. 人工耳蜗对听觉功能的重建,是建立在手术后评估设置人工耳蜗最佳调试参数以及言语语言康复矫治训练的基础之上。

2. 精准的术后开机以及定期评估调试是保障聆听效果的关键,也是术后保障听觉康复效果的关键。

3. 评价人工耳蜗术后康复效果的指标主要分为短期康复指标、中期康复指标和长期康复效果指标。短期康复指标包括听力学评估,听力言语语言能力评估及认知评估;中期康复指标主要为人工耳蜗植入儿童的入普幼率、入普小率;长期康复效果指标应该是指人工耳蜗植入者应具备的心理能力、社会适应能力、就业能力等方面。

4. 人工耳蜗需要患儿及其家长的细心保养,包括外部设备的清洁、防潮、防静电,和避免头部植入体位置的撞击造成内部部件的损伤而出现故障。

参考文献

[1] RAUSCHECKER J P,SHANNON R V. Sending Sound to the Brain. Science, 2002,295(5557):1025-1029.

[2] BOND M,MEALING S,ANDERSON R,et al. The effectiveness and cost-effectiveness of cochlear implants for severe to profound deafness in children and adults:a systematic review and economic model. Health Technol Assess,2009,1(44): 1-330.

[3] 张斯斯,林有辉,张榕,等.语前聋患者人工耳蜗植入术后听觉言语康复相关影响因素研究.中国听力语言康复科学杂志,2013(5):335-338.

［4］银力,张地,曹永茂等.人工耳蜗开机与调试——特殊问题探讨.中国听力语言康复科学杂志,2017,1(3):10-12.

［5］JACE W,ERIN C S. Programming Cochlear implants.2nd ed. Plural Publishing,Inc, 2015:93-107.

［6］NOBLE J H,GIFFORD R H,HEDLEY-WILLIAMS A J,et al. Clinical evaluation of an image-guided cochlear implant programming strategy. Audiol Neurootol,2014, 19(6):400-411.

［7］陈艾婷,王倩,冀飞.人工耳蜗调机流程.中国听力语言康复科学杂志,2017,2(18):145-148.

［8］ANDRADE K C,LEAL M D E C,MUNIZ L F,et al. The importance of electrically-evoked stapedial reflex in cochlear implant. Otorhinolaryngol,2014,80(1): 68-77.

［9］BOTROS A,PSARROS C. Neural response telemetry reconsidered. The relevance of ECAP threshold profiles and scaled profiles to cochlear implant fitting. Ear Hear, 2010,31(3):367-379.

［10］WALKOWIAK A,LORENS A,KOSTEK B,et al. ESRT,ART,and MCL Correlations in experienced paediatric cochlear implant users. Cochlear Implants International,2013,11(suppl1):482-484.

［11］SVESTKOVA O,SLADKOVA P. Application of International Classification of Functioning,Disability and Health Framework(ICF),Functional Health and Disability. Cent Eur J Public Health,2016,24(1):83-85.

［12］刘巧云.听觉康复的原理与方法.上海:华东师范大学出版社,2011.

［13］中华医学会耳鼻咽喉头颈外科杂志编辑委员会.人工耳蜗植入工作指南(2013).中华耳鼻咽喉科杂志委员会,2014,49(2):89-95.

［14］杨有弟,郑璇.人工耳蜗植入后听障儿童言语康复研究综述.现代特殊教育, 2015,277(22):39-42.

［15］TOBEY E A,THAL D,NIPARKO J K,et al. Influence of implantation age on school-age language performance in pediatric cochlear implant users. International Journal of Audiology,2013,52(4):219-229.

［16］张树新,杜青."医教结合"的家庭康复对重度脑瘫患儿运动功能的疗效初探.实用医院临床杂志,2014,11(5):12-14.

［17］崔婧,王斌全,于文永.人工耳蜗植入患者听觉语言康复疗效评估及影响因素.中华耳科学杂志.2017,5(1):117-121.

［18］SWETOW R W,SABES J H. Technologic advances in aural rehabilitation: applications and innovative methods of service delivery. Trends in Amplification, 2007,11(2):101-111.

［19］BOOTHROYD A. CasperSent:a program for computer-assisted speech perception testing and training at the sentence level. Journal of The Academy of Rehabilitative Audiology,2008,41:31.

［20］FU Q,GALVIN J. Computer-assisted speech training for cochlear implant patients: feasibility,outcomes,and future diretions. Seminars in Hearing,2007,28:142.

［21］刘海红,陈雪清,陈安宇,等.儿童听力言语康复分类训练及评估的汉语视听系统软件开发.听力学及言语疾病杂志,2007,15(003):223-225.

［22］XI X,CHING T Y,JI F,et al. Development of a corpus of Mandarin sentences in babble with homogeneity optimized via psychometric evaluation. Int J Audiol,2012,

51（5）：399-404.

［23］WU W，ZHANG H，CHEN J，et al.Development and evaluation of a computerized Mandarin speech test system in China.Computers in Biology & Medicine，2011，41（3）：131-138.

［24］WANGS，MANNEL R，NEWAL P，et al. Development and evaluation of Mandarin disylabic materials for speech audiometry in China. Int J Audiol，2007，46（12）：719-731.

［25］BROWN C J，ABBAS P J，ETLER C P，et al.Effects of longterm use of a cochlear implant on the electrically evoked compound action potential.Am Acad Audiol，2010，21（1）：5-15.

［26］SCHULTZ A，BERGER F A，WEBER B P，et al. Intra-operative electrically elicited stapedius reflex threshold is related to the dosage of hypnotic drugs in general anesthesia. Ann Otol Rhinol Laryngol，2003，112（12）：1050-1055.

［27］JEDDI Z，JAFARI Z，MOTASADDI Z M，et al. Aural rehabilitation in children with cochlear implants：a study of cognition，social communication，and motor skill development. Cochlear Implants Int，2014，15（2）：93-100.

［28］ALLEN C，NIKOLOPOULOS T P. Reliability of rating scale for measuring speech intelligibility after pediatric CI. Otology & Neurotology，2001，22（6）：631-633.

［29］郗昕. 人工听觉植入相关的中文言语测听十年巡礼. 中华耳科学杂志，2013，11：402-406.

［30］张华. 研发汉语测听材料的重要性. 中华耳科学杂志. 2008，6：11-12.

［31］翼飞，郗昕，洪梦迪等. 语前聋人工耳蜗患者听觉言语康复效果的问卷分级评估. 中华耳鼻咽喉科杂志，2004，39：584.

［32］ZHENG Y，SOLI S D，WANG K，et al.Development of the Mandarin pediatric speech intelligibility（MPSI）test. Int Audiol，2009，48（10）：718-728.

［33］孙喜斌，张蕾，刘巧云，等. 计算机导航 - 听觉言语评估系统中儿童汉语言语识别词表. 中国耳鼻咽喉头颈外科，2007，14：244-250.

［34］HIRSCHFELDER A，GRABEL S，OLZE H.The impact of cochlear implantation on quality of life：The role of audiologic performance and variables. Otolaryngol Head Neck Surg，2008，138（3）：357-362.

［35］赵雅雯，刘海红，李颖，等. 中文版"人工耳蜗植入儿童家长观点调查问卷"的建立与信度和效度研究. 听力学及言语疾病杂志，2017，25（2）：137-142.

［36］王抗震，张盼盼，朱淑丰，等. 对侧使用助听器对人工耳蜗听觉功能康复效果研究. 中国听力语言康复科学杂志，2019，17（3）：217-220.

［37］乔汝汝，王永华，史文迪，等. 人工耳蜗植入后不同时间双耳双模式干预方案对康复效果的影响. 听力学及言语疾病杂志，2019，27（6）：631-635.

［38］史文迪，程盈，鲍小欢，等. 电诱发镫骨肌反射阈值与电诱发听觉脑干反应在人工耳蜗调机中的作用. 中国听力语言康复科学杂志，2019，17（5）：333-336.

第十八章
儿童人工耳蜗植入术后康复

人工耳蜗的植入解决了听力损失儿童"听"的问题,而言语语言康复才能解决听力损失儿童如何发音、发音如何准确、连贯等"说"的问题。说什么、怎么说是人工耳蜗植入儿童言语语言康复的主要目的,其中如何运用语言完成对感觉到的信息进行记忆、加工、分析,如何在感知的基础上形成意识,如何运用和组织语言来进行表达等内容,则是人工耳蜗植入后儿童的言语语言康复训练过程中最需要解决的问题。所以言语语言康复不仅是对发音器官功能的康复,更为重要的是让植入人工耳蜗的儿童在习得语言的同时,建立起运用语言进行思维的模式,完成相应的心理康复。

第一节　人工耳蜗植入术后康复的内容与发展

一、人工耳蜗植入术后康复的内容

人工耳蜗植入技术是听力损失儿童回到有声世界的基础,但术后科学的言语语言康复训练是其回归社会的必备条件,康复训练是人工耳蜗植入过程中不可或缺的重要环节和组成部分,只有通过科学规范的康复训练,聋儿才能在人工耳蜗植入术后恢复听力,重回有声世界。

世界卫生组织(World Health Organization,WHO)康复专家委员会对康复的定义(1981 年)为:使用各种有益措施以减轻残疾的影响并使残疾人重返社会。根据 WHO 提出的"国际功能、残疾和健康分类框架"

(International Classification of Functioning, Disability and Health Framework, ICF),强调了现代听力康复的理念,即从生物 - 社会 - 心理模式角度来认识听力损失,通过系统、全面的康复干预方法来减轻听力损失导致的不适,从而提高他们的生活质量。在我国听觉康复是指对听力障碍患者听力补偿及听力重建效果进行科学、全面的评估,制订和执行个别的康复方案,同时进行监控的过程,目的是使听力障碍患者能够"听得清,听得懂",尽量减少听力障碍带来的交流困难。儿童的听觉言语语言康复训练应符合儿童语言发展规律,进行分阶段、从浅到深的全面康复。一般从以下几个方面进行康复及教育:听觉康复训练;言语语言康复训练;认知能力的康复训练(感知觉、注意力、记忆力、想象力、思维能力等);社会性、情绪情感、个性、艺术性的培养。这里主要介绍听觉及言语语言康复训练。

人工耳蜗植入术后康复训练是一个复杂的过程,目前研究显示:患儿的年龄、家庭情况、父母的学历水平、术前有无佩戴助听器、连续使用人工耳蜗的时间,患儿精神智力发育水平、康复模式及持续时间等均为影响人工耳蜗植入术后康复的主要因素。国内外均有研究表明,初始阶段的康复训练最为重要,术后两年被大多数学者认为是听力言语语言发展的黄金时期。所以目前国内外普遍提倡的做法是:人工耳蜗植入后应到具备人工耳蜗康复能力的康复机构进行为期不少于 1 年的康复训练。

二、康复方案的发展

17 世纪已经开始形成听力康复雏形。Ling 和 Simser 等人在 20 世纪 80~90 年代逐步开始运用听觉口语训练法,李爱等在循证理念的视觉下研究发现听觉口语法为稳定性较好的听力障碍儿童言语语言康复方法。2014 年我国教育部等多部委联合发布的《特殊教育提升计划(2014—2016 年)》中则明确提出:"开展'医教结合'实验,探索教育与康复相结合的特殊教育模式"。"全纳性教育"有着不同的含义:一是把特殊需要儿童与健全儿童安置在普通学校并能够一起学习,教育者要根据儿童具体问题具体施教;二是特殊教育和普通教育之间的差别将会消失。而目前"医教结合"是术后儿童康复教育的主流模式,该模式是医学康复和教育康复的有机结合,包括听觉康复、言语矫正和语言教育。其中医学康复是听觉、言语、语言康复的基础和前提,而教育康复是听觉、言语、语言全面康复效果的重要体现。

20 世纪 90 年代,国外计算机辅助听觉言语评估及康复系统逐步应用和发展。目前针对人工耳蜗听觉言语评估及康复系统的软件有:计算机言语感知测试和训练(computer-assisted speech perception testing and training, CasperSent)、计算机跟踪模拟培训软件(computer-assisted tracking simulation, CATS)、聆听交流强化软件(listening and communication enhancement, neuroton, LACE)、计算机辅助言语训练(computer assisted speech training, CAST)等。我国的计算机辅助听觉言语评估及康复系统在我国听力学家的共同努力下也取得了很大进步。孙喜斌等于 2003 年开发了计算机导航 - 聋儿听觉言语评估学习系统,是一种儿童专用的听力测试、助听器验配、听觉康复评估及听觉言语学习系统,其具有听觉数量评估(指使用频率及强度明确的测试音进行测听)、听觉功能评估(测试音为言语声、自然环境声、滤波复合音)及听觉言语学习三大功能。

三、听觉言语语言康复训练

听觉言语语言康复训练主要是运用听觉 - 口语治疗法(A-V therapy),利用聋儿补偿后的听力去聆听别人的言语、自己的言语和各种环境声音,并经常给予刺激,反复训练,反复强化,从而发展理解对话和使用口语沟通的能力,步入主流社会。

听觉康复的目标从低到高可分为八个阶段:听觉察知、听觉注意、听觉定向、听觉记忆、听觉识别、听觉选择、听觉反馈和听觉概念。人工耳蜗植入工作指南(2013)指出,人工耳蜗植入患者术后康复原则为:①前提"以听为主",并合理应用视觉、触觉等辅助手段;②优化聆听环境,注意提供丰富、适宜的声音,养成聆听习惯,建立听觉优势;③依据阶段评估结果,遵循听觉发育八个阶段规律制订个别化康复计划,加强一对一个别化指导。

听觉训练阶段大致遵循四个阶段,分别为:①察觉,能听到声音;②分辨,能感受到声音是有差异的;③确认,能把声音信号和相应的事物做匹配,并能复述听到的词语;④理解,明白听到的词句,并进行交流。

词汇的积累阶段是在听觉训练的基础上辅以视觉和其他感觉,使他们知道更多社会事物,把看到触到的东西与声音信号结合并在脑子里形成信号,逐渐理解语言含义。

语言训练阶段是在词汇积累的基础上,训练听力障碍儿童多说,由单字到短句,由简到繁,由少到多,逐渐做到能听懂别人的语言,使别人能听懂自己的语言。在语言康复训练过程中,要特别重视言语时呼吸、发音、构音器官是否存在问题,若有要加以针对性矫治,如进行发音训练(呼吸方法、唇操、舌操),大幅度提高聋儿言语的流畅度和清晰度。

训练时要遵循以下原则:①注重听觉习惯的培养,尽量减少视觉辅助手段;②设定专人进行以听力训练为主的单训课程;③设立正确的期望值和合理的阶段发展目标;④要在游戏活动中进行,采用活泼有趣的形式和丰富直观的玩教具;⑤坚持鼓励的原则;⑥提供丰富多彩的声音和情感反馈;⑦听觉训练要和语言训练相结合;⑧词语内容要与日常生活紧密结合,训练初期应从熟悉的内容着手;⑨在训练前期提供安静的环境,在适当的时候开始噪声环境训练;⑩灵活掌握训练步骤:各训练阶段是相互交融的,而不是独立分割的;⑪目标设定要因人而异;⑫定期评估。

人工耳蜗植入的术后康复训练应循序渐进,从单字拼音、字母的学习,然后逐渐学习单词再过渡到句子。在日常康复训练中应确立"以康复机构为指导,家庭康复为中心"的原则,要特别重视父母和教师在康复中的作用,父母对于聋儿人工耳蜗植入后的成功康复有着至关重要的作用。不断和患儿交谈,巩固学校所学内容,并鼓励患儿多与他人交流,不断刺激其听力,多训练其语言表达能力,并使其逐步获得语言发展,具备基本的语言交流能力,要建立正常听觉语言学习环境,有一定听觉语言能力的学龄前聋儿可进入正常幼儿园,学龄儿童可进入普通学校随班就读。

第二节　听觉康复的心理学意义

耳是人类在社会生活中获得信息、保持机体与环境平衡非常重要的感觉器官,给听力障碍儿童植入人工耳蜗,虽然不能实现重新唤醒听觉系统内细胞冲动的发放,无法使受损的听觉系统的神经机制全面恢复,但可以使重度和极重度听力损失儿童的听觉生理机能获得重建,把声音信号转变为电信号直接刺激听神经,从而有效完善听力障碍儿童的感觉系统,让他们能够立体地、完整地接受机体内外环境的信息,使其听觉再生习得语言,哪怕是存在程度上的差异,都能为其将来实现正常的社会交流奠定坚实基础。

人类完整的听觉过程不仅只是物理性地感受到声波的“听”,同时也包括具有人文意义“觉”的心理过程,“觉”是让“听”对人产生意义的过程。人工耳蜗的植入只是对听觉生理功能的代偿,让听力障碍儿童一定程度上能接受到声波刺激而形成神经冲动,最终使得中枢神经有所反应,但这只是听觉过程中“听”方面的一部分,是用物理性的代替来实现身体功能的“康”。而对声响的分辨、辨识、理解,从而达到对中枢神经的信息指令做出相应的应答性行为反射,并且利用记忆将以往认知经验参与影响“听”的过程,加强“听”的信息输入和选择,使听觉结果更加具有合理性和有效性,这就是听觉过程中的“觉”。

由此可见,“觉”是人的心理活动“悟”的结果,而我们所说的“复”就是对这种“悟”的能力的恢复,也可以说是对人“心”的复建。

因此,在身体“康”的基础之上要达到“心”的复建,需要由心理学、社会学、教育学、语言学等学科知识构建起一个特殊的专业性知识体系来完成,建立这一知识体系的目的就是让听力障碍儿童在听力获得重建后,能够得到科学的、全面的、系统的身心康复,而康复的关键在于如何让听力障碍儿童和听力正常儿童一样习得母语和使用语言。

第三节　言语语言康复的心理学意义

听觉康复最主要目的是语言功能康复,要想知道语言康复是如何对听力障碍儿童的身心康复起作用的,就必须要对我们所使用的汉语言系统的内部结构、外部属性、基本功能等各方面有所了解。我们必须对什么是语言以及语言的产生等概念性问题有所认识。

人类语言的产生对人类进化的作用是巨大的,著名科学家伽利略认为"语言是人类所有发明中最伟大的发明"。关于人类语言的产生,目前有"模仿说""感叹说""哼唷说"等,"模仿说"将人的生物本能"听"和"说"联系了起来;"感叹说"和"哼唷说"将语言的发生锁定在人类情感和活动导致的自然发声。这些学说基本反映出语言的两大特性:第一,语言来自听觉,语音是对自然物的标记;第二,语言是人类内在感受的产物,是情感的表达。

听觉属于人类心理活动的范畴,语言是表达人类所感受到的自然物质世界的再现方式,是心理活动的产物。也正是由于人类情感的复杂性和表达方式的多变性,导致人类使用的言语语言多种多样,目前世界范围内使用的语言就有 6 000 多种,这还不包括方言。而且不论哪种语言体系只能是相对固定的,都必须随着客观世界的发展和人类情感的变化而发展,人类对自然世界的感受随着感知方式和程度的不同,以及人类情感的丰富和多变而随时变化,因此为了适应这种随时变化,语言本身必须具有创造和创新的能力。而这种创造和创新能力必定是一个抽象思维的结果。在"听"和"说"之间,人的心理活动是不可缺少的桥梁,因此人类心理活动也是言语语言的产生渊薮之一。

德国著名的哲学心理学家 Wolff 认为:我们借助语言来探索万物的本质,可是很多时候,我们忘记了语言不仅仅是一种交流体验的工具,它更是一个决定我们能够体验什么和如何交流的框架。因此,语言也是我们思维的工具,语言是人类在心理活动中将感觉进行符号化和科学逻辑化的体系,同时也是逻辑化分析、记忆和表达的工具。从功能上说,语言首先是人脑功能的产物,没有人脑功能为基础,语言便无法生成和发展;语言是人类最为重要的交流工具,没有语言人类社会就无法维系;语言也是人类认知世界的工具,因为人类思维等一切心理活动都必须依托于某一种语言体系。从结构上来说,语言是一种由音义结合的符号系统,它是以语音为物质的外壳,以词汇基础、语法为结构规律的符号系统。世界上一切言语语言都必须有语音、词汇、语法三大要素。个体只能遵循语言中的词汇和语法结构规则,才能正确表达自己的思想和情感。语言不是与生俱来的,语言的获得主要靠听觉,生理发育正常的儿童,都能够不用借助任何的专门训练在四五年内顺利地获得其母语的听、说能力。而听力障碍儿童在植入人工耳蜗后,通过科学系统的康复训练才能够达到听力正常儿童的听、说能力。目前有很多研究考察了植入耳蜗后儿童的语言感知和产出能力。例如 Volkova 等(2013)研究发现 4~7 岁人工耳蜗植入儿童在识别高兴和悲伤的情绪表现要稍高于随机水平,但是远低于同龄的听力正常儿童。因此,在人工耳蜗植入儿童的听力得到重新建立之后,不仅要注重其言语功能的恢复,更要着重加强他们对语音、词义的分辨和理解能力的训练,以及对语法规律的熟练掌握,使他们尽快将听觉融入其感觉系统中,使其心理过程得以康复和完善。同时也要注重人工耳蜗植入儿童运用语言进行抽象思维和形象思维能力的恢复。

没有语言形式,概念就无法存在,没有词组、句子以及语法规律,判断和推理就不可能完成,而思维能力直接影响人说什么和怎么说。

第四节　分析个体差异对身心康复的意义

儿童的思维具有连续性,其过程呈现明显的阶梯式发展。随着儿童机体功能的不断成熟,他们的心理功能也随之建立和不断地发展完善,其心理活动在婴儿期、幼儿期、学龄前期、学龄期、青春期等不同年龄段中呈现出相对应的体系。而0~6岁是儿童大脑结构和内部功能水平发展最快的时期,儿童对社会交往的期待和对周围事物的探索程度日益提高,从而使得儿童必须从具象思维开始向抽象思维发展转换,儿童的记忆能力和视觉的复述能力等需要语言的习得来完成和提高,而语言的习得主要靠人的听觉系统来完成。儿童通过视觉、听觉、触觉和嗅觉,对成人的行为、情感等进行理解和模仿。这种简单的理解和模仿是立体的,特别是视觉和听觉的相互作用,对儿童语言的习得起到关键作用。儿童听觉丧失不仅影响儿童感觉系统的完整性,最重要的是直接影响儿童形成用语言进行思维习惯的建立,无法将视觉、触觉、嗅觉等获得的信息转换为语言形态,导致儿童无法用语言来完成这些信息的处理和逻辑的表述。

人工耳蜗的植入只能是对听力系统的物理性干预,无法达到人的听觉系统病理性的医疗康复效果。听力障碍儿童由于听力损失的原因、时间长短、损伤程度不同,听神经敏感程度不同,儿童接受和理解能力不同,所使用CI设备的性能不同,以及个体特征匹配度等问题,在植入CI后的康复效果也存在很大的个体性差异。对于语前聋的儿童来说,同样的一个声源,人工耳蜗植入儿童的听神经所接受到的声音刺激,和听力正常耳所听到的声音刺激是有差异的,而且这种差异也会随着听力障碍儿童个体差异而变化。而影响人工耳蜗植入儿童语言清晰度的一个重要原因就是听觉失真度,以及他们对在现实生活中已经形成的心理语言体系的依赖,造成他们对听觉的抵触等。

儿童对语言的感知和运用不是简单的听说训练就能够解决的,还关系到儿童的智力发育水平和发音系统的功能,以及其生存的社会环境、生活习惯、文化背景、个体性格等,都会对儿童感知和分辨声音的能力产生巨大的影响。因此,对人工耳蜗植入儿童的心理康复必须要在符合它所处的身体功能发育的阶段特征的基础上,综合各方面的因素进行分析和评估。

人工耳蜗植入儿童如何接受被社会认同的语言体系,如何运用一套语言体系来完成个体心理活动和语言表达,如何提供早期听觉言语语言康复训练和其他手段的全面系统的康复,使其获得一定的言语技能,社会适应能力和身心最大限度的发展,尽量避免第一缺陷影响到第二缺陷的产生,促使其身心得到最大的康复。这不仅要靠人工耳蜗发挥作用,最主要靠教育康复来加以实现。而人工耳蜗植入儿童具有十分强烈的个性特征,他们无法同听力正常儿童一样采取统一教育方式,必须要在个性特征的基础上,运用个别化的教育手段,让他们所感受到的世界和同龄听力正常儿童的感受同步,从而实现他们的心理活动和社会活动的同步。

第五节　听觉康复训练的心理学意义

　　语前聋的儿童在开机听到声音时,他(她)的听觉年龄只有 0 岁,需要从察觉声音开始,逐渐学会区别,确认声音,理解言语,发展说话,从而建立自己的听觉言语系统,此过程与正常儿童的听觉发展过程类似,帮助人工耳蜗植入儿童学习聆听,发展语言,这是康复训练的重要内容。德国哲学家 Cassirer 说,每一门语言都有其特有的音素系统,即辨义系统。我国的官方语言是普通话,与英语的不同在于普通话是有声调的语言,声调的变化会导致词义的变化,而在其他语言中这样的变化则不会导致意义的变化。由于 CI 设备本身的局限性使中国的人工耳蜗植入儿童在声调的感知方面面临更多的困难。例如 Zhou(2013)的研究证实了人工耳蜗植入儿童在感知声调方面存在不足,他们对声调的平均识别正确率只有 60%~75%(机会水平 =50%),并且他们对不同声调对的感知能力也不一样,含有 4 声的声调对相对容易识别,并且指出大部分在 5 岁前植入人工耳蜗、具有 1~3 年使用经验的儿童在声调感知和句子感知的表现不如同龄的听力正常儿童。除了声调感知的研究外,有较少的研究考察了人工耳蜗植入儿童的声调产出,与声调感知的研究结果一致的是人工耳蜗植入儿童在产出方面也存在困难,只有一小部分儿童能够达到同龄的听力正常儿童的水平。这些研究证明人工耳蜗植入儿童在普通话声调的感知与产出方面存在不足,而感知与产出存在很强的相关性,对于人工耳蜗植入儿童来说,良好的声调感知能力是具有较好的声调产出能力的先决条件。因此人工耳蜗植入儿童的听力得到重建之后,需要对这一短板进行针对性训练,从而提高他们的理解与表达能力。

　　Cassirer 认为语言是一个由音素为基本结构的“紧凑的连贯体”,音素的本身是物理性的,而其社会意义则是在人的“选择”和“构成一个紧凑的连贯体”时产生出来的。因此,音素系统又是一个辨义系统。汉语言的语词义的变化不只是声调的改变,用语音变化改变语词意义变化的方法是多层面、多手段的,有些词义的变化往往只在不同语音的微妙差异处。所以汉语言本身具有一个十分复杂多变的物质外壳,也正是由于汉语言有如此复杂的语音系统,所以汉语言能使人对事物和情感表述最为详细准确,是最符合人逻辑思维要求的语言系统。例如,人工耳蜗植入儿童的听力得到非常有效的提升后,他们在语言训练时模仿老师说话能说得非常好,但是老师要求人工耳蜗植入儿童用刚学的语言自己描述事物时,听力障碍儿童便不知道说什么和如何说。这其实就是他们没有形成运用语言进行培养思维的表现,他们无法将自己观察到的事物用语言表达出来,所以培养人工耳蜗植入儿童运用语言进行思维的能力是十分重要的。想要达到这个目的,我们需要让人工耳蜗植入儿童不仅能"听得清",还要能"听得懂"。需要对他们进行听觉能力训练和语音能力训练。

一、听觉能力训练

"听"是对声音的感受,"听"的要求就是"听清"。"觉"是对感受到的声音的理解,"觉"的要求就是"听懂"。"听"是"觉"的基础,"觉"是"听"的意义,因此听清楚和听得懂就是衡量一个人听觉能力的标准。听觉能力包括:

1. 察觉声音有无的听觉察觉能力。

2. 察觉的基础上,能够对声音的频率、大小、长短、音质等进行区分的听觉分辨能力。

3. 排除噪声将注意力集中到想听的声源上来,养成聆听的兴趣和习惯的听觉注意能力。

4. 对声响的来源与方位进行有效判断的听觉定位能力。

5. 识别出各种不同声音所承载的不同表达意义和代表事物的听觉标记和识别能力。

6. 对听到的声音传导的信息进行加工编码处理,实现储存和索取的听觉记忆能力。

7. 在形成听觉记忆的基础上将听觉注意能力发展成为听觉选择能力。

8. 能够用自己的发声对听到的声音准确地表现出来,并形成习惯的听觉反馈能力。

我们对人工耳蜗植入儿童进行听觉训练的目的就是要提高他们这几个方面的能力,健全完善听觉察觉、听觉分辨、听觉识别、听觉理解的听觉发展过程,促使其听觉概念的尽快形成,最后达到不仅"听清楚",而且"听得懂"的目的。

二、语音分辨能力训练

人类言语语言主要以语音、文字为物质外壳,语音是一个有别于自然声音如"咳嗽""喷嚏""呵欠"的声音,是人类有意识通过发音技巧、发音规范等实现语音标识和意义标识并形成社会共识的发音。人类世界的丰富性、人类情感的复杂性、人的言语技巧的多变性,使得语音成为世界上最为复杂的声音。但是,人类掌握和运用语言最主要是通过听清和听懂语音来完成的,特别是人类心理活动的感觉、知觉、意识、记忆、思维、语言,都是建立在语音这个语言外壳之上的。

语音和语言一样具有物质性和社会性。语音的物质性则是由语音的生理属性和物理属性构成,生理属性是指人的发音系统的器官构成,发音的方式方法以及各器官在发音过程中所起的作用。物理属性是指器官发出的声音具有音高、音强、音长、音质四种声学特性。语音是由音素、元音、辅音、音节、音位、声调、语调等构成了语音的千变万化，目的就是通过语音清晰地标识出语言的意义。

　　语音虽然复杂多变，但是也是有规律可循的。听力正常儿童不需要任何辅助教育训练，在四到五年内自然具备听、说母语的能力，并且实现用母语进行培养思维的能力。但人工耳蜗植入儿童要想做到这一点，就必须对其进行听觉言语训练。听觉训练不仅是对"说"的功能的恢复，同时也是对"觉"的功能的恢复。让听力障碍儿童的听觉能力达到或者接近听力正常儿童的水平，目的就是正确习得和使用语言。在日常生活中，成功的社交活动需要我们听清对方的话语并且基于其说话时的方式或者情绪状态做出恰当的回应。对于人工耳蜗植入后的听力障碍儿童来说，针对性训练能够让他们听清楚对方的言语，但是还需要针对情绪语音认知进行针对性训练。研究发现听力障碍儿童在感知说话者的说话方式或者情绪状态的时候存在一定的问题。例如 Pereira（2000）研究发现人工耳蜗植入儿童对高兴、生气、悲伤和中性情绪的平均识别正确率为51%，而听力正常儿童平均识别率高达84%。顾伟（2019）针对我国4~5岁人工耳蜗植入儿童的语音情绪感知进行研究，发现说普通话的人工耳蜗植入儿童同样存在情绪感知困难的现象，发现听力正常儿童在高兴、生气和悲伤三种情绪的识别上显著好于人工耳蜗植入儿童。在听力正常儿童中最容易识别的是悲伤情绪，其次是生气和高兴。而在人工耳蜗植入儿童中最容易识别的是高兴，其次是生气和悲伤。同时还发现人工耳蜗植入儿童的反应时间显著长于听力正常儿童。这都表明情绪语音的加工对他们来说存在困难。从上述研究结论我们可以看出，无论是人工耳蜗植入儿童还是成人，都显示出来情绪加工的困难，这可能会导致他们以后的心理发展和社会交往活动中存在问题。因此，从人工耳蜗植入儿童身心康复的角度来看，对人工耳蜗植入儿童心理言语恢复而言，不仅要达到"听清楚"，"听得懂"的意义更为重要。这就需要在人工耳蜗植入儿童进行听觉康复训练时，把训练目标放在培养他们具有对声音所负载的社会人文意义的理解能力。人工耳蜗植入儿童身心康复的重点在于听得懂，而听得懂的关键在于理解语音所标记的社会人文意义。而对语音所负载的意义的理解、记忆是人工耳蜗植入儿童建立和完善言语语言思维模式的最为关键的基础。只有建立和强化人工耳蜗植入儿童运用言语语言进行思维的能力，实现他们的言语创作能力，才能从根本上恢复和健全他们的言语功能。

第六节　言语语言康复训练的心理学意义

　　听力的干预、听觉的康复训练主要目的就是帮助听力障碍儿童习得有声的语言，建立实现社会交流的言语语言能力。但是，提升儿童的言语发展和语言沟通能力，不是学会单纯发声技巧或者模仿训练所能够实现的,而主要在于对听力障碍儿童心理活动能力的健全和完善。因为,语言是人类心理活动的基础,语言形成于言语之上,同时也是言语的基础。也就是说没有心里的"怎么想",就没有口语的"怎么说"。因此,我们在发音功能训练同时要注重言语训练的心理学意义。

从心理学角度看,语言是以语音的形式贯穿于人对世界感知的全部过程,人如果没有语言,那么对感觉传递的信息编码将无法达到思维的要求,准确而全面感知世界的功能就无法形成,大脑的记忆功能便失去了最佳载体,抽象性的概念便无法生成,语言表述更是无从谈起。人类的心理活动是对客观世界的反映,所以首先必须要具备一定词汇量的积累来应对客观世界的繁复。词汇反映社会发展和语言发展的关系,也标志着人们对整个世界的认识水平。词汇量积累得越多,思维能力就越强,语言表达能力也就越强,所要表达的内容就会更加准确。儿童对语言的习得首先要利用语音的传播积累起一定的词汇量,这一点对于听力正常儿童来说不是问题,但也必须经过多听、多读、多用等过程才能掌握。对于人工耳蜗植入儿童来说,虽然人工耳蜗的植入使其听力大大改善,但是由于在听力的丧失期内,他们没有对声音的感知和语音理解的经验,所以要想让听力障碍儿童能够在听清的基础上听懂语音,就必须人为干预实施理解训练,增强听力障碍儿童对词语的理解能力。因为人工耳蜗植入儿童如何运用语言的关键不是在能说出来,而是在于能用起来。所谓的"用"就是首先要能够运用语言完成思维活动,其次就是组织语言来表述和呈现思维的过程和结果。

对于人工耳蜗植入儿童的言语训练,首先必须根据儿童发展规律、大脑思维意识和听觉、言语发展规律、人工耳蜗和听力障碍儿童的敏感的相适应度,以及儿童早期心理活动的能力和需求而开展。对人工耳蜗植入儿童进行言语训练必须对汉语言的特性和规律有所了解,利用汉语言的语义、词汇、语法、语用等方面的知识来指导或辅助我们提高人工耳蜗植入儿童对语言的理解力,只有这样从实际出发,才能科学有效、循序渐进地对他们进行合理化言语语言康复训练,让人工耳蜗植入儿童能够较为容易的辨别出语音所要表述的内容。提高他们对语义的理解能力,遵循汉语言的特征来对其实施训练,是增加其词汇量的关键所在。

一、语义分辨训练

从语言结构本身来看,语言是音义结合的符号系统。"音"是发声器官遵循人的意志协调作用的结果,"义"就是语音所要表达的内容,语音和语义都是语言的要素,没有语义的语言是不存在的。心理学认为词义的变化对学习效果影响极大,他们非常关注语义研究的目的,是为了能从认知的角度来解释人学习行为的原则,心理语言学的诞生,标志着心理学研究语义进入到一个新的阶段。传统语义学注重研究词义、词义的分类以及词义的扩展和演变,由此而总结出的汉语言语义规律,非常有利于人工耳蜗植入儿童能从基本规律的高度来掌握理解语义的方法,从而具备自主学习的能力和思维能力。

对普通名词语义的理解可以强化人工耳蜗植入儿童由音辨物的能力,也就是将听觉和视觉结合起来,将客观世界语音化和将他们对语音的知觉立体化,达到可以用语音来懂得对物的区分。对形容词语义的理解可以强化人工耳蜗植入儿童用语言来描述事物特征的观察和判断。例如,花有红有黄;味道有苦有甜;食物有热有凉;人的动作有快有慢,有轻有重;人的外形有高矮胖瘦;人的年龄有老少大小;物体有大小、长短、高低;声音有响亮和细弱等。对时间词语义理解可以强化人工耳蜗植入儿童对自然界时序规律的认识和增强其秩序意识,例如自然现象的春夏秋冬、上午、下午、夜晚;时间位置次序的先、后、早、晚;以及人的行为的时间次序正在、已经、就要等。空间方位词语义的理解,可以强化人工耳蜗植入儿童对不同维度、不同位置的语言描述能力,以及对不同事物相互间关联的认知,例如前、后、上、下、左、右、中间等。人称代词语义的理解,可以强化人工耳蜗植入儿童对自我和社会的关系的认知。例如你、我、他等。量词的语义理解,可以强化人工耳蜗植入儿童对事物的量化性的理解,例如多、少,以及“数 + 量词 + 名词”的公式等。

现代语义学在传统的基础上侧重对词义的微观层次和语义系统的研究,所发现的语义规律对听力障碍儿童能够整体、系统、多维度、动态、发展、变化地认知和理解语义,完善和形成对语义科学认知方法的逻辑性和自觉性,形成对词汇理解的发展性能力,对听力障碍儿童如何有效地拓宽性的扩大词汇量的积累有着非常重要的意义。

现代语义学从认知、语言系统、语言状态三个方面对语义进行分类,例如让人工耳蜗植入儿童不仅要理解语音所负载语义的科学性和通俗性的理性意义,也要理解使用者心理文化对理性意义的联想和使用者感情色彩的附加意义。附加意义反映使用者的情感世界、价值观、社会背景、知识层次、文化修养等信息,能促使儿童将语义的理性意义从形象、意义、文化等方面产生丰富的联想,对语义的理解社会化、情感化、联想化地展开。这对提升人工耳蜗植入儿童的思维能力有着非常重要的意义。例如“妇女”的语义科学意义包含着“人”“女性”“成年女性”的含义,而通俗意义则是社会性的“结过婚的女人”或“有生育史的女人”等;“成功”和“得逞”的理性意义是相同的,但是附加意义“成功”具有褒义,而“得逞”则具有贬义;再例如中国人讲到“三角眼”立即会联想到“狡诈”“奸猾”的附加语义。利用现代语义学的义素分析法,能培养人工耳蜗植入儿童对模棱两可的同义词的区分能力,增强儿童思维的细微辨识能力。例如“奔驰”和“奔腾”都具有快速的语义,但是只能是“骏马奔腾”绝不可说成“火车奔腾”。

现代语义学注重汉语的音义聚合的研究,发现语音和语义的聚合具有随意性,不同的内容可以用同样的语音来表示,由此而产生了同音词和多义词。例如异形同音的“发言”和“发炎"和同形同音的表示食物的"米"和表示长度的"米"等。特别是现代语义学的语义场理论，阐述了不同的语音形式、不同语义表达，由于具有某种共同的语义特征而聚合在一起，构成一个语义系统的规律。例如："祖父""祖母""父母""哥哥""姐姐""弟弟""妹妹"等具有亲戚关系的语义特征，构成了亲属语义场。对这些词义之间关系的理解，对听力障碍儿童社会关系的认知和关系理念相同的建立有很大的帮助。再例如：交通工具，可以分为车、船、飞机；而车又可分为火车、汽车、自行车、马车；汽车又可分为卡车、小轿车、面包车等。对这些语义的理解，可以增强儿童对事物特征进行深入细致观察的能力和逻辑性思维的能力。

二、语法运用训练

人类语言以语音为物质外壳，以词汇为建筑材料，以语法为结构规律。词汇只有按照一定的语法构成句子，才能正确地表达使用者的思想，儿童在习得和积累词汇时，也要注重语法的学习，这样使得儿童的思维能力和口语表达能力能够同步发展。

但是，语法是一个复杂的系统，不是一下子就能完全学会和运用的，所以语法的学习是一个相当长的过程。人工耳蜗植入儿童正处在语言习得的初期，由此对语法的理解和接受受到人脑发育和思维能力的限制，因此，只能从理解句子的语义开始，由简单到复杂，从理解不完整到完整再到复合句的理解，循序渐进地进行。利用单词句的习得，对一些经常接触到的人和物进行分化和概括，例如："爸爸""妈妈"等。知道用单词句和相应的动作结合在一起，描述某个情景、事件和表述自己的愿望，如"抱抱"等。同时也要学会用表情、语调来辅助表示语义。

在人工耳蜗植入儿童习得双词句或者三词句时，儿童可能出现语义关系位置颠倒的现象，就必须在言语训练中给予及时纠正，让他通过处理语义之间的关系来达到语义在句子中的顺序。

在双词句的基础上，儿童很快地进入学会用词和词组来粗略地表达语义之间的关系的"完整句"阶段。例如简单的主谓句"他睡觉了"，主谓宾句"妹妹读书"，主谓双宾句"老师给某某吃糖"等。

在懂得简单的修饰语之后，儿童的语言进入复杂句的阶段。总之，儿童的语言发展，从混沌一体到逐步分化，从词语不分词性到主谓宾结构的分化，句子的结构从不完整到完整，从松散到严谨，句子的结构由压缩、呆板到逐步扩张和灵活。

在语言发展过程中，儿童能说出某种结构的句子之前，他已经理解了句子的意义，例如儿童可以按照成人语言指令去完成相应的动作。成人也可以运用语言向儿童传播知识和经验，例如讲故事、唱儿歌、讲童话等。随着儿童对复杂句子的理解能力的提高，儿童对各种复句所表达的事物关系的复杂程度认知也相应地逐步提升，对客观事物的认知困难程度也相应降低。与此同时儿童可以通过语法的掌握，概括出语言的规则，根据感觉到的信息和心理感受来组织词汇来描述他对客观事物的认知，说明儿童运用语言进行思维活动的能力得到初步建立和完善。

第七节　多种康复教学方法的选择

人工耳蜗植入儿童的康复以听觉言语语言康复为前提和基础，目标是促进人工耳蜗植入儿童全面发展，在提倡开展听觉言语语言康复的同时，应采取多种教学方法促进其认知、情感、个性、社会性全面发展。皮亚杰认为：认知结构的发展说明语言发展，儿童的语言能力仅仅是大脑一般认知能力的一个方面，而认知结构的形成和发展是主体和客体相互作用的结果，认知能力的发展和语言能力的发展相互作用，认知是语法发展的基础。儿童在开始发音时，把"嘟嘟"作为汽车的代名词，同时也可以用动作来表示开汽车，只不过用单词将整个情境做笼统的表述。儿童语言富有创造性，但模仿和学习是儿童语言获得中不可缺少的，尤其对于年龄较小的植入人工耳蜗的孩子，要特别重视儿童和成人交往之间的语言的获得的作用。下面介绍几种常用的康复训练方法。

一、以家庭为中心的康复教育

家庭是儿童社会化的开始，是人工耳蜗植入儿童学习掌握听觉、言语的主要场所，家庭教育内容涉及人工耳蜗植入儿童成长的方方面面，例如：儿童身体、认知、情感、社会性等各个层面，内容包含身体和心理素质教育、基本生活知识和技能教育、基本社会伦理与行为规范教育、健康的情感与道德品质教育。主要有语言传递、情感培养、行为训练三类，家庭家长承担着儿童的日常生活中学习掌握听觉、言语技能的任务。

家庭教育的内容包含知识的传授、技能的训练、情感、意志品质的良好习惯的养成。人工耳蜗植入儿童大部分时间是在家庭中，家庭环境应安全、整洁、有序，富有变化。例如：家庭中的日用品摆放要有固定的位置，让孩子找到放置的规律，养成孩子的秩序感。教会人工耳蜗植入儿童基本生活的知识和技能，例如：在婴儿期，家长要教会孩子吃奶、吃饭、喝水、走路、穿脱衣服、说话。养成人工耳蜗植入儿童专心做事的习惯、尊重他人的行为、分享、同情和助人为乐的良好品德。由于人工耳蜗植入儿童的特殊性，其家庭教育还应该包括家长自身心理的调试和自我管理，通过建立家长的同理心和自信心、帮助家长释放压力等方式，与儿童之间建立良好的情感，因为家长情绪直接影响到人工耳蜗植入儿童的康复，释放压力主要通过团体游戏、拓展活动、心理访谈等形式开展。培养自信心主要是教家长如何与孩子建立起积极的依恋关系，指导家长顺应婴幼儿的自然发展规律，尊重个体差异。另外还需要帮助家长建立正确的康复理念,包括听能管理的知识,助听设备的保养和维护、如何看声场图、提供安静的听力环境,聆听技能培养,引导孩子寻找声音、给孩子提供丰富的语音刺激。家庭评估也是家庭康复的重要内容之一,了解人工耳蜗植入儿童的家庭康复情况,和家长一同分析人工耳蜗植入儿童目前表现和制订未来计划。

二、将绘本阅读引入康复教学

按照心理学相关定义,阅读是一个人依靠脑中的原有知识,主动获取信息,解读生疏的文本并获得意义的过程。广义的阅读范围更加宽泛,指凭借丰富多变的色彩、图画和声音,相应的语言文字及成年人的语言讲述,来完成对书面语言文本的解读。听力障碍儿童的视觉一般都比听力正常儿童敏感,他们对于客观事物、图画、文字等都有独到的观察能力,从他们的角度出发,用喜闻乐见的形式来进行康复教学,往往会取得意想不到的效果。绘本能激发人工耳蜗植入儿童的兴趣,丰富他们的生活体验,增强语言的理解能力,培养创新思维和想象力;绘本的故事幽默风趣又寓意深刻,可有效促进人工耳蜗植入儿童身心健康发展。绘本阅读在潜移默化中塑造、完善了儿童的性格和气质,可促进学龄前儿童的情感和社会化发展。

案例

在绘本《想吃苹果的鼠小弟》中,鼠小弟一次次可爱的模仿动作,形象生动、传神、可爱。在康复教育中,康复教师可借助"鼠小弟"这一人物形象,帮助人工耳蜗植入儿童从自己身体障碍的角度去认识世界,观察环境,通过不断学习、尝试以及合作,最终达成自己的愿望。在教学中,康复教师重视绘本的图画细节,培养孩子的注意力、想象力和观察能力。引导儿童体会小老鼠想吃苹果的心理,帮助他们感受同伴间相互合作、相互帮助的乐趣和成功的喜悦。

三、将艺术教育融入康复教学

艺术教育是一种手、眼、脑并用的活动,它需要儿童用多感官去感知审美对象,用脑去想象、理解、加工审美意象,用语言或动作以及其他非语言的方式去表达自己的审美感受。艺术活动可以促进人工耳蜗植入儿童想象力的发展,促进人格的健全完善。2岁以后,儿童的想象力迅速发展,并慢慢渗入到儿童所有活动当中,促使儿童的认知活动发生质的飞跃。当人工耳蜗植入儿童的语言不足以去表达无法言说的隐藏情感时,艺术教育恰恰可以帮助他们从容地诠释内心的想法。艺术活动为儿童紧张情绪的排除和大量能量的释放提供了一条途径,同时也为他们提供了一个情感沟通与满足的机会。他们用唱歌、跳舞、绘画或手工这种外在的符号形式,尽情地、自由地表达自己的观点,抒发内心的情感,感受用艺术与他人交流的喜悦,从而获得一种精神上的满足,一种因自我肯定而产生的愉悦感,并由艺术这种符号化的人类情感形式泛化到生活的其他领域,丰富和发展其情感世界,使人格得到健全完善的发展。

专家点评

1. 运用语言完成对感觉到的信息进行记忆、加工、分析,在感知的基础上形成意识,运用和组织语言来进行表达等内容,是人工耳蜗儿童言语训练过程中最为需要解决的问题;

2. 言语语言康复不仅是对发音器官功能的康复,更为重要的是让人工耳蜗植入儿童在习得语言的同时,建立起运用语言进行思维的模式,完成相应的心理康复;

3. 人工耳蜗植入儿童的康复以听觉言语语言康复为前提和基础,目标是促进人工耳蜗植入儿童全面发展,在提倡开展听觉言语语言康复的同时,应采取多种教学方法促进其认知、情感、个性、社会性全面发展。

参考文献

［1］彭聃龄.普通心理学.5版.北京:北京师范大学出版社,2019.
［2］叶奕乾,何存道,梁宁建.普通心理学.5版.上海:华东师范大学出版社,2016.
［3］胡向阳.听障儿童全面康复.北京:北京科学技术出版社,2012.
［4］贺荟中.听觉障碍儿童的发展与教育.北京:北京大学出版社,2012.
［5］汤盛钦,曾凡林,刘春玲.教育听力学.上海:华东师范大学出版社,2007.
［6］恩斯特.卡西尔.人论.唐译,编译.长春:吉林出版集团,2014.
［7］VOLKOVA A,TREHUB S E,SCHELLENBERG E G,et al. Children with bilateral cochlear implants identify emotion in speech and music. Cochlear Implants International,2013,14(2):80-91.
［8］WALTZMAN SB,COHEN N L. The perception of vocal affect by cochlear implantees.//Cochlear Implants. New York:Thieme Medical,2000:343-345.
［9］ZHOU N,HUANG J,CHEN X,et al. Relationship between tone perception and production in prelingually deafened children with cochlear implants. Otology & Neurotology,2013,34(3):499-506.

第十九章
儿童人工耳蜗植入的现状与将来

我国已经初步建立听力损失儿童早期筛查、早期干预、早期康复服务体系，人工耳蜗植入指南也不断更新以适应现今人工耳蜗植入的需求，人工耳蜗植入相关的国家补助项目逐渐完善，越来越多的耳聋患儿植入了人工耳蜗，术后的康复工作成绩斐然，最显著的特征是各省市聋哑学校近几年几乎招收不到耳聋孩子。

第一节　儿童人工耳蜗植入产品现状

近年来，人工耳蜗市场不断发展，人工产品设计越来越人性化，产品不断升级与发展，越来越完善的人工耳蜗使患儿使用更加方便，声音更清晰。

一、国产人工耳蜗

最初，国内使用的人工耳蜗主要由奥地利 MED-EL 公司、澳大利亚科利耳公司、美国 AB 公司提供，但是由于进口的人工耳蜗的价格昂贵，而我国听力残疾儿童人数众多，昂贵的进口人工耳蜗无法满足国内所有耳聋患儿的需求，因此，2003 年来自复旦大学附属眼耳鼻喉科医院的王正敏院士团队研制了 22 通道人工耳蜗，专利交由上海力声特医学技术有限公司，2009 年完成了其 REZ-I 型人工耳蜗临床验证，标志着国产人工耳蜗的诞生，而后陆续有了杭州诺尔康人工耳蜗、沈阳爱益声人工耳蜗，国产人工耳蜗逐渐成熟。

二、人工耳蜗产品设计和服务

（一）耐受术后的 MRI 检查

随着医学发展，MRI 检查的强度越来越高，极大地提高了临床诊断的准确性。目前国内大多数医院都开始采用 3.0T 的 MRI 检查。但是体内带植入物的患者做 MRI 检查仍是一个难题，不同品牌的植入体能够接受 MRI 的强度各不相同，以往的植入体耐受 0.2~1.5T 不等，部分品牌甚至需要预先全麻手术取出植入体磁体才能做 MRI 检查。近 5 年逐渐出现能够耐受 3.0T 的 MRI 的人工耳蜗植入体。

（二）人工耳蜗产品绿色环保

目前人工耳蜗的声音处理器大多使用一次性纽扣电池，每 3~5 天更换一次，对环境造成一定污染。随着处理器的更新换代，各厂家推出了可充电的锂电池，降低了使用成本，也更加绿色环保。如一体化无线充电处理器，将所有体外机配件集成在一元钱硬币大小的处理器上，更加方便患者使用，"环保、绿色和健康"已成为人工耳蜗宣传推广的主题。

（三）人工耳蜗的专业服务

随着全国人工耳蜗植入者越来越多，售后服务变得越来越重要。各人工耳蜗公司售后服务模式不尽相同，MED-EL 公司采用全国统一售后服务；科利耳公司和 AB 公司采用区域代理制，实行区域负责制。无论采用哪种模式，致力于提高售后服务质量，提升用户满意度，是人工耳蜗产品竞争的重要因素。

第二节　人工耳蜗植入技术发展现状

我国人工耳蜗植入技术的发展已经超过 20 年，手术的方式从传统的经典技术到现今的微创技术，已经实现了质的飞跃。手术技术方面，微创保留残余听力的手术方式已经成为主流。国内越来越多的人工耳蜗植入的手术医师已经接受了精准微创植入理念，以最大可能减少术中损伤、最大限度保留残余听力，追求更完美的手术和术后效果。

（一）人工耳蜗手术的普及化趋势

随着全国助听设备的广泛普及，防聋治聋工作的不断深入，广大医师和患者越来越了解人工耳蜗的适应证，越来越多来自妇幼保健院和儿童医院的专家和医师参与人工耳蜗植入手术的开展。目前全国 30 多个省区市的 60 余家医院都已经开始开展了人工耳蜗植入手术，我国的人工耳蜗植入的手术例数已经位于世界前列。人工耳蜗植入术适应证在逐渐扩大，人工耳蜗普及率进一步提高。手术医院逐步由原来集中在一线省会城市的大型综合性三甲医院向有条件的三甲、三乙医院发展,向儿童医院和妇幼保健院等专科医院发展,能开展手术的医院更多,患者做手术更加方便。

（二）与手术微创化同步发展的产品设计趋势

1. 体积微小化　近年来,随着微电子领域的发展以及科学技术的不断进步,人工耳蜗正在向小型化、智能化方向发展。人工耳蜗植入体(也称接收刺激器)的体积越来越小,符合现在国际推行的微创植入理念。医师通过手术将植入体放置在耳后上方皮下头颅表面,手术的切口和植入床的磨制主要根据植入体的大小来确定。随着植入体的小型化,儿童手术切口可以做到 3.0cm 以内,骨床体积减小所需的磨骨面积也减少,部分厂家还设计了带固定器的植入体,少磨或不磨骨床即可稳定固定植入体,进一步减小了手术创伤,节省了麻醉时间,降低了手术的风险。

2. 软电极设计　软电极蜗窗植入可保护耳蜗结构。耳蜗是一个非常娇嫩脆弱的器官,容易受外界因素影响而损伤,因此人工耳蜗植入对耳蜗内结构的保存和残余听力的保护尤为重要。人工耳蜗的电极设计各个厂家各有其特色,MED-EL 采用柔软可自然弯曲的软电极和超软电极,科利耳采用弯电极,AB 设计为预弯电极。随着人工耳蜗植入经验的日益丰富,目前人工耳蜗电极经蜗窗无创植入已成为全球认可的主流手术方式。

3. 个性化定制电极　个性化定制电极为特殊结构和畸形耳蜗的人工耳蜗植入提供了可能。对于特殊耳蜗畸形结构个性化定制电极为手术植入提供了机会,如 MED-EL 提供的特殊长度定制性环形电极适用于共同腔畸形植入。

第三节　人工耳蜗植入的将来以及面临的问题

对于重度和极重度感音神经性听力损失的患者而言,每一位家长都希望自己的孩子能够早日融入主流社会,享受与正常人同等的教育、学习和工作的机会。人工耳蜗作为世界上目前解决该问题的唯一医疗手段,具有不可替代性。因此,中国人工耳蜗事业的更大发展是必然的趋势。

虽然我国人工耳蜗植入的发展逐渐完善,但是人工耳蜗植入的将来仍然面临着许多问题。

一、人工耳蜗植入工作团队的建设

人工耳蜗植入涉及范围广泛,其涉及的专业领域包括医学、教育学、生物医学工程、康复医学、心理学等诸多领域、诸多学科共同协作的工作,是一项系统性的医疗"工程"。在人工耳蜗植入术前,需要听力师进行完善的听力学评估,而后由临床医师进行术前评估,达到手术指征后完成人工耳蜗植入术，术后则由技师及康复医师进行术后开机调试和言语康复，并由心理医师进行心理康复。因此，标准的人工耳蜗植入工作团队应该由临床医师（包括耳鼻咽喉头颈外科医师和康复科医师）、听力师、言语康复师、心理科医师等多专业领域人员共同组成。而目前，我国人工耳蜗植入的工作开展并没有形成一个完善的团队体制，各专业领域的人员各司其职，沟通甚少，导致部分人工耳蜗植入术后的患儿最终未能达到一个满意的效果。因此，应建立一个涉及相关领域的人工耳蜗植入工作团队及一套完善的工作体制，追踪每一个人工耳蜗植入手术患儿的术前、术中及术后康复，使人工耳蜗的植入发挥最大的作用。

二、减少人工耳蜗植入术后并发症

随着人工耳蜗植入术患者的数量逐渐增多，手术医师对人工耳蜗植入术的手术方式已趋于成熟，但是，围手术期的相关并发症如感染、血肿、眩晕等仍然时有发生，甚至发生面瘫、电极误插等严重影响并发症。

国内相关机构应开展人工耳蜗植入的手术资格认证，同时提升手术医师的手术技能。近年来，国内较大的医疗机构每年会开展颞骨解剖学习班，对于手术医师的技能提升也是有非常大的作用。手术医师在获得人工耳蜗植入手术资格后，应该与更有经验的人工耳蜗植入医疗机构建立互助协议，在手术中遇到困难的时候可以及时得到相应的帮助，从而减少手术并发症的发生，年轻手术医师的手术技能也能得到快速提高。因此，国内可以建立一套完善的一对一或一对多的互助医疗体系，从而可以使我国人工耳蜗植入技术的水平得到较大的提高，也可以有效地减少我国人工耳蜗植入术后并发症的发生。

三、改善人工耳蜗植入术后语音识别效果不佳的情况

目前常用的多通道人工耳蜗不仅可以使患儿获得语音的超音段音位信息，同时可获得音段音位信息，能使患儿感知言语，从而为表达语言提供条件。但是，人工耳蜗毕竟只是电刺激的声音，患儿所能听到的并不是正常人能够听到的外界声音。因此，聋儿最终能获得较好的语音识别和语言交流，术后听觉康复训练非常重要。

在国内现阶段，较多人工耳蜗植入术后得不到较好的康复训练，使得患儿术后语音识别效果不佳。因此人工耳蜗植入术后康复体系的建设极为重要。近十年来，我国人工耳蜗植入术后康复工作发展十分迅速，但是康复机构的水平也存在参差不齐的现象。一些康复机构教具短缺、教师缺乏，许多教师也缺乏康复教学经验。因此，需要加强我国人工耳蜗植入术后康复机构的规范管理，制订人工耳蜗康复基地准入制度，加强专业技能训练等。

对于患儿术后语音识别和语言交流效果的欠佳，除了术后康复的不完善，与植入后个体差异和结果的变异关系也十分密切。因此，也应加快了解不同个体信息处理的方法和能力，

进行评估,并和传统生物学和工程学领域密切合作,加快听力康复的发展。

四、适合汉语的人工耳蜗声音处理器的研发

汉语作为我们的母语,研发一种更适合汉语的人工耳蜗声音处理器是国内研究者们义不容辞的责任。不同于英语或其他外语,汉语音调是音节结构中不可缺少的组成部分,在汉语中担负着重要的辨义作用,音调不同,所听到的汉语意义也不同。国产品牌诺尔康针对汉语四声提出了人工耳蜗"eTone"声音处理策略,并已经实施推广。相信未来将有更多的适合汉语的人工耳蜗声音处理器出现,人工耳蜗也会越来越适合中国患儿。

五、人工耳蜗纳入医保补贴范畴的情况

随着国家人工耳蜗项目的推行,越来越多的家庭贫困患儿可以享受国家免费捐赠的人工耳蜗,切实解决了这部分困难家庭的难题。但是仍有一部分孩子因为地域、身体情况等无法享受免费的项目。因为人工耳蜗价格过高,所以经济负担仍是家长面临的难题,尤其经济落后地区。耳蜗纳入补贴范畴,扩大医保报销人群,提高报销标准是大势所趋。随着现在医疗制度的不断完善,部分省份也逐渐把人工耳蜗纳入医保范围,较大幅度地减轻了患者家庭的经济负担。但是区域医保政策差异仍非常明显,已经植入人工耳蜗儿童的体外机升级补贴也要考虑,这进一步提升术后康复效果。

52检